中国糖尿病防治优秀案例

（2023 年）

组织编写　中国疾病预防控制中心慢性非传染性疾病预防控制中心
主　编　吴　静　周脉耕　李剑虹

U0388331

人民卫生出版社
·北　京·

图书在版编目（CIP）数据

中国糖尿病防治优秀案例.2023年/吴静，周脉耕，李剑虹主编. -- 北京：人民卫生出版社，2025.1.
ISBN 978-7-117-37285-5

Ⅰ.R587.1

中国国家版本馆 CIP 数据核字第 2025MF2119 号

| 人卫智网 | www.ipmph.com | 医学教育、学术、考试、健康，购书智慧智能综合服务平台 |
| 人卫官网 | www.pmph.com | 人卫官方资讯发布平台 |

中国糖尿病防治优秀案例
（2023 年）
Zhongguo Tangniaobing Fangzhi Youxiu Anli
（2023 Nian）

组织编写：中国疾病预防控制中心慢性非传染性疾病预防控制中心
主　　编：吴　静　周脉耕　李剑虹
出版发行：人民卫生出版社（中继线 010-59780011）
地　　址：北京市朝阳区潘家园南里 19 号
邮　　编：100021
E - mail：pmph @ pmph.com
购书热线：010-59787592　010-59787584　010-65264830
印　　刷：河北环京美印刷有限公司
经　　销：新华书店
开　　本：787 × 1092　1/16　　印张：16
字　　数：329 千字
版　　次：2025 年 1 月第 1 版
印　　次：2025 年 2 月第 1 次印刷
标准书号：ISBN 978-7-117-37285-5
定　　价：69.00 元

《中国糖尿病防治优秀案例(2023年)》编写委员会

前　言

　　根据国际糖尿病联盟报告,我国有 1.4 亿糖尿病患者,是全球糖尿病患者数量最多的国家。糖尿病作为影响我国居民健康水平和生活质量的四类主要慢性病之一,其防治工作长期以来得到了我国政府、卫生健康行政部门及整个医疗卫生服务体系的高度重视。综合性医院长期承担着糖尿病诊疗和患者教育工作,疾控机构自 2010 年以来就定期开展糖尿病的流行病学监测,社区卫生服务机构自 2009 年国家基本公共卫生服务项目启动以来,也承担起 2 型糖尿病患者健康管理工作。在此过程中,各地区、机构立足各自实际和工作职责,探索并实践出了一系列卓有成效的糖尿病防治工作模式。其中,尤以大庆糖尿病预防研究在国际上享有盛名,是全球首项证明生活方式干预可降低糖尿病高危人群心血管病死亡和全因死亡的高质量随机对照试验。

　　2019 年,中共中央、国务院印发《健康中国行动(2019—2030 年)》,将糖尿病防治上升为国家级的专项行动,在明确全国糖尿病防治工作目标和个人在糖尿病防治工作中主要任务的同时,也对社会和政府层面糖尿病防治各个环节的主要职责进行了梳理。为助力这一行动,促进各地区糖尿病防治能力的提升,作为国家级的慢性病预防与控制专业技术机构,中国疾病预防控制中心慢性非传染性疾病预防控制中心于 2023 年 5 月,首次面向全国医疗卫生服务机构,从糖尿病防治知识宣传及普及、糖尿病高危人群筛查及管理、糖尿病发病监测、糖尿病诊疗前沿技术的应用、糖尿病患者管理、信息化及智能化糖尿病管理模式、糖尿病并发症筛查及管理、糖尿病患者自我管理和 1 型糖尿病 / 妊娠糖尿病管理 9 个方面,启动了糖尿病防治优秀案例征集活动,以期遴选一批可复制、可推广的糖尿病管理模式和适宜技术供全国参考。

　　本次活动,得到了各个省份和医疗卫生服务机构的积极响应,经过专家多轮评审,最终评选出 55 篇优秀案例。为促进这些优秀案例的广泛传播,我们在对案例进行修订完善的基础上编撰成册,并按照机构类型将其分为卫生健康行政部门 / 疾控机构、综合性医院、社区卫生服务机构三个篇章。来自不同机构的糖尿病防治工作人员不仅可以学习本类型机构开展糖尿病防治工作的经验,也可以了解其他类型医疗卫生服务机构开展的糖尿病防治工作的优秀实践。希望通过本书的出版,能够促进我国糖尿病防治体系的互相了解和资源整合。

　　受篇幅限制，本书中各个案例仅做了概括性的介绍。另由于不同案例实施时间存在差异，其工作中参考的相关临床指南、规范的版本可能不同。若读者对某个案例有进一步了解的需求，也可以自行和案例撰写机构联系，促进相互交流与学习。

编者

2024 年 5 月

目　录

第二篇　综合性医院篇

第一篇

卫生健康行政部门/
疾控机构篇

联合筛查促健康，技术创新添引擎
——基于多维健康大数据的社区糖尿病筛查

上海市疾病预防控制中心

一、背景

上海作为国际性大城市，城市化和老龄化日益加剧，糖尿病已成为威胁居民健康的主要因素和重要公共卫生问题。2021年，上海市35岁及以上成人糖尿病患病率已达21.6%。为提高居民糖尿病知晓率，早发现、早诊断和早治疗糖尿病患者，上海市聚焦城市功能定位和糖尿病患病特点，持续完善组织管理机制、创新筛查技术、优化筛查流程、落实筛查工作，实施了具有"中国特征、上海特色"，以多维健康大数据为基础的社区人群糖尿病风险评估及筛查服务，并将其打造成为糖尿病防治领域的新名片、新典范和新标杆，为其他地区提供政策建议和循证指导。

二、主要做法

（一）总体思路

1. 明确目标要求，优化及完善筛查组织架构和运行机制　根据《"健康中国2030"规划纲要》和《中国防治慢性病中长期规划(2017—2025年)》等文件要求，上海市疾病预防控制中心依托第四轮公共卫生体系建设三年行动计划"利用健康大数据完善上海市糖尿病预防和控制服务体系"项目，借鉴我国糖尿病分级诊疗服务技术方案及国内外相关文献和技术材料，结合上海实际情况，在对现行筛查流程进行梳理和对医疗卫生服务资源进行有效整合的基础上，建立符合上海市人群血糖分布特征的简便、易行、高效的糖尿病筛查工作规范和流程，并在所有行政区的社区卫生服务中心先行先试，持续积累经验，而后将糖尿病筛查技术纳入《上海市社区健康管理工作规范——慢性病综合防治(2017年版)》，建立健全糖尿病筛查组织架构，明确市卫生健康委、区卫生健康委、市疾控中心、区疾控中心以及社区卫生服务中心功能定位和职责分工,持续完善各部门间密切协作机制。

市卫生健康委负责全市糖尿病筛查工作的组织领导与协调;区卫生健康委负责辖区内糖尿病筛查工作的组织领导与协调,组织辖区社区卫生服务中心认真实施,并保障必要的工作经费;市疾病预防控制中心负责组织制订糖尿病筛查策略和技术方案;区疾病预防控制中心对辖区社区卫生服务中心开展培训和指导;社区卫生服务中心负责开展本辖区信息登记管理、糖尿病风险评估和筛查、糖尿病患者健康教育;信息公司负责全市健康管理平台搭建,数据的对接和储存,信息交换与共享等。从宏观层面加强糖尿病防治的顶层设计和制度安排,推进糖尿病防治工作实现"以治病为中心"向"以健康为中心"转变。

2. 科学性与可操作性并举,再造和优化糖尿病筛查流程　通过文献查阅以及专家论证,在综合考虑科学性及现场组织实施可操作性的基础上,建立以空腹毛细血管血糖为初筛手段的分段式筛查流程(图 1-1)。第一段切点参考美国糖尿病协会(ADA)无症状糖尿病前期及糖尿病筛查标准,推荐对空腹血糖 ≥5.6mmol/L 的人群进行筛查;第二段切点参考《体外诊断系统——血糖监测系统通用技术要求》(ISO 15197:2013)中毛细血管血糖和静脉血糖检测误差不得超过 ±15% 的血糖仪器检测标准,在 7mmol/L 的静脉血糖 DM 诊断标准基础上确定空腹毛细血管血糖 8mmol/L 为筛查切点。并将其与风险评分法、HbA$_{1c}$、空腹血糖(FPG)等筛查方法的灵敏度和特异度以及筛查过程中实际 FPG 和口服葡萄糖耐量试验(OGTT)检测人数占筛查总人数的比例进行比较,以评价早发现流程的实际应用效果。

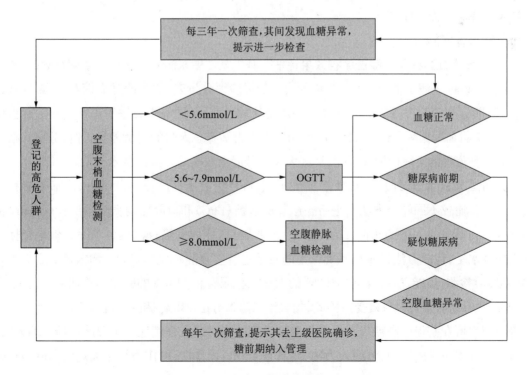

图 1-1　分段式社区糖尿病筛查流程

3. 依托家庭医生团队,创新糖尿病联合筛查方式 采用问卷风险评估、空腹血糖检测和糖负荷后2小时(OGTT-2h)血糖检测相结合的联合筛查技术开展糖尿病筛查工作。由社区卫生服务中心的家庭医生团队负责对35岁以上常住居民进行糖尿病风险评估,对经风险评估为糖尿病高危人群的居民进行登记建档,对建档的高危人群采用分段式糖尿病筛查流程进行血糖筛查,扩大了筛查覆盖面,拓展了服务内涵,提高了服务效率及居民参与积极性。

4. 以数据流为牵引,以信息化为支撑,加强数据整合 以居民电子健康档案为核心,与上海市全人口信息数据库以及临床诊疗、重点慢性病登记报告、社区健康管理、死因登记报告等多源数据进行汇总与重构,为糖尿病风险评估提供数据源。采集和整合糖尿病患者身高、体重、性别、年龄等人口学信息,吸烟、饮酒、饮食、身体活动等危险因素信息,遴选国内外糖尿病风险评估模型进行评估。以数据流为牵引,构建基于健康云平台的糖尿病高危人群评估工具,实现糖尿病高危人群的自动识别。

5. 强化宣传培训,加强督导质控 一是加强社会面宣传,提高社会认可度和支持度。对社区卫生服务中心、家庭医生和患者宣传糖尿病筛查的目的和意义,充分调动各方积极性。二是进行系统性和专业化培训。组织社区医务人员开展风险评估、糖尿病筛查、信息上传与更新等有关培训,细化工作流程,有效做实筛查内容。三是建立质量控制制度,成立质控小组,进行全方位、全过程的质量控制。加强信息管理,提高数据质量,确保健康管理相关信息的真实性、完整性和合理性。四是加强与信息公司的对接和沟通,充分发挥第三方服务在数据互联互通及共享等方面的优势。

（二）具体实施

1. 分段式社区糖尿病筛查流程效果评估 基于既往糖尿病专题流行病学调查数据,通过与《中国2型糖尿病防治指南(2017年版)》中的风险评分量表、空腹静脉血糖及ADA推荐的HbA_{1c}诊断标准等筛查方法的灵敏度和特异度比较,以及不同筛查方法需进行空腹静脉血糖(FPG)和口服葡萄糖耐量试验(OGTT)检测的人数占筛查总人数的比例差异,评价分段式社区糖尿病筛查流程的实际应用效果,为社区大规模开展糖尿病筛查提供技术支持。

分析结果显示,单纯从筛查效果角度出发,FPG法最优,分段式社区糖尿病筛查流程其次。进一步比较不同筛查方法需进行空腹静脉血糖(FPG)和口服葡萄糖耐量试验(OGTT)检测的人数占筛查总人数的比例,结果显示,分段式社区糖尿病筛查流程各项筛查效果指标均处于中等水平,但此方法只需对不到一半的对象进行空腹静脉血糖(FPG)和糖负荷后2小时(OGTT-2h)检测,即能发现人群中87.3%的无症状糖尿病和61.0%的糖尿病前期患者,安全程度较高,且容易被筛查对象接受。因此,相较于风险评分法、HbA_{1c}和FPG法,分段式社区糖尿病筛查流程可在获得较高糖代谢异常人群检出率的同时最大程度地减少静脉血糖检测人数,可减轻现场组织实施压力,节约人力物力,具有实际可操作性,可作为社区大规模人群筛查的手段。

2. 大规模社区人群糖尿病风险评估及筛查模式的建立与试点应用　上海市疾病预防控制中心将分段式社区糖尿病筛查流程与前期卫生信息化建设成果相结合,建立了以社区卫生服务中心为中心,以家庭医生签约重点人群为目标人群,以上海市医联信息平台、健康档案信息平台以及疾病预防控制信息平台为支撑的大规模社区 35 岁以上常住居民糖尿病风险评估与筛查服务模式(图 1-2)。

上海市疾病预防控制中心通过对上海市居民健康档案、临床诊疗以及疾病预防控制等多源、异构健康信息进行汇总与重构,构建基于健康云平台的糖尿病高危人群评估工具,于 2016—2018 年在全市所有社区卫生服务中心为 35 岁及以上常住居民进行糖尿病风险评估,并由家庭医生团队为糖尿病高危人群进行登记建档和血糖筛查。其间,累计完成糖尿病风险评估 101.1 万人,新发现并登记糖尿病高危人群 77.2 万,筛查人数 32.5 万,规范筛查人数 31.8 万,规范筛查率为 97.98%。新诊断糖尿病患者 37 084 名,检出率 11.4%;新诊断糖尿病前期患者 48 163 名,检出率 14.8%。

3. 社区人群糖尿病风险评估与筛查常态化运行　为进一步巩固和提升项目实施成效,促使糖尿病患者得到早发现、早诊断和早治疗,实现健康关口前移,基于健康大数据的社区人群糖尿病风险评估及筛查模式成功纳入《上海市社区健康管理工作规范——慢性病综合防治

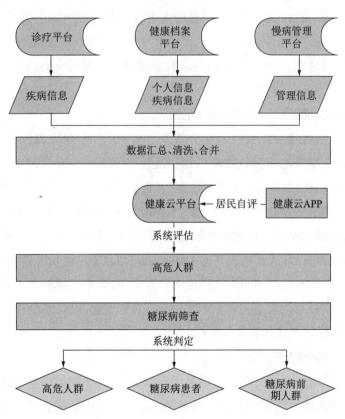

图 1-2　基于健康大数据的社区人群糖尿病风险评估及筛查模式

(2017年版)》，实现社区人群糖尿病风险评估和筛查常态化运行。2019—2022年，全市累计登记管理糖尿病高危对象187.6万人，筛查51.4万人，检出糖尿病前期26 776例，检出疑似糖尿病27 895例。

三、成效

（一）政府主导，群策群力，关口前移

在上海市政府及卫生健康委的组织领导下，在《"健康上海2030"规划纲要》《上海市防治慢性非传染性疾病中长期规划(2018—2030年)》和《上海市社区健康管理工作规范——慢性病综合防治(2017年版)》等政策及规范性文件的强力保障下，在疾病预防控制机构、基层医疗机构、体检机构、非政府组织(non-governmental organization，NGO)等多方力量积极参与下，社区人群糖尿病风险评估与筛查工作得以有序实施，工作覆盖面和惠及人群不断扩大，实现了糖尿病防治工作从"以治病为中心"向"以健康为中心"转变，健康关口前移。2017年上海市社区居民糖尿病知晓率为63.01%，远高于国家平均水平，接近日本及美国等发达国家水平。

（二）组织有序，群众满意

在街道、居委会以及社区卫生服务中心的大力宣传和高效组织下，社区居民健康意识不断提高，积极主动参与到筛查工作中来。居民满意度和后续筛查意愿调查结果显示，筛查对象对筛查工作的总体满意度为98.7%，对服务内容、组织形式、现场安排以及服务态度的满意度分别为98.5%、98.5%、98.4%和98.7%。

（三）经济有效，实现了卫生资源的最大化利用

项目试点期间，项目组委托复旦大学公共卫生学院从社会角度出发，对基于健康大数据的上海市社区居民2型糖尿病筛查策略进行卫生经济学评价和分析，为制定更加经济、可行的社区2型糖尿病筛查政策提供科学依据。结果显示，每筛查1名居民的平均社会成本约为119元，其中政府需投入成本约63元(人力成本50元，末梢血糖及静脉血糖检测成本13元)，居民付出的时间成本约56元。相比不开展筛查而言，在上海市35岁以上社区人群每筛查出1名新诊断2型糖尿病患者，其平均成本为1 000元，增量成本-效果比约为1 000元/例患者，长期增量成本-效用比约为49 000元/质量调整寿命年，远小于同期上海市人均生产总值水平。通过基于健康大数据的筛查方式，节约了医疗卫生资金，提高了糖尿病筛查的投入产出比，推动政府资源的科学配置和最大化利用。

（四）简便易行，易于推广

以往上海市糖尿病患者的发现主要依靠患者就诊，但许多糖尿病患者没有明显的临床症状，仅会通过体检或其他疾病就诊时发现高血糖。本项目采用的联合筛查技术对临床医护人员而言操作简单，易于掌握。此外，本项目所需的仪器也并非昂贵的大型设备，社区卫生服务

中心准备这些设备没有困难,因此该项糖尿病筛查技术易于被社区接受和采纳。

四、思考及建议

(一) 居民对糖尿病预防重要性认知度仍然不足

居民对糖尿病导致的个人、家庭、社区和整个社会的严重危害和巨大的经济影响认识仍然不足,同时职业人群由于工作和时间的原因,接受社区糖尿病防治服务的主观性、积极性不高,糖尿病筛查尚未惠及所有高危人群。

建议持续强化健康支持性环境建设,采用移动互联网、传统媒体及社区健康宣传等相结合的形式,宣传糖尿病对健康的危害以及筛查的益处,提升社区人群糖尿病防治健康意识和筛查积极性。同时,以社区家庭医生签约服务为抓手,试点企事业单位糖尿病管理,加强职业人群糖尿病防治,探索功能社区糖尿病防治新模式。

(二) 多病联合筛查技术有待开发

多病共管背景下,多种慢性病的联合筛查技术有待进一步研制和开发。建议进一步明确基本公共卫生服务包的内容和服务流程,将糖尿病筛查与其他基本公共卫生服务进行有机整合,制定多病联合筛查方案,开发多病联合筛查技术、试剂、方法等,构建以人为核心的慢性病"多病共防、多病共管"新模式,提高筛查效率。

(三) 基于数字化的慢性病信息系统仍需要整合

5G、云计算、人工智能和大数据等技术的高速发展改变了传统的糖尿病管理模式。信息化整体规划、标准化建设、资源整合、协同共享等仍需要整合完善,才能提高糖尿病患者管理效率,减少医护人员的重复劳动,支撑慢性病管理整体发展。

建议进一步加强卫生信息化顶层设计和健康数据标准化建设,实现健康数据尤其是健康体检数据与健康管理数据之间的互联互通、信息共享,丰富健康档案及社区糖尿病管理信息源,运用大数据综合管理和数据挖掘技术,及时分析居民糖尿病防治需求,方便家庭医生为社区居民提供优质、便捷、安全、有效的全程服务,提高居民糖尿病健康管理服务参与积极性。

(四) 基层支撑能力有待提升

上海市糖尿病防控所遵循的原则、制定的策略和采用的技术措施已经比较成熟,但由于社区防控队伍的技术能力,尤其是疾病筛查、规范诊疗与康复指导的能力有限,未能为居民提供真正有效的健康管理服务。

建议加强对基层医疗机构专业人员的常见慢性病筛查、诊疗和康复基本技能培训,加强群众对基层医疗机构的信任。除了需要上级医院向基层医疗机构"输血",更需要培育基层医疗机构自身"造血"功能。通过提高对基层医疗机构的软件(主要针对医疗人力资源)和硬件(基础设施、药品等)的财政投入,对有条件进行医生业务培训的基层医疗机构设立专项培训基金,为其提供机构内人员培训的资金保障。

(五) 社会力量参与慢性病防控的积极性有待进一步发挥

上海市在全市范围内建立了众多的患者自我管理俱乐部和健康促进志愿者队伍,这些均在一定程度上为全市的慢性病防治工作中发挥了作用,但规模相对较小,大量的个人、家庭、社区、非政府组织等利益相关方未得到有效开发,相关资源未能有效整合,合作机制尚不成熟。

建议进一步建立、健全社会力量参与基层慢性病防控服务的工作协调机制,提高社会力量参与主动性,并将部分技术性较弱的岗位替换为经培训的社区志愿者、非政府组织人员,从而有效解决基层医疗机构卫生人力资源匮乏和配套服务缺位等问题。

(施燕　程旻娜　黎衍云　杨沁平　徐璐璐　隋梦芸)

"宣,筛,防,治,管"一体化,
糖尿病筛查之路的正确"打开方式"

广州市疾病预防控制中心

一、背景

2018 年慢性病及其危险因素监测结果显示,广州市 18 岁及以上居民糖尿病患病率为 6.76%;18 岁及以上糖尿病患者的患病知晓率、治疗率及血糖控制率分别为 45.3%、42.2% 和 23.4%,说明不足半数糖尿病患者知晓自己已患糖尿病,超过半数的患者未接受治疗,七成以上患者血糖控制不佳。值得注意的是,超过半数的患者未被诊断,属于"隐性"糖尿病群体。由于糖尿病前期一般没有明显症状,因此不易被患者察觉。

"慢病防控,宣教先行,筛查随行!"广州市慢性病三级防控网络体系工作人员坚守这一理念,围绕"如何提高居民防病和主动筛查意识?采用何种便捷科学的筛查方式?筛查的糖尿病高危人群如何及早纳入管理?"三个环节,结合广州市糖尿病防控中存在问题、区域特征及服务模式,开展"宣,筛,防,治,管"一体化的广州市糖尿病筛查项目。

二、主要做法

(一)多措并举推进糖尿病筛查宣传

广州市、区、镇(街)、村(居)四级协同推进糖尿病筛查项目宣传工作。由各级公共卫生委员会牵头,健教部门、疾控机构、社管中心等多部门联动,整合各部门优势力量,结合"互联网+"网络直播等形式,采用"传统+创新""线上+线下""实体+虚拟"多措并举、多维融合的创新方式,开展宣传工作。2023 年截至 5 月,广州市累计开展糖尿病相关宣传活动 752 场,参与群众超过 10 万人次;宣传视频播放量达 20 万次;制作印发宣传折页近 10 万份。广州市疾控中心组织拍摄并在广东电视台播放糖尿病专辑《我命由我不由天》,收视位列同时段广东省电视节目第二,广州市第一,获得广东省疾控中心好评,在全省推广播放。在广州市城区核心商圈、人流密集区进行公交车身流动宣传。通过高强度、多渠道、多元宣传,提高了居民对糖尿病危害的知晓度、主动参与糖尿病筛查及主动接受糖尿病管理和服务的意识。

（二）开发一个系统,聚焦三类人群广泛开展糖尿病筛查评估

1. 开发糖尿病风险评估及管理系统,提高筛查效率　传统筛查方式（如空腹血糖、OGTT等）存在检测结果不稳定、步骤烦琐等问题,且为有创检测,居民的接受度不高。为了更好地开展筛查工作,广州市疾控中心创新性地依据《中国 2 型糖尿病防治指南（2020 年版）》提出的"中国糖尿病风险评估表评分方法"和广东省"慢病高危人群的判定标准",自主开发糖尿病风险评估及管理系统,并成功将系统前端的风险评估工具嵌入广州市卫生健康委官方微信程序"广州健康通"中。经过"个别机构试点、部分区域试行、全面推广应用"三个阶段的验证完善,探索出适合广州真实世界的糖尿病筛查和管理新模式。

2. 针对三类人群,分别建立筛查路径,逐步扩大筛查范围

（1）首诊患者糖尿病筛查:市卫生健康委制定各级医疗卫生机构 18 岁及以上居民首诊糖尿病筛查制度。对 18 岁及以上的首诊患者（除本年度已在基层医疗卫生机构进行过糖尿病筛查或已在管的糖尿病患者）,门诊医生或护士会首先通过"糖尿病风险评估工具"进行初筛,对于初筛阳性的居民,引导他们检测空腹血糖、进行糖耐量试验（OGTT）或检测糖化血红蛋白水平,根据检测结果,对患者进行分级分类管理:①对初筛阴性及血糖检测阴性的人群,建议每三年复查一次;②对高危人群,进行有针对性的健康教育,并建议每年测量一次血糖,同时接受医务人员的健康指导;③对确诊糖尿病患者,如在非基层医疗卫生机构确诊,则自动将患者信息传到广州市全民健康信息平台,再转至患者常住地的基层医疗卫生机构,由基层医疗卫生机构对患者进行后期的随访管理,在基层医疗卫生机构确诊则由机构为患者建立居民健康档案,并将其纳入基本公共卫生服务项目 2 型糖尿病患者健康管理。

（2）重点人群血糖检测:各区卫生健康局根据辖区内居民健康档案信息,筛选出具有以下指标 1 项及以上的居民名单（在管糖尿病确诊患者除外）,通过信息平台短信推送等方式,动员居民每年到基层医疗卫生机构进行一次空腹血糖 / 糖化血红蛋白检测。筛选的指标包括:年龄 ≥40 岁;高血压患者;BMI ≥24.0kg/m^2;男性腰围 ≥90cm 或女性腰围 ≥85cm;一级亲属（父母、同胞、子女）患有糖尿病;动脉粥样硬化性心脑血管疾病患者;血脂异常者;糖尿病前期患者;中国糖尿病风险评分总分 ≥25 分。

（3）糖尿病患者一级亲属筛查:各级医疗卫生机构为就诊和接受健康管理的糖尿病患者提供治疗或随访服务时,收集登记其 35 岁及以上一级亲属信息,动员一级亲属进行空腹血糖检测并定期复查。

（三）强化多维保障,支撑糖尿病筛查高质量推进

1. 组织保障　广州市疾控中心通过充分调研和研讨,锚定"宣、筛、防、治、管"一体化管理为目标,将开发应用"广州市糖尿病风险评估及管理系统"作为核心,制定了广州市糖尿病筛查项目实施方案。依据"组织、宣传、运行、考核、总结、分析、改进"的管理思路,启动了广州市糖尿病筛查工作。

2. 服务保障 服务能力事关项目参与居民的获得感和满意度,为全方位提升各级医疗卫生机构尤其是基层服务能力和治疗水平,项目构建了多层次能力提升体系:①市卫生健康委在实施市基层医生全科能力提升工程中,以糖尿病为核心,组织近四千名基层全科医生完成英国医学杂志出版集团(British Medical Journal,BMJ)系统糖尿病防治线上学习计划,举办糖尿病防治"答题王"活动及相关主题沙龙;②市疾控中心采用"线下授课+线上直播"方式,举办糖尿病筛查项目培训班,以"寻找安全有效的预防延缓糖尿病的管理策略"等为主题,对各级项目工作人员进行业务能力培训;③市疾控中心在项目实施过程中,定期召集各区和部分项目实施单位进行研讨,开展现场督导,多方收集意见,不断完善程序功能,推进项目顺利实施;④市疾控中心牵头组织各区疾控/慢病机构、各筛查机构及工程师,建立了实时沟通机制,通过"粤政易"APP或微信工作群,及时反馈和解决筛查程序使用过程中的问题,做到及时响应,1小时内解答业务咨询,24小时内解决系统问题。

3. 质控保障 市疾控中心建立社区、区级、市级分级质控机制,从录入端、导出端对筛查数据进行质控审核。一是严把录入端,录入时程序内设逻辑校验,不合逻辑的数据无法保存下一步,并会提示错误原因。当首次就诊或参与健康活动的居民通过扫码录入后,社区医生可通过后台即时查看资料填写情况,发现问题及时联系居民。为保障手机使用障碍或信号不良情况时也能开展工作,开放了后台问卷录入功能。二是核对导出数据,在社区医生做好一级质控的基础上,区级疾控中心定期收集各个社区卫生服务中心上报的参与筛查人员名单,对于不符合要求的,及时进行反馈、核实或更正,市级疾控中心收集到区级疾控中心上报的名册后会再次审核。通过分级质控,做到对每一个扫码填报的居民的筛查结果认真负责,每一条系统数据真实有效。

三、成效

经过近一年半的项目实施,广州市11区已有214家医疗机构开展糖尿病筛查项目,已对超过20万居民开展糖尿病风险筛查和评估。各医疗卫生机构从使用纸质材料筛查转变为使用程序筛查,大幅提升了工作效率和信息融合程度,更便于后期的管理服务。筛查程序嵌入官方小程序"广州健康通",减少居民使用顾虑,极大地提高了信任度和使用率。扩大的多维多元宣传,让筛查不单局限于医疗卫生机构就诊的患者,更推广至居民家庭和社会关系中,让更多的居民提高防病意识,做自己健康的第一责任人,居民进行糖尿病筛查和主动接受服务管理的意识明显提高,初步实现了糖尿病患者知晓水平和规范管理率双提升。

（一）糖尿病筛查范围进一步扩大，患者知晓水平有所提升

在全市 11 个区的基层和二级及以上医疗机构开展糖尿病筛查工作，包括首诊患者糖尿病筛查、重点人群及糖尿病一级亲属筛查。截至 2023 年 5 月，首诊参加糖尿病风险评估 146 864 人，其中高危人群血糖检测 46 999 人，7 181 人确诊 2 型糖尿病并纳入管理；通过辖区居民健康档案筛查出的高危人群中，111 070 人进行了血糖检测，其中 6 886 人确诊 2 型糖尿病并纳入管理；糖尿病患者一级亲属血糖检测 3 070 人，228 人确诊 2 型糖尿病并纳入管理。

（二）有效推动医防融合，促进慢性病患者健康服务提质增效

广州市糖尿病筛查项目的"宣，筛，防，治，管"一体化管理模式和医防融合的理念高度契合。通过项目的实施，有效促进了广州市基层基本公共卫生工作发展。2022 年，在新冠肺炎疫情重压下，广州市 2 型糖尿病患者健康管理任务数比 2021 年增加了 4.2 万人（14.7%），仍超额完成了 30 万的管理任务数，基层接诊糖尿病患者纳入管理率为 83.1%，高于 2021 年的 80.0%。在 2022 年度广东省国家基本公共卫生服务项目绩效评价中，广州市糖尿病患者健康管理服务考核获得满分。2023 年第一季度，基层糖尿病规范管理服务率和血糖控制率达到理想水平，分别为 73.90% 和 61.83%。

四、思考及建议

随着时代发展和科技进步，慢性病防控的方式也呈现出多样化，不再局限于医疗卫生机构内部，也不再局限于传统低效的纸质记录。利用信息化手段，开发新的服务模式，势在必行。依托糖尿病风险评估及管理系统的广州市糖尿病筛查项目，是一次非常成功的创新。糖尿病风险评估及管理系统的开发有效支撑了"宣，筛，防，治，管"一体化工作模式，让传统模式中无法或不愿参与筛查的人群快速加入进来，最大限度地拓展了筛查人群，为更多人提供了健康守护。数据收集从一开始录入即质控，完成问卷即基本保证了数据准确性，不再需要多人多次录入，提高了工作效率。市、区、机构三级同时动态获取数据，高危人群和确诊病例的分类信息即时发送到相应基层医疗卫生机构，提高了管理效能。

未来，可对该项目加大投入，完善系统功能，拓宽宣传，让糖尿病筛查出现在更多更丰富的场景；将数据与居民健康档案直接对接关联，除患者可实时查询，医生也可实时了解患者既往筛查情况，便于综合评价提出健康指导意见；同时，从区域健康数据分析角度，丰富辖区人口糖尿病风险及其影响因素特征，以绘制区域糖尿病地图；真正做到"上医治未病"，及时发现糖尿病风险、开展针对性干预，降低糖尿病发病率，减少或延缓并发症的发生。

（刘慧　杨韵鸥）

关口前移，糖尿病早期筛查及干预

东莞市卫生健康局　东莞市疾病预防控制中心

一、背景

　　根据第七次全国人口普查结果，东莞市常住人口已超过 1 000 万，而且人口结构年轻，35~49 岁人口占 31.12%，虽然调查结果显示东莞市糖尿病患病率略低于全国平均水平，但结合糖尿病知晓率低、常住人口数量多的特点，提示东莞市糖尿病前期患者数量可能较多。如能通过早期筛查发现糖尿病高危人群和患者，并及时采取科学有效的干预和治疗措施，既有利于提高居民对糖尿病的知晓率，又有利于延缓糖尿病病情进展，降低并发症风险，减少居民糖尿病致残、致死率，进而提高居民生活质量。因此，在全市开展糖尿病早期筛查，将预防糖尿病的关口前移，扩大检测人群范围，化被动检查为主动监测，是东莞市防治糖尿病的一项重要举措，意义深远。

　　根据糖尿病防治指南，口服葡萄糖耐量试验（OGTT）、空腹血糖（FPG）、糖化血红蛋白（HbA_{1c}）等项目是诊断糖尿病的常用指标，但上述指标异常时，意味着胰岛功能可能已处于不可逆的受损状态。脂联素是一种由脂肪组织特异性分泌的脂肪因子，参与调控糖脂质代谢、胰岛素抵抗和调节肠道微生物菌群等多种生理调节作用。在不同种族人群开展的前瞻性研究显示，脂联素含量稳定，不受进食、情绪等影响，可提前 4~7 年预测 2 型糖尿病发病风险，预测相关性达 81%。脂联素检测也已被纳入《健康广东行动（2019—2030 年）》的精准识别糖尿病高危人群行动中。

二、主要做法

　　为全面贯彻落实《健康广东行动（2019—2030 年）》，实施糖尿病防治行动，东莞市于 2019 年在辖区内 5 个镇街试点开展糖尿病早期筛查干预项目，2020 年底东莞市卫生健康局组织相关专家制定并印发了《东莞市慢性病(高血压糖尿病)综合防控实施方案》和相关技术方案,自此在全市范围统一开展该项目。该项目资金从东莞市自行要求的基本公共卫生服务项目资金的 10% 增量额度中列支,由市镇两级财政按比例承担,不占用国家、省级资金。

(一) 精心组织实施前准备工作

东莞市人民政府高度重视,将东莞市慢性病(高血压、糖尿病)综合防控项目纳入全市民生项目清单,并连续 3 年作为民生实事项目在全市推进:成立东莞市实施慢性病(高血压、糖尿病)综合防控工作领导小组,由市卫生健康局主要领导任组长;领导小组内设项目管理组、技术指导小组。各镇街(园区)相应成立工作领导小组和项目管理组,负责本辖区项目的组织实施工作。市项目管理组及技术指导小组制定血糖测量、设备配置等标准,全市社区卫生服务机构负责糖尿病筛查有关试剂采购、网络系统对接等前期工作。市、镇召开项目启动会,制订工作计划,市项目管理组负责举办项目技术市级培训班。各镇街(园区)项目管理组负责完成辖区内项目参与人员的全员培训,确保工作人员能够准确掌握糖尿病筛查操作、检测数据对接导入等技术和项目管理要求,保证工作质量。

(二) 营造糖尿病筛查环境氛围

各镇街(园区)充分利用电视、报刊、广播、网络等媒体和健康教育网络,通过投放公益广告和公益短片、张贴宣传海报、发放宣传单等形式,广泛开展社会宣传,普及糖尿病可防可控观念,帮助居民掌握正确的测量方法和频率,知晓自己的血糖情况。全市各社区卫生服务中心(含站点)均在醒目位置设置糖尿病筛查相关的宣传标语和海报。利用患者就诊、主动前来筛查的机会,向符合条件的就诊患者及居民介绍定期监测血糖和脂联素的重要性和必要性,争取获得就诊患者及居民的配合。

(三) 开展糖尿病早期筛查

根据技术方案,由社区卫生服务机构对辖区 35~49 岁(实际实施中年龄段有所放松)居民开展糖尿病早期筛查,筛查方式包括门诊、上门服务、社区集中体检等,筛查内容包括签署知情同意书、填写糖尿病及其高危人群危险因素调查问卷、体格检查、空腹血糖(FPG)和脂联素检查,居民通过微信、电话或现场领取检验报告单等方式获取筛查结果。为发现更多潜在的糖尿病高危人群和前期患者,经过市技术小组讨论,筛查结果为 5.6mmol/L ≤ FPG<7.0mmol/L 或脂联素异常者(男性 ≤ 3.0mg/L,女性 ≤ 3.4mg/L)纳入糖尿病患者高风险人群管理,为其预约进行口服葡萄糖耐量试验。

(四) 开展健康教育与健康促进

充分发挥大众传媒和新媒体健康宣教作用,积极营造宣传矩阵及健康支持性环境。结合重点卫生日、全民健康生活方式行动工作,深入糖尿病高风险人群集中场所和社区,围绕糖尿病防治知识推行合理平衡饮食、促进健身活动、倡导健康生活方式等重点内容,对筛查中发现的重点人群开展"一对一"宣教干预,促进其树立健康意识和形成健康行为能力。

（五）实施慢性病重点人群干预

结合家庭医生签约服务,在全市各社区卫生服务机构设立慢性病干预门诊,根据糖尿病早期筛查结果和个人健康状况,提供个性化健康评估和针对性健康指导。为筛查中发现的重点人群(疑似患者、高危人群)建立个人健康档案并纳入家庭医生签约服务范围,推荐其自主自愿签约慢性病高危人群服务包,每半年进行一次跟踪随访、健康干预,培养其保健意识,不断增强自我健康管理能力。

（六）规范糖尿病患者健康管理

对筛查过程中发现的 2 型糖尿病患者,按照国家基本公共卫生服务规范纳入慢性病患者健康管理服务,规范化开展随访评估、健康体检、健康指导和行为干预,持续提高糖尿病治疗率和控制率,及早发现并干预治疗糖尿病视网膜病变、糖尿病肾病和糖尿病足等并发症。

三、成效

（一）主要筛查结果

2020—2022 年,累计筛查 547 706 人,其中男性 256 316 人,占 46.80%,女性 291 390 人,占 53.20%。累计发现糖尿病高危人群 101 598 人,糖尿病高危人群发现率 18.55%(101 598/547 706),其中男性 55 023 人,占 54.16%,女性 46 575 人,占 45.84%。对糖尿病高危人群开展电话跟踪随访,成功跟踪 87 980 人,随访成功率 86.60%,其中 11 474 人经跟踪管理复查后确诊为 2 型糖尿病患者,高危人群转确诊比例 13.04%(11 474/87 980)。

（二）分类管理,及时"刹车"

1. 对超重、肥胖等高危人群及时开展干预管理　筛查结果显示,超重和肥胖者高危检出率明显高于体重正常或偏瘦者。对尚未进展为糖尿病的超重和肥胖人群开展早期干预,包括减重、运动和饮食干预,可以延缓或减少糖尿病发生。将跟踪过程中发现的糖尿病患者及时纳入管理,可及时将患者病程控制在早期,降低并发症发病风险。

2. 糖尿病患者管理数大幅提升　项目实施以来,借助糖尿病筛查在各村(居)委、工厂企业的全面铺开,提高了居民的重视,全市 2 型糖尿病患者管理人数明显提升。截至 2022 年,全市 2 型糖尿病已管理人数 154 355 人,比 2019 年的 83 304 人增加 71 051 人,增幅达 85.29%。2023 年,东莞市将糖尿病早期筛查项目纳入慢性病防控常规项目,纳入东莞市 2023 年慢性非传染性疾病工作计划并印发正式文件至各镇街(园区)继续执行落实。

（三）宣传氛围浓厚,受益者覆盖超百万

为营造浓厚的宣传氛围,东莞市卫生健康局制作了糖尿病筛查宣传小视频,同时鼓励支持各镇街(园区)结合实际情况,利用公众号、视频号等新媒体开展形式多样的宣传和有奖问答活动。2020—2022 年,全市各镇街(园区)累计开展 845 场高血压、糖尿病筛查宣传活动,

其中线下宣传 719 场,视频宣传 111 场,开展线上讲座 15 场,参加活动、观看群众累计超过 250 万人次。

四、思考及建议

(一) 政府主导和资金保障为项目顺利开展打下坚实基础

该项目连续 3 年纳入全市民生实事,纳入镇政府工作考核指标,政府高度重视和强力主导有利于项目在基层顺利推进,得到其他相关部门的积极配合。同时,资金保障也非常重要,在市财政部门的支持下,充分利用现有资金政策,免费的筛查政策极大提高群众参与的积极性,盘活现有财政资金,切实提高财政资金使用效率。

(二) 如何将"知""信"化作"行动"是今后工作的重点

项目初期,调查发现超过一半符合筛查条件的居民明确表示不愿意参加筛查,不愿意的原因主要有"自我感觉健康没病不需要抽血""不想抽血、项目过于单一"等。筛查结果显示,体重异常(超重或肥胖)率达 45.14%。同时,后续的跟踪随访中也存在不少困难,主要表现为居民配合度较低,虽然已告知其为重点人群,本人也知悉存在超重、肥胖、血糖偏高(血糖值介于 5.6~7.0mmol/L),但自我感觉"还年轻""目前没症状"等,参加 OGTT 试验、生活行为干预和血糖二次复查的依从性较低。结合东莞市之前的调查结果,提示在健康教育和健康促进工作开展中,"知、信而不行动"的情况普遍存在,一方面与东莞市人口普遍年轻化,居民对自身健康过于"自信"有关,另一方面也提示要通过多种方式,以居民喜闻乐见的形式开展健康教育和健康促进,提升居民健康行动能力。建议慢性病知识健康宣教要从学龄期开始,让学生从小懂吃、懂运动,建立良好的生活行为习惯,也可以通过学生反向督促身为成人的家长,共同建立"健康第一责任人"理念。

接下来,东莞市计划充分发挥镇街(园区)健康副校长、健康副厂长作用,将糖尿病防控、健康饮食、健康运动等知识充分纳入到学校健康讲座和企业健康讲堂中,必要时开展有针对性的健康干预项目。

(钟洁莹   方玲   陈琳)

落实糖尿病防治行动
探索糖尿病前期人群筛查与干预模式

苏州市相城区疾病预防控制中心

一、背景

江苏省苏州市相城区经济较为发达,政府对居民健康高度重视。2020年底,相城区户籍人口46.85万人,65岁及以上户籍人口占15.28%,老龄化程度十分严重。江苏省人口死亡登记信息系统2020年统计数据显示,相城区户籍居民的主要死亡原因为慢性非传染性疾病,因心脑血管疾病、恶性肿瘤、慢性呼吸系统疾病及糖尿病等主要慢性病死亡人数占总死亡人数的74.32%,其中,糖尿病死亡率为15.49/10万,标化死亡率为8.50/10万,位居主要慢性病死因的第四位。而因这几种重大慢性病造成的过早死亡率(指30~70岁人群因心脑血管疾病、癌症、慢性呼吸系统疾病和糖尿病死亡的概率)达7.26%。

2018年相城区慢性病及社会影响因素调查结果显示,15岁及以上成人中糖尿病粗患病率为3.91%(六普标化率为4.29%)。从相城区疾病监测信息系统统计数据获悉,2020年相城区户籍人口糖尿病发病率为49.425/10万,在2014—2019年糖尿病、脑卒中、冠心病、恶性肿瘤这四种慢性病的发病报告中,糖尿病始终处在慢性病发病顺位第一位,且呈年轻化趋势。由此可见,针对一般人群、糖尿病高危人群及糖尿病患者实施覆盖全人群、全生命周期、全方位的糖尿病健康管理服务十分重要。截至2020年底,相城区登记管理糖尿病患者累计超过20 500人。普及基本公共卫生服务,开展糖尿病"早发现—早登记—早管理"的链条式慢病服务,实施集健康教育、筛查评估、随访管理、自我管理支持与信息管理一体的综合管理仍是慢性病预防与控制工作的重中之重。

为更好地贯彻落实《健康中国行动(2019—2030年)》中糖尿病防治行动,早期筛查发现糖尿病前期人群并进行健康干预,苏州相城区2021—2022年连续两年组织开展了糖尿病高危人群筛查干预项目。

二、主要做法

(一) 抓住机遇，强化管理，适时启动糖尿病高危人群筛查与干预项目

1. 把握政府决策，让项目落稳落实　2018 年以来，苏州市政府、苏州市卫生健康委员会相继出台了《苏州市健康市民"531"行动倍增计划实施方案》(苏府办〔2018〕32 号)、《苏州市健康市民"531"行动倍增计划成人代谢性疾病(三高)防治体系相关方案》(苏卫健办〔2019〕16 号)等文件，围绕"无病要防、急病要急、慢病要准"的工作理念，提出了针对当前影响市民健康常见的、人群患病率高、综合干预效果好的"三高"(包括高血糖)健康问题，逐步建立以疾病早期识别、适宜技术运用、健康综合干预、专科规范诊疗为一体的具有专科专病医联体特色的市民综合健康管理供给模式，推广适宜技术，形成更加精准的市民健康管理及有效的防病治病体系。

按照通知精神和实施方案的要求，2020 年起，相城区在各级医疗卫生机构开展 18 岁以上人群血糖监测报告工作，初步了解了糖尿病前期人群流行现况，为辖区慢性病综合防治政策、计划的制定和及时调整提供参考依据。

2. 健全组织机构，为项目保驾护航　为切实做好糖尿病前期人群筛查干预项目，苏州市相城区结合本区实际，在黄埭、渭塘和阳澄湖三个乡镇及北桥、太平和黄桥三个街道设置 6 个项目点，并组建项目领导小组，由区疾控中心副主任担任组长，各项目点医院、社区卫生服务中心副院长作为主要成员，负责本项目点实施筛查和干预的全面工作。鉴于 2021 和 2022 年项目点的更换和实施内容的调整，区疾控中心在对领导小组成员进行调整的同时，也制定和印发了相应的实施方案(相疾控〔2021〕5 号、相疾控〔2022〕5 号)。

3. 明确职责分工，使项目高效有序

(1) 相城区疾病预防控制中心：制定并印发区级糖尿病高危人群筛查干预项目实施方案及工作计划，开展各项目点调查人员培训和考核；落实项目调查所需设备和实验室检测试剂采购及干预所需健康支持性工具，做好糖尿病前期人群筛查工作的现场督导和质控，组织开展糖尿病前期人群健康管理和干预活动；完成资料收集、数据汇总、整理、分析，形成调查报告，及时总结经验，查找不足，为更好地开展糖尿病前期人群管理打下坚实基础。

(2) 项目点医院 / 社区卫生服务中心：安排一定数量调查人员参加区级培训和考核，并完成本级医疗机构内部培训和考核；组织本项目点项目的落实和具体实施；负责空腹血糖和糖化血红蛋白两项检测指标的完成；收集和上传本项目点数据并及时对采集的数据进行质量控制。

(3) 社区卫生服务站：通过基本公共卫生服务项目健康档案和健康体检确定调查对象；完成问卷调查、体格检查和血糖检测采集环节及调查数据的及时整理和录入；招募并组建糖尿病前期人群健康俱乐部，为参加健康俱乐部的糖尿病前期人群建立健康管理档案，适时开展

不少于6次的糖尿病前期人群俱乐部活动,结合活动和糖尿病前期人群需求,定期和不定期进行饮食、运动等生活方式个性化指导,设计1个长期(至少3个月)运动和饮食干预方案并组织实施。

4. **做好人员培训,为项目提供技术支撑**　针对项目相关人员进行线上/线下专项培训。读懂弄透区级糖尿病高危人群筛查干预项目方案,熟悉包括问卷调查、血糖检测、糖尿病前期人群健康管理及干预和评估在内的项目内容,重点掌握体格测量要点及做好现场体测实践。了解项目进度要求、数据收集和管理及质控等问题。

(二)明确任务,规范体检,精准开展糖尿病前期人群筛查和早期诊断

1. **建立糖尿病前期人群筛查和管理流程**　糖尿病前期人群筛查和管理流程如图1-3所示。首先开展现场调查,调查内容包括问卷调查、身体测量和实验室检测,其中,问卷内容包括调查对象基本信息、糖尿病风险评分、生活方式(吸烟、饮酒、膳食、身体活动状况等)、糖尿病家族史、糖尿病防控知识知晓率、合理膳食、规律运动技能掌握情况、满意度评价。现场调查是糖尿病高危人群筛查的首要环节,也是糖尿病前期人群早期诊断的重要依据来源。

2. **判断糖尿病的危险因素**　根据《中国2型糖尿病防治指南》(2013版)中成人2型糖尿病高危人群的定义,筛查糖尿病的高危人群。

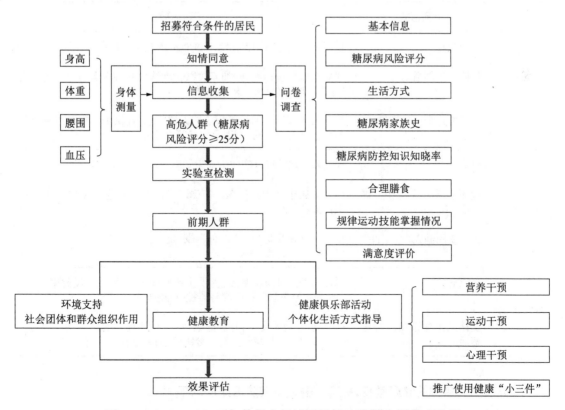

图1-3　2021—2022年苏州市相城区糖尿病前期人群管理流程

3. 计算糖尿病风险评分　根据《中国糖尿病风险评分表》,将糖尿病风险评分 ≥ 25 分者作为糖尿病前期人群筛查对象。

4. 空腹血糖和糖化血红蛋白检测　通过问卷调查、糖尿病风险评分确定糖尿病前期人群的筛查对象,除身体测量外,加入了空腹血糖和糖化血红蛋白两项检测。糖尿病前期人群判断标准:6.1mmol/L ≤ 空腹血糖 <7.0mmol/L(空腹血糖受损),或 5.7% ≤ 糖化血红蛋白 <6.5%,二者满足一项即为糖尿病前期人群。

5. 糖尿病前期人群筛查结果　2021—2022 年,通过问卷调查、身体测量及空腹血糖和糖化血红蛋白两项血糖检测,共完成糖尿病高危人群筛查 4 913 人,筛查出糖尿病前期人群 2 613 人,前期人群所占比例达 53.19%,糖尿病严重威胁着相城区居民的健康,提高糖尿病知晓率、降低糖尿病发病风险尤为紧迫。

(三) 部门联动,整合资源,初步形成针对糖尿病前期人群个体、家庭和社区的综合干预策略

2 型糖尿病由糖尿病前期发展而来,有效干预糖尿病前期可明显降低其转化成为糖尿病的可能性。为此,相城区根据项目方案要求,结合日常慢性病筛查评估、高风险人群干预与管理等工作,积极开展针对糖尿病前期人群个体、家庭和社区的综合干预,具体措施内容如表 1-1 所示。

表 1-1　2021—2022 年相城区糖尿病前期人群综合干预措施

干预类别	干预形式	干预内容
个体干预	健康教育	提高糖尿病防治知识知晓率和个人健康素养水平
	健康俱乐部活动	建立健康管理档案,参加 6 次以合理饮食和科学运动为主题的糖尿病前期人群健康俱乐部活动
	生活方式个性化指导	结合俱乐部活动和糖尿病前期人群需求,提供个体化健康指导服务(包括饮食、运动、心理及技能等方面)
家庭干预	健康教育	提高家庭成员糖尿病防治知识知晓率和个人健康素养水平
	健康生活方式指导员进家庭	加强健康生活方式理念、"三减三健"核心信息及糖尿病防治知识传播和普及
	推广使用健康"小三件"	教会正确使用健康"小三件"(限盐勺、定量油壶和健康腰围尺),有效提高家庭普及率
社区干预	环境支持	增设自助式健康检测点,提供快速血糖检测服务;建设健康步道、"15 分钟健身圈";社区健身器械、设施投入
	文体队伍建设和各种竞赛活动	社会动员、政策支持;开展健康教育 / 健康促进活动,如厨艺大赛、广场舞、八段锦大赛等;健康分级管理;鼓励社交活动

1. 开展形式多样的健康教育,提高人群糖尿病防治知识水平

(1) 举办糖尿病防治知识讲座和义诊:2021—2022 年,相城区结合全民健康生活方式日

(月)、全民营养周及联合国糖尿病日等主题宣传日,开展内容包括糖尿病预防与治疗、"三减三健"(减盐、减油、减糖,健康口腔、健康体重、健康骨骼)在内各方面的健康知识讲座和义诊等活动,帮助高危人群正确了解糖尿病发生发展规律,调动居民参与健康管理的积极性。仅以联合国糖尿病日为例,2021—2022年,6个项目点累计组织29次义诊和咨询,咨询医生109人,接受咨询群众2 100余人,发放宣传资料5 000多份;开展20余场讲座,受教育人数达1 100余人。

糖尿病前期人群干预前,相城区先后邀请2位临床心理卫生专家奔赴6个项目点、12个社区进行糖尿病防治知识讲座和义诊,讲座内容包括糖尿病的危害,锻炼、营养、休息和睡眠、定期体检及吸烟、饮酒等对血糖的影响。重点针对"满不在乎(角色缺失)""逃避现实(侥幸心理)""怀疑和否认""焦虑恐惧(角色强化)""愤怒和抑郁(无助)"等几种糖尿病前期人群常见的心理问题,讲解正确的应对方式,鼓励干预对象积极主动地参与到糖尿病前期人群健康管理和干预活动中来。

(2) 媒体宣传:以全民健康生活方式日(月)、全民营养周及联合国糖尿病日等主题宣传日为契机,以传统媒体和新媒体为抓手,积极开展全民健康生活方式暨"三减三健"(减盐、减油、减糖,健康口腔、健康体重、健康骨骼)相关内容的媒体宣传。2021—2022年相继在《健康相城》上发布《全民营养周 教你如何营养干饭》《三减三健之三减——减盐、减油、减糖核心信息,请查收! 》《高血压患者需要控糖吗》等15篇作品,通过微信推送原创短视频的形式,广泛传播糖尿病防治和自我管理技能相关知识,营造全社会共同参与慢性病防控的良好氛围。

(3) 招募和培养健康生活方式指导员:健康生活方式指导员是指掌握了较多健康生活方式知识和技能,能够承担起家庭和社区健康教育、健康生活指导作用的社区成员。

2年来,相城区6个项目点共招募和培养了90余名健康生活方式指导员,人员类别涉及各行各业。通过组织健康生活方式指导员进社区、进企业、进学校、进家庭、进医院等"五进"活动,进一步加强了健康生活方式理念和糖尿病防治知识传播和普及。

2. 组织糖尿病前期人群健康俱乐部活动,提高被管理对象自我管理知识和技能 2年间,相城区从筛查出的糖尿病前期人群中招募健康俱乐部成员,采取自愿参加的原则,共招募629人,组建了35个俱乐部。以合理饮食和科学运动为主题设计了6次活动,内容包括认识糖尿病、了解健康饮食、制订糖尿病前期人群食谱、糖尿病前期人群如何运动锻炼、学习血糖监测方法及分析结果等知识和技能。俱乐部还开展了350余次包含个性化风险管理的干预活动。

3. 提供个体化健康指导服务,逐步培养和提高糖尿病前期人群健康意识和健康行为能力

(1) 营养干预:探索设置并启用"健康教育厨房",为糖尿病前期人群量身定制健康餐。"健康教育厨房"团队由糖尿病专科医生、护士及一名厨师组成。活动中专业人员会反复强调烧菜方法的重要性,讲解不同的烹饪方式、烹饪过程中用油的技巧、烹饪时间长短等对血糖产生的影响。专科医生、护士会根据每位俱乐部成员的年龄、身高以及体型胖瘦情况计算出每日需要的总热量,制订出个性化的菜谱,均匀地分配到一日三餐中。"健康教育厨房"的专业人员通过精准计算每天进食的热量,严格把控好饮食的摄入量,帮助糖尿病前期人群控制血糖。

(2) 运动干预:每次俱乐部活动都安排八段锦和弹力带这两种有氧及抗阻运动练习。相城区特邀苏州大学运动人体科学的专业老师设计了一套能够调动身体不同部位、肌肉群参与的,包括伸展、环绕、负重等动作的弹力带健身操,并进行逐一动作讲解。参加俱乐部活动的成员都表示,很容易理解和操作。弹力带具有简便易行、以小力量进行多次数抗阻运动的优点,辅助健步走、慢跑、游泳、球类等有氧运动,能更好地助力糖尿病前期人群有效控制异常的血糖水平。

(3) 心理干预:继糖尿病防治知识讲座针对几种糖尿病前期人群常见的心理问题,讲解正确的应对方式后,针对存在不同程度精神、思维、情感、性格等方面的心理障碍和情志活动异常,如忧思过度、心烦不安、紧张恐惧、急躁易怒、悲伤易泣等的个体,由特邀的临床心理卫生专家一对一地通过心理健康支持、情绪管理支持和心理干预支持等几个方面进行全程、专业的心理疏导,使他们重视生活节律和睡眠质量,从而达到健康生活方式与行为的改变。

(4) 推广使用健康"小三件":健康"小三件"是指限盐勺、定量油壶和健康腰围尺。项目进行中,相城区在各项目点筛查出的糖尿病前期人群中大力推广使用健康"小三件",结合健康讲座、健康展览、健康体检等活动,累计发放健康"小三件"1 090 余套,通过疾控、基层医疗机构专业人士的指导和现场互动,帮助重点人群正确使用"小三件",有效提高家庭普及率。

4. 环境支持和社会团体及群众组织的推动作用,促进糖尿病前期人群健康意识和健康行为能力的提升

(1) 环境支持:世界卫生组织研究发现,个人行为与生活方式因素对健康的影响占到60%,环境因素对健康的影响占到 17%。健康支持性环境建设更是引导公众改变不良生活方式、预防慢性疾病的重要措施。截至 2022 年底,6 个项目点按照国家标准建成 3 个主题公园、40 条健身步道,总长 66.5 千米、面积约 13.3 万平方米(如表 1-2 所示),形成了社区"10 分钟体育健身圈"和健身路径器材全覆盖。

表 1-2　2022 年苏州市相城区各项目点健康主题公园、健身步道建设情况

序号	项目点	健身主题公园 / 个	数量 / 条	健身步道长度 /km	面积 /m²
1	太平街道	0	7	13.9	21 205
2	黄桥街道	0	6	16.8	71 950
3	黄埭镇	1	10	9.4	14 005.5
4	渭塘镇	1	8	11.8	5 680
5	阳澄湖镇	1	7	8.6	12 750
6	北桥街道	0	2	6	7 200
合计		3	40	66.5	132 790.5

（2）文体队伍建设和各种竞赛活动：项目进行中，共组建八段锦、太极拳、广场舞等 19 支群众性志愿健身活动团体，定期在社区文化广场开展相关的体育锻炼活动。并开展各类健身活动培训 12 次，极大地提高了健身队伍的专业性。2021—2023 年，相城区举办了两场"健身气功·八段锦"大赛，通过大赛，推广这一适合糖尿病前期人群的运动方式。

（3）设置自助式健康检测点：几年来，通过全民健康生活方式示范创建、健康支持性环境建设及慢性病综合防控示范区创建等多项政策措施的落实，一些便民卫生设施和服务也逐一落地。截至 2023 年 12 月，社区卫生服务中心和乡镇卫生院累计设置自助式健康检测点 29 个，极大地方便了社区居民进行血糖自我检测。

三、成效

2021 年和 2022 年，相城区分别对 301 名和 313 名糖尿病前期的社区居民进行了干预评估调查，发现以下几方面结果。

（一）糖尿病防治知识与技能明显提高

2021 年，糖尿病前期居民糖尿病防治知识与技能知晓率从干预前的 48.50%（146/301）上升至干预后的 73.75%（222/301）；2022 年，知晓率从干预前的 78.59%（246/313）上升至干预后的 99.36%（311/313）。

（二）高膳食纤维食用情况明显改善

2021 年，"每天吃"高膳食纤维的人群比例从干预前的 6.64%（20/301）上升至干预后的 8.97%（27/301）；"经常吃"的人群比例从干预前的 23.92%（72/301）上升至干预后的 35.22%（106/301）；"不吃或极少吃"的人群比例从干预前的 69.44%（209/301）下降至干预后的 55.81%（168/301）。2022 年，"每天吃"高膳食纤维的人群比例从干预前的 7.99%（25/313）上升至干预后的 8.63%（27/313）；"经常吃"的人群比例从干预前的 61.02%（191/313）上升至干预后的 78.59%（246/313）；"不吃或极少吃"的人群比例从干预前的 30.99%（97/313）下降至干预后的 12.78%（40/313）。

（三）社区居民参与有氧运动的热情更加高涨

2021 年，"做有氧运动"的人群从干预前的 49.83%（150/301）上升至干预后的 71.43%（215/301），"不做有氧运动"的人群比例从干预前的 50.17%（151/301）下降至干预后的 28.57%（86/301）；2022 年，"做有氧运动"的人群从干预前的 46.65%（146/313）上升至干预后的 69.33%（217/313），"不做有氧运动"的人群比例从干预前的 53.35%（167/313）下降至干预后的 30.67%（96/313）。

四、思考与建议

1. 推动数字化技术在糖尿病前期人群早期识别和健康管理中的应用 紧紧依托苏州市相城区社区卫生服务信息系统，加强个人健康档案与健康体检信息利用，发现糖尿病前期人群，及时登记并纳入健康管理。落实并开展糖尿病"基层首诊、双向转诊、急慢分治、上下联动"的分级诊疗制度，利用区域卫生信息平台，实现医疗卫生机构间互联互通、信息共享，对糖尿病进行全程网络健康管理。做强"互联网＋健康医疗"服务，完善基于医院信息系统（hospital information system，HIS）的慢性病监测报告网络，将自助检测结果及时推送至社区卫生服务信息平台，方便对糖尿病前期人群进行健康管理。鼓励应用移动 APP 家庭医生管理平台，为糖尿病前期人群提供更好、更便捷的服务。

2. 设立区级糖尿病高危人群筛查干预中心及乡镇／街道工作站 针对我国成人糖尿病患病率和糖尿病前期人群比例逐年上升的情况，亟须加强对糖尿病的预防、筛查、诊疗及规范化管理。设立区级糖尿病高危人群筛查干预中心及乡镇／街道工作站，有效调动各级医疗卫生机构的专业技术力量，形成覆盖全区的专病防控联盟，做实糖尿病高危人群筛查和管理，更好地将慢性病三级预防的理念落实到实际工作中。

3. 做实做强基本公共卫生服务项目，适时扩大服务范围，提高公共卫生干预能力 糖尿病前期人群防控工作尚处于薄弱环节。适当增加基层医疗卫生机构政策支持，加强专业化、规范化基层医疗卫生人员队伍建设，切实落实多劳多得、优绩优酬的激励制度，更好地调动基层医务人员爱岗敬业、努力工作的积极性。扎实履行医防融合服务，充分利用家庭医生签约等服务手段，切实落实"预防为主"的医疗卫生工作方针，增强人民群众获得感。

（段蔚宇　吴向青　张群　贾小晴　张萌）

基于全人群的糖尿病发病监测体系构建

浙江省疾病预防控制中心

一、背景

慢性病发病监测工作可以系统、持续地分析慢性病发病相关的流行病学特征及疾病负担趋势,并为医疗政策规划和实施提供决策辅助。目前,我国糖尿病监测较多通过开展流行病学调查获得糖尿病患病率数据,基于人群的糖尿病发病监测较为缺乏。

为推进浙江省慢性病发病监测工作的开展,2001年,在浙江省卫生健康委的大力支持下,浙江省疾控中心研究设计了浙江省公共卫生监测样本地区,在兼顾地理分布的均衡性、工作开展可行性的基础上构建了以30个县(市、区)组成的公共卫生监测区(简称"卫生监测区")。自2002年起,浙江省在卫生监测区陆续开展出生、死亡、主要慢性非传染性疾病、成人/青少年行为危险因素、居民营养和健康状态的监测工作。同年,在浙江省30个监测区的126个街道/乡镇356万人口中开展糖尿病发病监测的探索。为提高监测时效性,2008年在信息化公司的技术支持下,浙江省疾控中心完成了浙江省慢性病监测网络直报系统的研发,并于2009年1月1日在全省启用,执行死因、慢性病、医院伤害网络直报,糖尿病发病监测也随之覆盖浙江省全区域全人群。

二、主要做法

(一)分阶段完善监测程序,推动监测模式规范有序

2001年,浙江省卫生健康委(原浙江省卫生厅)组织编制了《浙江省卫生监测区统计工作手册》,在慢性病发病监测程序中纳入糖尿病发病监测内容,从监测对象、监测范围、具体疾病类型到数据来源、采集方式、报告时限、质控要求、统计指标体系等各方面给予明确的界定。随着监测工作不断进步,分别于2004年、2009年、2015年对慢性病发病监测程序进行修订,糖尿

病发病监测程序也随之更新。2015年慢性病监测程序修订为《浙江省慢性病监测统计工作手册(第四版)》,糖尿病发病监测程序也随之更新为糖尿病登记报告管理工作规范,进一步明确卫生行政部门、省市县三级疾控中心、各级医疗机构的职责和任务;并撰写了供二级以上医疗机构、基层医疗机构的临床医生、防保医师以及疾病预防控制机构慢病监测业务人员使用的系列指导手册,均包含糖尿病发病监测相关内容,标志着浙江省糖尿病发病监测工作进入规范化阶段。

（二）分年度印发任务书,实现部门履职扎实高效

每年年初根据工作任务,按照疾控中心与各级医疗机构的各自职责,制定年度公共卫生任务书(疾控版与医疗机构版)与计划任务书,明确省、市、县三级疾控中心、各级医疗机构年度任务与考核指标,由浙江省卫生健康委下发给各市、县卫生健康委落实执行,年底据此开展监测工作评估与考核,确保每年监测工作稳步落实与扎实推进。

（三）分环节健全质控体系,确保监测质量稳步提升

为保证监测工作的有效运行,建立工作例会与人员培训、疑难个案核查、数据报告与审核反馈、现场督导与专项评估、数据验收与工作考核、信息安全管理和数据使用管理等日常监测管理制度。遵循浙江省慢性病综合监测系统构建的质量控制体系,糖尿病发病监测质量控制贯穿监测全过程各环节,重点介绍以下三方面。

1. **定期召开工作例会与组织人员培训**　自2001年浙江省卫生监测区启动以来,省、市、县疾控中心每年开展1次监测培训与工作会议,同时开展省级与国家级监测相关继续教育培训班,累计培训糖尿病发病监测业务人员上万人次。

2. **建立数据报告与审核反馈机制**　从2002年监测初期的纸质报卡,经由网络直报、HIS对接、地区区域平台交换等多途径报告到目前全省各市全面实现区域平台数据交换的报告模式,糖尿病发病报告质量与报告效率实现了质的飞跃。随着报告模式的改变,数据审核反馈制度也随之改善。目前实行医院、县、市、省疾病预防控制中心(Center for Disease Control and Prevention,CDC)四级个案审核制度,省级按季、市县级按月开展质量反馈,并以书面形式报送卫生行政部门及反馈至辖区疾病预防控制中心或医疗机构。

3. **定期开展现场督导与专项评估**　自2002年起,各级疾控中心每年对所辖疾控中心及医疗机构开展现场质量控制与督导至少1次,发现问题及时反馈与整改落实。

专项评估包括漏报调查与监测质量评估。自2002年起,组织县疾控中心每年开展2次医院漏报调查;每3年组织开展1次居民漏报专题调查,并于2016年起开展浙江省慢性病报告质量评估工作,通过采集县级以上医疗机构慢性病病案信息,与浙江省慢性病监测信息管理系统中登记的相关病例信息进行核对,评估各医疗机构的慢病监测质量;通过电话或入户等调查方式,核对每类慢性病病例的初随访信息,评估基层医疗机构初随访工作质量。

(四)信息化助力,进一步提升监测工作效率与数据质量

充分利用信息技术,于 2008 年在全国率先建立集生命登记、慢性病病例报告与社区慢性病随访管理等功能于一体的省、市、县三级监测信息管理平台,极大提升了慢性病报告速度和报告质量;制定《浙江省医院慢性病网络报告应用标准》《浙江省区域卫生信息平台慢性病监测管理模块功能规范》等技术规范文件,为 HIS 对接、区域平台数据交换提供技术支持。目前省级平台已实现与全省 11 个市区域平台的数据交换,实现包含糖尿病在内的 4 种慢性病等监测数据的互联互通,开创慢性病报告的新模式。

三、成效

(一)产出了规范化的糖尿病监测工作程序、质控体系和信息化建设标准等关键技术

浙江省糖尿病发病监测工作历经 20 余年,形成了糖尿病发病数据收集、管理、质控、分析、解释和反馈的全流程标准工作程序及糖尿病发病监测全过程质量控制体系,为慢性病发病监测信息化管理平台和区域平台中糖尿病发病监测内容的建设提供标准。

(二)构建了浙江省高质量的糖尿病发病数据库,掌握了浙江省糖尿病发病分布特征和发展趋势,助力健康浙江建设

20 余年的实践,浙江省监测系统收集了糖尿病发病个案超过 388 万例。糖尿病发病相关指标纳入健康浙江建设指标体系,为不同时期居民健康水平、健康政策效果等评价提供数据支持。

(三)基于糖尿病监测数据,开展了多项糖尿病相关研究

基于糖尿病发病监测数据,已开展的研究包括浙江省 1 型、2 型糖尿病及妊娠糖尿病流行病学,浙江省青少年糖尿病流行病学研究,糖尿病发病与经济、环境等影响因素间的关联研究,以及糖尿病、心脑血管病、恶性肿瘤等疾病间的关联研究,发表相关论文 20 余篇,其中 SCI 收录 10 余篇,为糖尿病预防控制提供循证决策依据。

四、复制推广情况

(一)从"点"到"面",监测关键技术完成全省复制与推广

浙江省糖尿病发病监测从 30 个监测区的 126 个街道/乡镇 356 万人口到 30 个监测区全部街道/乡镇 1 600 万人口全覆盖,最终到全省全区域全人群覆盖,监测关键技术在全省得到复制与推广。浙江省糖尿病监测工作形成的标准程序、质控体系以及信息化建设标准等关键技术,推动了全省糖尿病发病监测的发展和信息化管理水平的提升,实现了省市县区域医疗卫生信息的协同整合。

（二）从省内到省外，监测关键技术实现部分省际间的复制与推广，并在国家重点慢性病监测系统建设中得到应用

糖尿病等慢性病综合监测系统为全国各省市慢病监测信息化建设提供关键技术和"浙江样板"，已应用于国家重点慢性病监测系统建设以及国内部分省市的慢性病监测系统建设中。

（三）从项目到科研，监测关键技术得到提升和推广

在监测工作开展 20 周年之际，总结浙江省糖尿病等慢性病综合监测项目工作经验，撰写《浙江省慢性病综合监测系统的构建及应用》一文在《中华流行病学》杂志发表，提炼的科技成果荣获浙江省科技进步二等奖。

五、经验和建议

（一）行政支持、领导重视是糖尿病发病监测工作良好开展的重要保障

浙江省卫生监测区建设初期，浙江省卫生健康委下发一系列相关文件，并为 30 个监测区疾病预防控制中心配备计算机与启动经费，推动糖尿病发病监测工作的顺利开展。2009 年起，每年将慢性病监测工作作为常规且重要的工作纳入各市、县公共卫生任务书作为考核依据。政策上的充分支持，为浙江省包含糖尿病在内的慢性病监测工作的启动与开展提供了有力的政策依据和重要保障。

（二）监测队伍稳定、四级网络健全是糖尿病发病监测工作持续开展的重要基础

监测质量是监测工作的"生命"，真实、准确地收集、审核与分析反馈监测数据，需要一支具备扎实基础理论和专业知识，能熟练准确开展慢性病报告、质量控制、数据统计分析并快速发现监测问题的专业队伍。另外，糖尿病等慢性病监测数量庞大，监测环节众多，健全的四级网络确保监测全过程各环节有专人负责与管理。因此，确保监测队伍的稳定、四级网络健全是慢性病发病监测工作持续开展的重要基础。

（三）监测理念先进、信息技术发展是糖尿病发病监测工作提质增效的重要手段

随着信息化技术的不断发展，为持续探索慢性病监测的新技术和新方法提出了更高的要求。利用区域卫生信息、全民健康保障信息化等平台，进一步优化工作流程，建立以"人"为本，多病共同全周期监测，建立疾病发病、患病、死亡及危险因素监测全链条信息收集模式，通过智能化软件运算分析与分类预警评估，可实现疾病全生命全周期的监测与管理。

（龚巍巍　胡如英　潘劲　关云琦　李娜）

"三免服务"暖民心，"三高共管"护健康

衢州市疾病预防控制中心

一、背景

随着人口老龄化加剧、经济社会的发展和人民生活水平的提高,心脑血管疾病负担逐年提高。心脑血管疾病具有高患病率、高致残率、高复发率和高死亡率的特点,带来了沉重的社会及经济负担。高血压、糖尿病和血脂异常是心脑血管疾病重要且可改变的危险因素,对血压、血糖、血脂开展"三高共管"不仅能够预防心脑血管疾病的发生,而且能够和药物治疗协同发挥作用,预防心脑血管疾病的复发。自2006年开始,衢州市依托基本公共卫生服务项目,开展糖尿病社区健康管理,取得了一定的成效,但也遇到一些瓶颈问题:一是糖尿病患者需要长期服药,对老年患者而言,高血压、糖尿病、血脂异常等慢性病往往多病共患,是一笔不小的负担。部分患者觉得社区糖尿病随访,只是来"看了看""说了说""量了量",是"花架子",迫切希望能免费服药。二是仅关注了血糖、血压问题,对老年人体检等途径发现的大量血脂异常人群未开展干预、指导。因此,衢州市于2021年启动了65周岁及以上糖尿病患者门诊免费用药,开展"血压、血糖、血脂"多病共管,成为浙江省首个在全市范围内统一实施糖尿病免费用药的地级市。

二、主要做法

(一)部门协作,助推项目落实

通过实地调研、专家评议、广泛征求医保、财政、卫生等相关部门意见和建议,衢州市疾控中心从血糖、血压、血脂"三高共管"出发,召开临床专家评估会,拟定"三高共管"健康管理路径及免费服药目录,形成项目方案。最终由衢州市卫生健康委、衢州市财政局、衢州市医疗保障局三部门联合发文,明确免费药物的供应对象、提供服务单位、免费用药目录、采购及发放

程序。通过政协委员提案，人大代表票选，该项目成功入选衢州市政府2021年民生实事项目，自上而下全面推进项目的实施。

（二）数据赋能，构建服务平台

一方面，通过改造区域医院信息系统（hospital information system，HIS）门诊医生站系统和衢州市医保系统，融合患者医保卡信息、家庭医生签约信息、慢性病专项档案信息，自动识别免费用药对象，标记免费药物和免费检测项目，借助医保信息平台实现"药品发放—医保报销—资金结算"线上数据实时同步，居民根据自身情况自主选择常住地签约机构和家庭签约医生，打造30分钟免费取药健康幸福圈，市域内异地开药、取药，实现"最多跑一次""零负担"。为部分偏远山区、行动不便的患者提供送药上门服务。另一方面，结合慢性病一体化门诊建设和家庭医生签约服务，通过"医疗＋公卫"数据汇集、融合，将"诊前服务、诊中服务、诊后管理"三个服务环节融入全科门诊慢性病诊疗流程中，引导高血压、糖尿病和血脂异常患者在基层就诊和健康管理，形成医防融合、连续协同和科学有序的分级诊疗格局。

（三）畅通渠道，规范资金管理

项目纳入医保一站式结算。卫健、医保、财政等部门加强沟通协调，由市医保局配合市县两级卫健部门做好年度项目预算编制及申报，市卫生健康委汇总全市经费后统一划拨至市医保局医保结算资金池，借助医保信息平台，成功实现"一站式"支付，"月度拨付""年度清算""多退少补"，确保项目资金预算到位、快速拨付、快速流转、及时高效，保证项目正常运行。2022年，除医保报销外，财政支出共3 307.38万元，用于65周岁及以上高血压、糖尿病患者免费服药。2023年3 300余万元糖尿病、高血压患者免费服药专项资金预算已于1月底前由衢州市财政拨付至市医保基金。

（四）三免服务，三高共管护健康

在原基本公共卫生服务项目基础上做加法。对符合条件的2型糖尿病患者，开展三免服务，即免费用药、免费体检与随访增检、免除一般诊疗费。

1. 免费用药　综合考虑药物安全性、治疗有效性、剂型、价格、供应等因素，市卫生健康委组织高血压、糖尿病专家组确定免费药物目录。免费药物目录原则上为医保目录内的国产药品，同类药品优先使用"4+7带量采购"品种。根据临床需要，由市卫生健康委组织高血压、糖尿病专家组对免费药物目录进行调整、优化。由全市乡镇卫生院（社区卫生服务中心）、乡村一体化管理的村卫生室（社区卫生服务站）为符合条件的糖尿病患者提供免费用药服务，具体包括：6种降糖药、10种降压药、3种他汀类调脂药、阿司匹林肠溶片。从降压、降糖、调脂三方面着手，综合降低心脑血管发病风险。具体流程见图1-4。

2. 免费体检与随访增检　每年为65周岁及以上患者开展免费的年度体检，包括血常规、尿常规、肝功能、肾功能、血脂、血糖、尿酸、甲胎蛋白（AFP）、B超、心电图（ECG）等。在浙江省基本公共卫生服务项目工作的基础上做"加法"，提高血糖免费检测频率，至少一月1次，增加

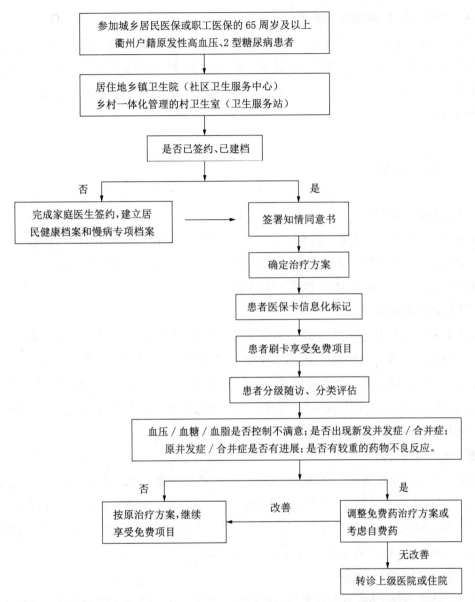

图 1-4　衢州市 65 周岁以上原发性高血压、2 型糖尿病患者免费用药流程图

一年 2 次的糖化血红蛋白和一年 1 次的尿微量白蛋白的免费检测；如糖尿病患者伴有血脂异常，试点县增加血脂随访套餐，包含免费的他汀类药物及血脂、肝功能、肌酸激酶检测；如糖尿病患者伴有高血压，同时纳入高血压患者健康管理，并提供免费的降压药物。所有糖尿病患者均按规范开展分级管理、随访评估，及时掌握病情动态、药物副作用、并发症发生情况等，必要时协助患者转诊到上级医疗机构。

3. **免除一般诊疗费**　免除一年 12 次的一般诊疗费（原则上一个月一次）及起付线内的个人支出部分，减轻患者负担。

（五）广泛宣传，提高项目影响力

以电视播报、悬挂横幅、张贴海报、LED播报、村镇广播、巡回义诊、乡镇医生入户走访等多种方式宣传免费用药政策，使老年慢病患者主动到辖区卫生院咨询及签约。签约家庭医生定期开展入户走访、体检，为老年慢病患者充分解读免费用药政策，普及高血压、糖尿病规范管理及服药知识。

三、工作成效

（一）更多患者受益

随着项目的实施，越来越多的65周岁及以上糖尿病患者享受到了"三免服务"。2021—2023年，65周岁及以上糖尿病免费用药人数分别达32 763人、35 044人和40 341人，免费用药比例从73.23%上升到85.41%，提高了12.18%。

（二）医患互动更密切

免费服药项目的实施，不但为患者省下药费，也加强了家庭医生和患者的联系，一些原本不愿签约的老年患者主动到辖区卫生院（社区卫生服务中心）开展家庭医生签约。与项目实施前相比，全市65周岁及以上老年人家庭医生签约率从2020年的86.52%上升到2023年的94.68%，提升了8.16%。其中，高血压、糖尿病患者家庭医生签约率均达到98%，基层医疗机构就诊率与项目实施前相比上升了约5%。

（三）健康管理显效

在家庭医生定期开展入户走访、体检的基础上，积极为患者普及高血压、糖尿病健康管理知识，吸引了更多的高血压、糖尿病患者参加社区健康管理。政策实施以来，全市管理高血压患者新增约4.29万人，65周岁及以上高血压控制率从66.87%上升到72.34%；管理糖尿病患者新增约1.78万人，血糖控制率从59.89%上升到64.27%。

（四）患者获得感大幅提升

免费用药政策的实施，平均每年为全市糖尿病及高血压患者减少费用超过3 000万元，极大减轻了老年患者的经费负担。同时，为更好地服务患者，让患者少跑腿，衢州市积极打造30分钟免费取药健康幸福圈，大大提升了患者成就感和满足感。患者对基层医疗服务的满意度，也较政策实施前提高了9.0%。

四、思考与展望

（一）医防融合，优化诊疗和健康管理路径

加快补齐基层全科医生人才不足短板，推进以全科医生为重点的基层医疗卫生人才队伍

建设;以《国家基本公共卫生服务规范》《国家基层高血压防治管理指南》《国家基层高血压防治管理指南》为基础,积极开展智慧健康服务站建设,借助辅助决策与管理路径,提升基层诊疗水平,做优、做实"糖尿病免费服药""三高共管"项目。

(二) 完善服务,深化分级诊疗改革

把"糖尿病免费服药""三高共管"等基本医疗卫生作为公共产品向全民提供,更加注重改革的系统性、整体性和协同性,综合运用医疗、医保、价格、宣传等手段,建立"小病在社区、大病进医院、康复回社区"的新型诊疗模式,提高门诊随访的比例,当好群众健康"守门人"。

(三) 评估优化,打造"三免服务"升级版

加快一体化门诊乡镇卫生院的覆盖速度,进一步优化信息管理系统,开发糖尿病管理数字治理平台,推进医疗、体检、签约、转诊、监测、评估全流程管理。根据项目运行情况,适当调整或增加免费服药目录和免费检测项目,并将项目从基层医疗机构逐步推广至二级及以上医疗服务机构。

(甘志娟)

免费用药，推进糖尿病患者健康管理

仙桃市疾病预防控制中心

一、背景

"没有全民健康，就没有全面小康"。糖尿病等慢性病是当前居民健康的主要问题。仙桃市2016年慢性病及其危险因素现况调查结果表明，全市18岁以上常住居民糖尿病知晓率为57%、治疗率为54%和控制率为38%。2018年度全市基本公共卫生服务项目统计数据表明，糖尿病患者规范管理率为41.4%。可见糖尿病患者血糖控制率和规范管理率都非常低，防治效果不容乐观。

为扎实构建政府民心工程和惠民政策，切实增进人民健康和民生福祉，有效提高高血压和糖尿病（以下简称"两病"）患者健康管理水平，仙桃市人民政府于2019年元月将"为全市规范化管理的高血压和2型糖尿病患者实施免费用药"纳入了市政府2019年"十件实事"，全面开启了高血压和2型糖尿病患者免费服用基本药物工作。

二、主要做法

（一）政策保障

2019年元月，"为全市规范化管理的高血压和2型糖尿病患者实施免费用药"被列入仙桃市人民政府2019年度"十件实事"，具体内容为"将全市规范化管理的高血压和2型糖尿病患者基本药物纳入医保报销范围内，由医保当年基金报销50%后，余下部分从医保基金历年滚存结余资金中解决"。6月18日市卫生健康委、市财政局、市医疗保障局联合制定了《仙桃市高血压和糖尿病患者免费服用基本药物实施方案》，确定免费用药对象和免费药品。6月下旬，市疾控中心指导全市开展免费用药对象摸底、药物适用性评定，并申请免费药物公开招标采购；市卫生健康委组织制作免费用药信息管理系统（搭建在全市金山云基本诊疗HIS中）。8

月 15 日市卫生健康委组织市疾控中心与免费药品中标厂家签订"药品采购合同",并于 2019 年 8 月底前完成首批免费药品分发计划。至此,全市高血压和糖尿病患者免费服用基本药物工作正式启动。

(二) 建立完善的实施机制

为保证项目工作的规范有序实施,市卫生健康委、市疾控中心强化了项目管理工作。一是先后印发了《关于进一步做好高血压和糖尿病患者免费服用基本药物工作的通知》(仙卫发〔2019〕42 号)《关于提前做好高血压和糖尿病患者免费用药对象评定准备工作的通知》(市疾控 2019 年 6 月 13 日便函)《关于进一步做好高血压和糖尿病患者免费用药准备工作的通知》(仙疾控〔2019〕33 号)等规范性文件,并于 8 月份召开了项目工作启动会,明确了工作要求和考核标准,层层签订了责任状;二是研发了免费用药信息管理系统(后整合到金山云基本诊疗系统中),保障了免费用药相关数据的及时性和准确性,也减轻了基层医务人员的统计报送工作量;三是制定科学的实施方案,市卫生健康委、市财政局、市医疗保障局报请市政府同意,联合制定了《仙桃市高血压和糖尿病患者免费服用基本药物实施方案》(仙卫文〔2019〕50 号),明确了免费用药对象、药品采购、配送及发放流程、工作职责和任务、工作纪律和要求等;四是于每季度开展一次项目实施情况督导检查,有力地促进了免费用药项目的顺利进行;五是广泛开展宣传教育和舆论引导,进一步促进了高血压和糖尿病患者的规范管理。

(三) 规范药品招标采购,保障药品配送发放

在市卫生健康委和"仙桃市高血压和糖尿病患者免费用药项目药品采购领导小组"的组织下,市疾控中心委托第三方招标代理公司实行公开招标采购。通过规范招标采购程序招标两家价格最低厂家。

配送药品的数量原则上按照合同约定的总量及每月配送量执行,同时根据基层使用情况适时进行合理调配。各镇卫生院或社区卫生服务中心根据辖区内免费用药对象数将免费药物分发至各村卫生室或社区卫生服务站,乡村或社区医生通过日常随访并根据患者病情需要将免费基本药物发放到患者手中。具体发放流程为:符合领取条件的患者填写免费用药申请表→镇卫生院或社区卫生服务中心组织基层责任医生团队进行评定→基层医生根据评定结果开具指定品规的免费药物处方→患者持处方到药房取药→药房发药并将处方归档和录入信息系统。

(四) 建立激励机制

市卫生健康委将"高血压和糖尿病患者免费服用基本药物"工作列入各基层医疗卫生单位年度目标责任考核内容和基本公共卫生服务慢性病患者健康管理考核评价体系,出台专项通知和考核标准,与项目督导考核及年度目标考核同步开展,考核结果与各单位年度绩效评等和基本公共卫生服务项目经费挂钩,严格考核结账。

三、实施效果

（一）建立有效的糖尿病患者健康管理运行机制

通过免费用药项目的实施,仙桃市有效建立起"科学评估患者疾病水平和药物适用性、免费发放基本药物并进行健康指导、定期随访观察效果并补发免费药物"的糖尿病患者健康管理良性运行机制,使得广大糖尿病患者的治疗规范性和服药依从性得到有效的提高。

（二）提高管理对象满意度

通过全市基本公共卫生服务慢性病患者健康管理季度督导数据了解到,自实施免费用药项目以来,仙桃市糖尿病患者对国家基本公共卫生服务糖尿病患者健康管理工作和免费发放基本药物工作均非常满意,管理对象满意度基本达到100%。

（三）血糖控制水平有效提高

项目实施前,仙桃市当季随访糖尿病患者23 199人,血糖控制达标19 393人,血糖控制率为83.6%;项目实施1年后,累计随访糖尿病患者增加至25 132人,血糖控制达标人数增加至23 534人,血糖控制率提高到93.6%。

四、思考与建议

1. **加强宣传引导** 积极加强"两病"患者门诊用药保障政策及规范用药知识的强化宣传,正确引导广大"两病"患者规范用药,进一步提高其药物治疗的规范性和依从性。对各种原因不能及时用药的患者,及时上门宣传规范治疗,更加有效地控制患者的血压、血糖,切实加强患者健康管理,有效保障患者身体健康。

2. **加强项目管理** 切实强化镇村两级国家基本公共卫生服务项目慢性病患者健康管理工作,特别是患者定期随访、体检和规范用药的培训、督导和考核管理,确保将政府相关惠民政策落实到位。

3. **加强用药保障** 及时研究调整高血压和糖尿病患者门诊用药保障待遇,在保障其作为普通居民享受"居民医保门诊统筹每人每年500元"的基础上,额外享受两病患者门诊用药保障,切实提高保障待遇。在此基础上,积极探索两病患者门诊用药保障既定额度内两病药品免费发放政策,即两病患者可到基层医疗卫生机构免费领取相关治疗药品,切实增强两病患者的获得感和服药依从性。

（陈羽明　胡红灿　赵淑军）

细化医防融合模式，深入推进
糖尿病综合防控

东台市疾病预防控制中心

一、背景

随着城市经济发展水平不断提升，居民生活水平提高和生活方式改变，糖尿病已成为影响居民健康的主要慢性病之一。东台市 2018 年慢性病及其危险因素监测结果显示，18 岁及以上人群糖尿病患病率为 13%，知晓率为 61.2%，控制率为 29.7%。至 2022 年末，东台市糖尿病患者估计数约 10 万人，纳入基本公共卫生服务管理 3.7 万余人，约占 40%。近年来，东台市细化医防融合模式，以加强医、护、防、患的培训科教为抓手，从单一糖尿病"健康面对面"到"高糖关怀行动"，再到"高血压糖尿病靶器官损害筛查行动"，通过市、镇、村三级联动，不断深化糖尿病患者的综合防控管理。

二、主要做法

(一) 以"免费查"推动服务对象更加精准

2020 年东台市政府投入 9 000 万，实施全民健康体检，统一项目、统一标准、统一推进，重点筛查高血压、糖尿病等慢性病。在此基础上，再增加投入 1 000 万，进一步拓展高血压、糖尿病管理基本公共卫生服务项目，免费为高血压患者增加心电图检查，为糖尿病患者增加血脂、糖化血红蛋白快速检测和眼底检查。通过免费项目的实施，从管理对象中，精准筛查出既往血糖控制不满意的对象、出现并发症的糖尿病患者，重点对此类"高危对象"进行后续跟踪服务。"免费查"有效撬动两病管理做深做细，一方面，增加管理对象的依从性和精准诊疗的规范性；另一方面，推动既往高血压、糖尿病单线随访管理转变为系统综合服务。

(二) 以"专家治"有效推动优质资源配置

长期以来，市级综合医院高血压、糖尿病专家门诊一号难求、人满为患，而镇卫生院门庭冷落、难以吸附患者到基层首诊。究其原因,是群众就医需求不断提升,对健康服务的要求,特别是对专家诊疗的需求越来越高。因此,市疾控中心牵头开展"高糖关怀行动",着力优化"专家治",以镇区为单位,对在"免费查"中发现的"高危对象"疑难杂症,统一时间、统一地点、统一集中,组织市级专家"到村面对面服务",真正让优质资源下沉到镇村一线。具体做法主要是,突出一个"百",做到一个"千",保证一个"万",即组织市级专家下基层 100 人次以上,镇级专家下村服务 1 000 次以上,服务慢性病患者 30 000 人次以上。行动启动以来,市级专家下基层 246 人次,实现区域全覆盖,服务居民 13 403 人次,患者 4 299 人次;镇级专家下村 1 200 人次,村居实现全覆盖,服务患者 28 221 人次。

（三）以"硬件强"推动防治体系更加完善

全面加强服务阵地建设,构建统一协调、分工协作、各司其职的综合防治四级体系。龙头医院层面,市人民医院建成代谢病管理中心、高血压诊疗中心等"五大慢病中心",市中医院建成代谢病管理中心、治未病中心,负责全市糖尿病、高血压的规范诊疗、技术指导、人员培训等;区域中心层面,6 个区域中心建成慢性病综合防控中心,设立基层卫生人员实训基地,负责区域内的诊疗服务、带教实训等,在对基层人员的培训中,把糖尿病、高血压的诊治和管理作为必培必训项目,带动区域水平不断上升;镇卫生院层面,19 个镇卫生院建成慢性病综合防控门诊,负责辖区内糖尿病、高血压患者的一般诊疗、跟踪随访、监测评估等;村卫生室层面,设立健康自助检测点,组建糖尿病、高血压自我健康管理小组 333 个,每月开展活动,互相促进、共同提高。

（四）以"信息化"推动随访服务更趋同质

为积极推进"互联网 + 医疗健康",市人民医院建成远程会诊中心、心电中心、检验中心,实现市、镇、村全覆盖。①远程会诊中心:上接省内外三甲医院、下联所有村卫生室,慢性病患者家门口就可与市人民医院专家"面对面",足不出户享受市级专家服务。②检验中心:慢性病患者在村采血,物流公司运送标本,中心进行检测,报告在村打印,质量同质化,有效弥补部分单位糖化血红蛋白、电解质等检查项目的"空白点"。③心电中心:慢性病患者在村检查心电图,实时上传,中心诊断,报告实时反馈到村。三个中心的投入运行,不仅将三级医院送到百姓"家门口",而且进一步降低慢性病患者看病就医带来的交通费、食宿费、误工费等经济负担。

（五）以"各类比赛"推动基层能力更进一步

市疾控中心组织高血压糖尿病患者的直接管理人员(临床医生、护士、村医)进行多样化的比赛,提升治疗、护理及管理能力。

1. 举办糖尿病病例分享比赛　先期组织基层糖尿病医生参加 PPT 制作、演讲技巧、糖尿病诊治等系列培训,参赛选手通过演讲来分享自己治疗糖尿病的思路、方案、措施及治疗效果,系统提升了基层医疗卫生单位糖尿病专科医生的业务知识水平和技能,提升了基层医疗卫生机构慢性病诊疗规范化水平。

2. 开展糖尿病个体化教育指导比赛 邀请市内外糖尿病护理专家进行糖尿病饮食、运动、患者健康教育等培训,参赛选手从糖尿病治疗的饮食、运动、监测、药物、健康教育五个方面,就指定案例抽签进行一对一的个体化教育演练。通过比赛,参赛选手对糖尿病患者的个体化教育指导有了新的认知,专科护理能力有了一定提升。

3. 举办糖尿病管理明星竞赛 各社区组建一支参加竞赛的糖尿病管理团队,成员由镇卫生院慢病医生、糖尿病专科医生、糖尿病护士以及参赛村乡村医生组成,从基层医疗卫生信息系统中随机抽取各参赛村糖尿病患者。参赛团队通过开展健康教育、组织糖尿病人自我管理小组活动、加强糖尿病患者随访管理频次等多种形式,从饮食、运动、监测、药物、教育等多环节着手,提升糖尿病患者的依从性,提高糖尿病患者的血糖控制率,最后通过综合评比,选出先进团队授予"糖尿病管理明星"称号。

4. 评比优秀糖尿病自我管理小组 由各社区自行选取一个糖尿病患者自我管理小组,成员 10~30 人,慢病医生和乡村医生为指导医生,选一名有一定组织能力和文化水平的患者为组长,其他糖尿病患者为成员。组长负责召集活动,指导医生负责糖尿病防治相关基础知识的培训、基本技能指导和释疑解惑。每次活动均由患者对自己如何饮食、怎样运动、监测做法等系列控制血糖措施进行现身说法,以提升其他患者控制血糖的积极性和信心。年末通过综合考评确定"优秀糖尿病患者自我管理小组"。

(六)以"关口前移"推动糖尿病防控更显成效

市疾控中心牵头组织开展糖尿病高危人群俱乐部活动,通过前期空腹血糖及糖化检测,选择部分糖尿病高危人员组建俱乐部,以团体活动的形式进行干预以达到延缓糖尿病发病的效果。首批入选 319 人,按 10~20 人分组活动,活动前进行干预前问卷调查,了解俱乐部成员的基本体征、生活习惯以及糖尿病防治知识知晓情况,活动过程中首先邀请市级糖尿病专科护士进行饮食、运动、健康生活方式等方面进行互动式讲座,再针对成员具体情况有目的性地开展健康知识宣教、身体活动指导、支持性工具发放等,三个月干预结束后再进行问卷调查,共有 308 人完成全程干预。经前后问卷调查对比分析结果显示,干预人群的健康生活方式形成率、糖尿病防治核心知识知晓率均有显著提高。

三、主要成效

(一)慢性病患者管理效果明显提高

经过对参加高糖关怀行动的 4 299 名慢性病患者进行跟踪随访,其不良生活方式、体格检查指标和血压血糖控制情况均有明显好转。4 299 名慢性病患者参加体育锻炼比例上升138%;1 139 名吸烟者参加行动后戒烟 162 人,每日吸烟量下降 524 人;2 308 名糖尿病人参加行动后注意饮食控制者 1 911 人,较行动前增加 802 人,经常饮酒的 466 名糖尿病患者参加行动后戒酒或饮酒量下降者达 105 人；3 229 名高血压患者参加行动后注意减少盐摄入量 2 687 人，较活动前增加 828 人，1 513 名体重超重及肥胖的高血压患者体重下降者 337 人。

对 2 308 名糖尿病患者进行跟踪随访，血糖控制率达 52.99%，较行动前有明显提高；血糖未控制达标的 1 494 名糖尿病患者进行饮食控制等健康教育和或药物调整后，血糖控制率达 29.92%。对 3 229 名高血压患者进行跟踪随访，血压控制率达 48.78%，较行动前有明显提高；血压未控制达标的 2 166 名高血压患者进行药物调整或减盐等健康教育，随访血压控制率达 24.15%。

（二）上下联动转诊明显提高

进一步强化市、镇、村三方协作机制，引入疾控机构，形成"三位一体"模式，对需向上转诊的患者由管理的全科医生直接与市人民医院、中医院相应专家对接，建立绿色通道，转诊至"五大慢病中心"。病情好转的患者向下转诊至基层，由基层负责康复及平稳期的治疗，专家通过远程会诊、专家工作室等形式开展后期跟踪技术指导。2020 年东台市高血压、糖尿病患者转诊 213 人次。开展高糖关怀行动后，仅 2 季度慢性病患者转诊达 156 人次，对强化东台市慢性病患者健康管理、提升血压血糖控制水平和减少减轻并发症起到积极的作用。

（三）基层服务能力明显提高

市级专家直接带教基层高血压、糖尿病诊疗以及慢性病管理人员 114 人次，参与现场筛查活动基层医疗护理医技人员 708 人次，235 名基层医护人员聆听健康教育讲座，对基层医护人员慢性病防控技能与知识水平提升有明显作用。310 个村卫生室 702 名工作人员得到镇级专家指导，639 名镇村卫技人员参与现场筛查并聆听健康讲座。镇村两级医护防人员慢性病防控基础知识、基本技能、相关设备操作水平和规范化程度均得到明显提高。

四、经验启示

（一）经费保障是前提

行动实施以来，市财政投入 9 000 万元启动全民健康体检，重点初筛糖尿病、高血压等慢性病患者。随后，市财政又投入 1 000 万元，针对高血压、糖尿病开展专项行动，增加免费项目，采购 16 台眼底照相机等检查检验设备，建立高水平的糖尿病并发症筛查工作站，强有力地投入有效保障行动顺利实施。

（二）专家下沉是核心

按照"年计划、月安排、周落实、日调整"的总体原则，充分利用市人民医院、市中医院、市疾控中心慢性病防控专家休息时间，结合基层申报、农村作业特点等合理安排市级高糖关怀行动，确保专家下得去、群众参与得来。疾控中心在年初慢病工作会议上布置全年活动计划，按基层单位申报先后顺序确定每次周末活动现场；联合人民医院、中医院组建市级专家库，上月末安排下月参加活动专家排班表,合理搭配专家,在活动前三天联系确认,对专家有特殊情况不能参加的及时调整,保证每次活动至少有两名专家参与现场活动。镇级专家下村居,则结合签约服务成立高糖服务团队,利用下午门诊、住院相对空闲和休息时间,根据患者需要合理调配,做到有的放矢。

(三) 用活机制是关键

加大绩效考核力度,列出专项经费用于专家及团队成员的劳务补助。同时,设立专家团队指导奖和基层高糖优秀服务团队奖;各单位在日常管理中,明确要求将专家基层服务作为考核评优、职称晋升、提拔任用的条件,全面调动积极性。

(四) 形式多样性是动力

通过开展形式多样的比赛及各类评比,既提升了医务人员的技能水平,又可以增强荣誉感、获得感,最终形成糖尿病综合防控的新动力。

(丁海健　赵建华　郑小祥)

构建健康管理网格，打造糖尿病患者管理闭环

长兴县疾病预防控制中心

一、背景

长兴县位于浙江省北部，东临太湖，西邻安徽省广德市，北靠江苏省宜兴市，西南和东南连浙江省的安吉县、湖州市吴兴区。长兴县现有在管慢性病患者10万余人，其中糖尿病患者2万余人，慢性病死亡占总死亡的85%，导致的疾病负担占总疾病负担的70%，慢性病已经成为严重威胁长兴县人民身体健康的重要公共卫生问题。为提升糖尿病患者的生活质量，推进卫生健康事业高质量发展，2022年夹浦镇作为全县试点乡镇，由夹浦镇人民政府下发"夹浦镇网格化健康管理工作"的方案，通过实施糖尿病网格化健康管理，强化优质卫生健康资源下沉，推动健康关口前移，打通卫生健康服务"最后一百米"，全面提升2型糖尿病健康服务的广度和深度。

二、主要做法

（一）建立健康管理网格

由乡镇（街道）政府牵头，成立网格化健康管理团队，在城市社区以居民小区、楼栋等为基本单位，在农村以自然村落、村民小组或者一定数量住户为基本单元划分网格，依托基层治理网格，开展健康管理分片包干。每个团队设网格长、一级网格员、二级网格员、三级网格员，网格长由乡镇（街道）政府社会事务办工作人员、医共体集团分管领导、乡镇卫生院（社区卫生服务中心）班子成员担任，一级网格员由乡镇卫生院（社区卫生服务中心）中层干部担任，二级网格员由医共体集团总院专科医生、分院全科医生、社区护士等担任，三级网格员由村（居）委会干部、健康志愿者及服务站责任医生担任。

（二）多途径开展疾病筛查，摸清健康管理基数

制定辖区居民健康状况调查摸底工作方案，以居民电子健康档案为基础，通过大数据筛

查、集中面访、入户调查等多种形式,开展辖区居民健康状况调查,摸清管理基数。

1. 大数据筛查　通过信息化手段开展糖尿病患者与糖尿病高危人群筛查,及时将信息推送至责任医生,提高发现率和管理率。开展患者就医习惯大数据分析,引导患者科学合理就医。

2. 开展专科体检　结合参保城乡居民健康体检,对高危、中危糖尿病患者开展专科体检,进行并发症、靶器官损害筛查,提供"筛查后慢病专科化管理"服务。

3. 集中专科评估　以网格为单位,医共体总院专科医生下沉开展集中面访,综合评估辖区居民健康状况,制订个性化健康管理措施。

4. 上门入户调查　对行动不便、卧病在床的居民及低保、低边、孤寡、特困家庭进行入户调查。

5. 建立管理清单　利用健康指数(一种基于居民健康档案数据的指数模型,用于量化评估糖尿病患者的当前健康状况,健康指数取值区间为 0 到 1 000,分值较高者,糖尿病患者健康状况相对较好,分值较低者,糖尿病患者健康状况相对较差)大数据筛查和调查排摸情况,建立慢病人群、困难人群、体检异常人群、普通人群四张清单,做好分类动态管理。慢性病患者经综合评估后,按病种进行高危、中危、低危分级,纳入健康管理,为困难群体提供上门服务,为体检异常人群提供专科面访与评估服务并做好转诊,通过电话、微信等方式开展普通人群健康访视,确保健康服务覆盖到辖区每一位居民。

(三) 构建健康管理闭环

1. 深化慢性病医防融合内涵　根据基本公共卫生服务规范和"两慢病"临床防治指南,不断优化高血压、糖尿病标准化诊疗路径,围绕诊前、诊中、诊后就诊流程,深挖慢性病一体化门诊建设内涵,为有需求的慢性病患者提供便捷的一站式服务。选择有条件的社区卫生服务站建立慢病一体化服务延伸点,由心血管、内分泌、中医专家定期坐诊,开展并发症筛查、中医药诊疗康复等服务。每家乡镇卫生院(社区卫生服务中心)培养 1~2 名具备医、防、管能力的复合型骨干人才,推动医防融合服务能力提升。试点推行高血压、糖尿病、高血脂"三高"共管工作模式。

2. 加强全专联合病房建设　充分发挥县域医共体的制度优势,加强全专联合病房建设。通过优质资源下沉,提升基层医生临床诊疗能力和病房管理能力;逐步完善双向转诊运转机制,确保患者转得上、接得住,形成管理闭环。通过全专联合病房建设,不仅能带动成员单位能力提升,同时也能提高县级医院床位周转率,并且能降低糖尿病患者费用负担,增强患者获得感。

3. 做优家庭医生签约服务　围绕扩大服务供给、丰富服务内容、优化服务方式和完善保障机制,根据签约居民健康服务需求,在完善签约经费长效筹措和分配机制、全专融合团队建设、个性化签约服务、全科医生服务能力提升、家庭医生宣传等方面下功夫,不断提高家庭医生团队服务效率，为居民提供连续、协同、综合的健康服务，提升签约居民获得感、满意度。

4. 发挥信息化创新驱动作用　有效发挥居民健康档案在家庭医生签约服务和居民全流程健康管理中的基础性支撑作用，推进区域电子健康档案管理系统升级优化，实现与重点公共卫生业务系统的条块融合与信息共享。基于区域全民健康信息平台，联通医共体集团总院和分院信息系统，贯通健康指数、慢病一体化门诊、数字家医、双向转诊、移动医生、健康长兴等核心应用，充分利用 AI 辅助诊疗和随访、大数据服务等手段，打造网格化健康管理数字化应用，优化数智健康服务模式。持续推进电子健康档案向个人开放，推广老年慢病数字健康新服务，推进医防智能融合，打造慢病健康闭环管理智能服务新模式。

三、主要成效

2 型糖尿病患者网格化健康管理模式是一种从传统的以医院为中心的医疗模式向以基层社区为中心的医疗模式的转变，通过建立健康档案、制订个性化的健康管理计划、提供健康教育、开展专科体检、使用信息技术等手段，让患者可以得到更加全面和便捷的健康管理服务。

糖尿病网格化健康管理模式的实施对于提高患者生活质量、降低糖尿病发病率和死亡率、减轻医疗资源压力等方面都有明显的成效。一是提高了患者生活质量。糖尿病患者接受网格化健康管理后，其接受到的常规检查、药品配送、健康咨询等服务都更便捷和及时，这对于提高患者生活质量和提高其满意度有重要作用。二是减轻了医疗资源压力。糖尿病网格化健康管理模式将医疗服务从医院向社区转移，可以减轻医院的压力，缓解医疗资源不足的现象，优化医疗服务结构。三是降低了患者治疗成本。糖尿病网格化健康管理模式能够有效地减少患者就医次数和病情恶化所带来的治疗成本，对于缓解糖尿病治疗"贵、难、慢"的问题有一定的作用。通过试点乡镇实施网格化健康管理后，试点乡镇基层就诊率达 72.5%，较 2021年提高 1.5%，签约两慢病基层就诊率达 82.86%，网格化专科体检率达 38%，2 型糖尿病患者规范管理率达到了 70.54%，控制率达到了 60.81%，群众满意度持续提升。

目前，糖尿病患者网格化健康管理模式已经在长兴县试点乡镇得到了成功的推广和应用，2023 年，由长兴县人民政府下发方案，在全县推广开展糖尿病患者网格化健康管理，通过建设慢性病一体化门诊、推进家庭医生签约服务等措施，将基层医疗资源进行整合，建立普适模式，形成了完整的基层医疗服务体系。

四、复制推广情况

糖尿病患者的网格化健康管理是一种新型的医疗健康服务模式，通过将糖尿病患者纳入精细化、个性化的管理体系中，以实现对患者健康状态的全面监测和管理。从最初的试点夹浦镇到现在,糖尿病患者网格化健康管理模式已在长兴县多个乡镇和街道进行推广,逐步从试点阶段走向深入推广和实践阶段,覆盖范围和应用层面不断拓展。长兴县各乡镇和街道根据自身实际情况,结合辖区卫生资源和经济发展水平等各项因素,制定相应的实施计划和策略,全面提升糖尿病患者管理模式的科学性和有效性。

五、思考及建议

糖尿病网格化健康管理是在社区级别上实现糖尿病患者管理的一种有效方式,但是管理上也存在一些问题,例如对基层医疗机构的设备、人员以及技术水平要求较高,以下是对慢性病网格化健康管理的思考和建议。

1. **完善网格化健康管理网络**　针对社区内的糖尿病患者,建立网格化健康管理网络,将专业的医护人员资源进行整合,形成一个有机、高效的管理体系。

2. **提高基层医疗服务水平**　在社区卫生服务中心和社区执业医师法定职责范围内,应加强对其综合防治能力的培养,提高基层医疗服务水平,使基层医疗机构能够在社区内对慢性病进行基本的诊治和管理。

3. **制定糖尿病管理方案**　依据患者的具体情况,制定个性化的慢性病管理方案,包括饮食指导、运动推荐、药物治疗等,针对个体差异进行差异化的管理。

4. **强化糖尿病患者评估体系**　根据糖尿病患者的健康信息,定期进行健康评估,对糖尿病患者的健康状况进行科学评估和等级划分,发现潜在的健康问题和疾病风险,为决策者提供科学依据。

5. **加强信息化建设**　将患者基础信息、健康档案等纳入信息化管理系统,为医护人员提供在管理和服务过程中的支持,使医疗机构能够实现信息共享、远程会诊等一系列便捷的管理服务功能。

(李加宝)

加强医防融合，打造山区糖尿病
患者健康管理开化样板

衢州市开化县疾病预防控制中心

一、背景

开化县地处浙西山区，户籍人口 35.5 万人，常住人口 24.7 万人，村庄点多面散，基层医疗网底较为薄弱，医防融合不足。群众饮食具有多盐、多油等重口味特点，是高血压、糖尿病等疾病的高危因素；留守老人多，普遍存在健康观念落后、服药率低、用药不规范、家人关心关怀不够等问题，更易患慢性病并发症。开化县疾病预防控制中心监测数据表明：近五年，开化县年均新增报告糖尿病患者 1 301 例；在管糖尿病患者服药率低且心脑血管疾病并发症发生率高，2018 年初分别为 68.89% 和 1.79%；糖尿病高危人群数量巨大，目前共有 8.4 万人。由于糖尿病病程长，危险因素多，故需要长期综合管理。因此，落实糖尿病患者全周期管理势在必行，可较早发现高危人群和患者，并对随访治疗等管理工作、降低并发症的发病率、提高患者的满意度和依从性等有重大意义。

二、主要做法

（一）多系统融合和互通，助力糖尿病患者全周期管理

开化县通过全民信息健康平台项目，对死因监测、四种慢性病（糖尿病、冠心病、脑卒中和肿瘤）监测、居民健康档案、公安人口信息及医院信息系统（hospital information system，HIS）等系统功能进行整合，优化新增慢性病发病库与死亡库之间的双向匹配、系统抽查数据质控及报卡关联 HIS 等特色功能，自主建立开化县死因及慢性病发病监测报卡系统，并实现省市县三级对接，提高报告卡准确性的同时减轻基层医务人员的工作负担。医生通过 HIS 自动抓取新发糖尿病患者信息，直接上报平台，平台通过提醒功能提醒社区是否纳入社区糖尿病健康管理。同时，通过体检信息和 HIS 自动提醒糖尿病高危人群建立专项档案，及时纳入高危人

群管理,实现一级干预。另外,通过死因监测和慢性病监测可随时获知在管糖尿病患者死亡信息和心脑血管疾病并发症发生情况,真正实现患者全周期管理。

(二) 慢性病一体化门诊建设,实现智慧门诊服务

为更好、更便捷、更贴心地为糖尿病和高血压(简称"两慢病")患者服务,开化县自 2021 年起建设慢性病一体化门诊,为各家门诊配备自助一体机、糖尿病足筛查箱、免扩瞳眼底照相机、肺功能检测仪和人体成分分析仪等先进医疗设备,同时打通信息交互通道,保证检测、随访、诊疗等信息可以得到及时的反馈和利用。搭建人工智能(AI)慢性病医防融合路径化管理系统和慢性病患者健康数据治理平台,通过"医疗＋公卫"数据汇集、融合,将"诊前服务、诊中服务、诊后管理"三个服务环节融入全科门诊慢性病诊疗流程中,为慢性病一体化门诊提供高度契合的业务流程支撑,构建医防融合、连续协同、科学有序的分级诊疗格局。

慢性病一体化门诊整体分为诊前、诊中和诊后服务区,患者在不同的服务区均可接受到医务工作者的服务。患者首先持医保卡扫卡登记,之后便可在诊前服务区进行体温、脉搏、血压、身高、体重、腰围、体质指数和血糖等相关健康指标测量,结果实时传输到门诊系统与健康档案中,并提供健康处方二维码,患者通过扫码观看宣教视频,接受到个性化健康宣教。

患者到诊中服务区就诊时,门诊医生电脑上会弹出患者在诊前服务区相关的检测及问询信息,门诊医生对患者进行检验检测、药物调整、辅助治疗及生活方式指导等服务,同时可利用慢性病一体化门诊所配备的仪器设备,对糖尿病患者开展眼底病变和糖尿病足等并发症筛查。

诊后服务主要是当天工作结束后,责任医生或护士对患者进行资料整理归档、出具周期评估报告及短信提醒患者复诊时间。

慢性病一体化门诊实现"两慢病"治疗、预防、宣教等"一站式"服务,有效提升基层服务能力、提高家医工作效率,引导"两慢病"患者到基层就诊和管理。

(三) 有序推进免费服药政策,做实两慢病管理

2019 年,开化县在全市率先实施 65 岁及以上老年人高血压、糖尿病患者门诊免费服药政策。该政策为 65 岁及以上"两慢病"患者提供 20 种免费药物(包含降压药、降糖药、调脂药和抗血小板药),为糖尿病患者提供血糖 12 次、糖化血红蛋白 2 次、尿微量白蛋白 1 次等免费检测项目,并免除 12 次一般诊疗费。同时,依托"百医进百村"行动,将免费药物定期送到村里,帮助基层群众特别是偏远乡村"两慢病"患者享受便捷、免费的用药政策。通过改造 HIS 门诊医生站系统,打通县全民信息健康平台,完成"两慢病"免费服药模块建设,实现在就诊过程中自动提示"两慢病"随访与免费药物发放情况,根据每次的药物发放时间计算其服药频率。通过免费服药政策实施,促进糖尿病患者管理人数快速增长,医防融合得到加强,医患互动更加密切,管理更规范。

(四) 完善"百医进百村"服务机制,补齐健康服务短板

开化县由于村医老龄化严重、年轻村医"留不住"等原因导致全县 122 个行政村无村卫生

室,致使部分糖尿病患者不能及时接受诊疗和规范管理。因此,2019年创新实施"百医进百村"活动,组建村级健康服务点,实施"定点、定时、定人、定则"服务机制,因地制宜,实行"每村每周一个下午"驻点上门服务,实现每月4次,每次半天驻村"巡诊"服务。在诊疗过程中,巡诊医生给患者提供测血糖、听诊、送药上门等服务,实实在在解决空白村糖尿病患者缺医生、缺宣教的困难局面,为全县实施糖尿病患者全周期管理服务添砖加瓦。

（五）构建数字健康服务场景,提高居民健康生活方式意识

1. 与未来社区、未来乡村建设相结合布局健康管理场景　建设"健康小屋",配备健康智能检测一体机、视频问诊中心、智慧药房等设备,满足糖尿病患者等人群自助检测、一键挂号、远程诊疗、健康宣教、扫码取药等需求,同时,检测的血压、血糖等数据自动汇总至云端进行健康建档或指标更新,如被筛查出指标超过临界值,系统智能锁定患者,并短信或电话提醒其前往医院问诊或医生上门对其进行复核。

2. 设立"健康银行",发动糖尿病患者等人群自我管理　推出"健康银行"应用,设立金、银、铜牌激励机制,引导糖尿病患者等人群通过参与健康云讲堂、健康云步道等"云产品"获取健康银行的"云积分",并根据积分兑换上门体检等健康服务,以及智慧药盒等实物奖励,激发大家主动关注健康的意识,把健康管理从"要你来"转变成"我要来"。同时,定期招募健康生活方式指导员,开展线上线下培训,培训合格者担任糖尿病自我管理小组副组长,负责协助糖尿病自我管理小组组内相关事宜,包括组内人员的沟通、情绪不良人员的开导及反馈组内人员疑问等,搭建医护、指导员、患者三层互通桥梁,更好地激发患者的自我管理潜力,提高宣教的效率,使患者对医生的信任感得到显著提升。

3. 首推"三方监督",加强糖尿病等慢性病网格管理　首推"家庭医生＋联户网格员＋家属邻居"的网格化监督机制,三方共同负责患者服药监督、指标监测、预防宣传等工作,全民健康信息平台会自动将"危重患者"健康状况、配药情况、指标稳定情况等方面信息同步推送家庭成员(邻居)、村社网格员、签约家庭医生进行三方共享,营造家人互助、邻里关爱、医生关怀的健康管理氛围。

（六）开展慢性病健康管理技能竞赛,提高基层服务能力

2023年4月底,组织全县15个乡镇卫生院各派一支队伍开展基于临床诊疗的慢性病健康管理技能竞赛。竞赛共分三个环节:一是实践技能环节,为实现"医生增效能、管理有抓手、患者更放心"的目标,按照两慢病全周期健康管理的要求,利用慢性病一体化门诊结合AI慢性病助手系统,进行现场实践技能操作。二是闭卷笔试环节,主要围绕糖尿病、高血压、血脂异常相关防治规范、指南出题。三是现场抢答环节,设置必答题、抢答题和风险题三种题型。本次技能竞赛是全省率先开展的基于临床诊疗过程中慢性病健康管理的技能竞赛,提高了基层医务人员慢性病管理实操能力,提升了基层卫生健康"最后一公里"数字化网底功能,达到"以赛促学,以赛促练"的目的。

（七）开展"三高共管"，促进并发症的预防和控制

为推进两慢病患者"三高共管"，提高血压、血糖、血脂综合达标率，根据《浙江省血脂异常人群健康管理工作规范》(2021年版)，抽取两个乡镇开展血脂异常人群健康管理试点工作，为符合"两慢病"免费服药对象标准的血脂异常者免费提供血脂相关检查。2022年底，开化县率先在全省实现血脂异常人群信息化管理，得到省市专家的称赞，并在全省工作会议作经验交流。截至写作本文之时，血脂异常者管理449人，血脂高危人群管理435人，试点相关工作正在有序推进，并将向全县推广。"三高共管"提高了糖尿病患者的依从性，降低了并发症的发病率。

（八）签约当地艺术团，本土化健康宣教

联合当地艺术团合作组成"开化县疾控先锋健康宣讲团"，通过有奖问答、小品、相声等多元化宣传形式进社区、进农村，以轻松幽默、通俗易懂的内容形式向广大基层群众宣传糖尿病、血脂异常、高血压等疾病防治知识，深受群众喜爱，在笑声中将疾病防治知识扎根到每一位群众的脑海中。活动每月至少4场，一年进社区、农村等场所至少48场。自2021年6月启动到2023年6月，累计开展活动101场，覆盖13 715人次，发放2 880份健康礼包。

三、主要成效

开化县充分利用信息化系统，结合实际，推广慢性病一体化门诊，开展"三高共管"试点，创新"百医进百村"等新机制，从慢性病高危人群与患者的发现和随访管理，再到并发症与死亡监测，实现全周期健康管理新模式。

糖尿病患者管理总数从2018年的5 806人上升到2022年的8 182人，糖尿病患者规范管理率和血糖控制率分别从2018年的79.46%和50.16%上升到2022年的84.29%和66.04%。从糖尿病发病监测数据来看，开化县糖尿病发病率从2018年的391.04/10万下降到2022年的349.56/10万，冠心病急性事件和脑卒中发病率从2018年的409.83/10万下降到2022年的382.54/10万，发病势头有所遏制。

"百医进百村"活动覆盖全县255个行政村，消除114个无村卫生室的健康服务"空白村"，累计帮助11.83万人实现"看病不出村"，现场结算654.31万元，均次费用55.33元。免费服药政策项目启动以来，全县共有24 099名老年高血压患者和4 359名老年糖尿病患者享受到免费服药政策，已有95.5万人次享受了免费药物和免费诊疗，累计财政补助金额达1 370万余元。患者对服务综合满意度从2018年的84.43%上升到2022年的93.12%。

四、复制推广情况

目前针对糖尿病患者全周期管理模式已在全县各家乡镇卫生院铺开，慢性病一体化门

诊+AI慢性病助手已全面投入使用，患者在诊前、诊中、诊后接受服务。同时实施"百医进百村"服务机制和免费服药政策，大大提高了患者的依从性和满意度，规范管理率和血糖控制率也得到不断提升，为乡镇卫生院的发展注入新的活力，多级系统壁垒的打破实现了数据的共建共享，带来了极大的诊疗便利。开化县在全市率先实施的 65 岁及以上老年人高血压、糖尿病患者门诊免费服药政策，自 2021 年 7 月起，被纳入衢州市民生实事项目，在全市区域内推广。

五、思考及建议

（一）完善的激励机制是项目取得成效的关键

在一系列活动中，完善的激励机制是项目取得成效的关键，但是激励机制一定是长期的、有效的、适度的，长期机制可以引导部分依从性较差的患者参与其中；有效的机制不仅可以让患者收获健康，而且享受其中乐趣；适度的机制让患者意识到所有的践行宗旨都是为了自身的健康，否则可能适得其反。未来将进一步完善健康银行积分规则，丰富积分兑换奖品和应用场景。

（二）健全的服务网点是项目广覆盖的支撑

继续强化乡镇卫生院慢性病一体化门诊规范化建设，加快人体成分分析仪、眼底照相机等一体化门诊设备信息在居民健康档案系统和 HIS 展示和应用，持续提高慢性病一体化门诊利用率。在各村社规划设置卫生服务站点，结合未来社区、未来乡村建设、城镇化建设等重点工作，在全县各村社卫生服务站点配置身高体重秤、血压自助体检机、血糖仪、读卡器、电子健康卷尺等设备，逐步实现智慧健康服务站室全覆盖。

（三）健康大数据的应用是提高管理效率的基础

基层医疗服务工作繁杂，医务人员不仅要完成大量的日常基本医疗工作，还要进村入户为村民开展签约、随访、体检等服务，但村级的智慧健康站建设比较薄弱，手工录入数据效率较低，急需进一步完善，以实现慢性病患者管理、就诊、并发症、死亡等信息的智能匹配，进而减轻基层医务工作者的负担。

（汪德兵）

信息赋能，数据融合，
助力糖尿病管理质、量、效齐飞

深圳市龙华区慢性病防治中心

一、背景

深圳市龙华区于 2016 年成立，常住人口 310 万，辖区人口流动性较大。成立初期医疗卫生信息化历史欠账较多，基层医疗机构信息化系统零散庞杂，数据标准不统一，信息壁垒阻断数据互通，医疗服务流程繁杂。2018 年全区仅管理糖尿病患者 7 564 人，规范管理率不足 40%，患者健康管理体验感不强、满意度不高，管理数量及质量亟待提升。糖尿病患者作为重点人群，社区健康服务中心（后面简称"社康中心"）发现患者的主要方式为已确诊的患者前来就诊，这种"被动发现"的途径较为单一。

广东省深圳市龙华区深入贯彻落实国家健康中国战略部署，出台《深圳市"智慧龙华"（2016—2025）总体框架设计方案》，启动"智慧龙华"建设。龙华区卫生健康局高度重视医防融合，在设计阶段就将公共卫生指标融入所有信息化平台建设的要求，要求将临床医生从"公卫质控、做资料"的负担中解放出来，最大限度地发挥技术优势。同时，计划打通龙华区医疗信息数据孤岛，探索数字赋能慢性病综合防控，研发全民健康信息平台、网格重点人群精细化管理平台、公卫督导管理平台、医防融合路径化管理平台等多个系统，推动全区慢性病（如糖尿病）的综合防控水平实现跨越式发展。

二、主要做法

（一）坚持高起点规划和高标准推进，统筹开展"智慧医疗"建设

出台深圳市首个区级医疗卫生信息化发展规划。搭建区人口健康信息平台，将人口数据进行大数据交换和清洗、归类，实现区域内医疗机构之间（含医联体成员及社会办社康中心）的业务协同。构建全员人口信息库、电子健康档案数据库、电子病历数据库、卫生计生数据库

四大数据库。

利用全区统一的卫生健康数据中心实现与民政、政数、公安、网格、疾控及区直各相关部门联动,建立数据共享交流机制,进一步整合全区人口数据、全区居民医疗服务信息,全方位获取全区网格人口动态分布情况和人群分类情况,如高血压、糖尿病、老年人的名单信息,为搭建公卫督导管理系统、网格重点人群管理系统、糖尿病医防融合路径化管理信息系统奠定了更加科学精准规范的数据基础。

(二) 坚持高水平运用,实现糖尿病全流程信息化管理

1. **念好"找"字诀,实现糖尿病患者"一个不落"**　依托区全民健康信息平台,搭建龙华区网格重点人群精细化管理系统,获取区属医疗机构糖尿病患者的相关诊疗信息,明确现有患病人群清单。通过系统匹配,全面掌握糖尿病患者信息,做到主动发现已确诊患者。同时加大糖尿病筛查和体检力度,开展"知晓您的血糖"活动,将血糖筛查纳入龙华区 2023 年基本公卫补助标准,各社康中心对 35 岁及以上人群及有糖尿病高危因素的居民进行免费血糖筛查,大幅提高糖尿病患者的发现率,确保患者"一个不落"。

2. **念好"管"字诀,实现糖尿病患者"应管尽管"**　建立医防融合路径化管理信息系统,内嵌网格重点人群精细化管理系统。与网格系统大数据对接梳理未在社康中心建档管理的糖尿病患者等重点人群清单并根据居住地推送至属地社康中心,医护人员根据患者电话及住址,直接联系锁定患者,引导其接受管理,精准对接家庭医生团队。每个家庭医生团队可通过网格系统实时查看网格内的重点人群:对未签约的,引导其签约;对已签约的,应管尽管。目前,全区 470 个家庭医生团队细分到网格楼栋,对糖尿病患者进行精准匹配,包干到户。

3. **念好"督"字诀,实现患者管理"事半功倍"**　全深圳市首创公卫督导管理系统,以高血压、糖尿病管理为切入点,开展基本公卫的糖尿病患者管理全方位质控。由区卫生健康局主导、区慢病机构牵头,成立由慢病机构、各医院专科和全科医生组成的慢病管理专家库。根据《国家基本公共卫生服务规范(第三版)》及省、市绩效考核要求,研讨并制定糖尿病管理的 100 余项数字考核规则,对糖尿病患者档案真实性、随访频次和质量、体检质量和健康指导合理性等进行自动判断。系统每天完成全区约 4 万糖尿病患者档案的全量扫描分析,将档案填写错漏、已逾期的随访及体检等情况以表格形式展现,实现自动化督导和反馈分析,并计算实时管理数量及管理规范率、血糖控制率等指标。率先在全市采用信息化督导系统＋人工质控相结合的督导考核模式,在系统自动督导的基础上,每月进行人工抽查糖尿病档案复核真实性,建立"区卫生健康局—公共卫生专业机构—医院社管中心—区域社康中心"四级督导模式,由传统的少量人工抽样督导,转变为"精准化、智慧化、全方位"远程线上督导,大大提高了糖尿病患者管理档案质量。同时,充分利用督导系统在线预警功能,在重要指标如面访率、血糖控制率偏低时提前发出预警,由家庭医生团队提前介入,从事后质控把关扩展到全流程质控,有效提高签约糖尿病患者的管理质量。

4. **念好"协"字诀,实现患者管理"提质增效"**　依托医防融合路径化管理信息系统,建设全专协同系统平台,重点管理血糖控制持续不满意的"老大难"患者。由区级专家库牵头,对半年内血糖连续 2 次以上控制不满意、存在并发症风险或已出现并发症的糖尿病患者,按不同危险因素赋予分值,制定入库标准,由系统自动纳入线上会诊库,发起专科会诊,从而建立起"患者自动入库—专科医生线上会诊—全科医生线下执行"的机制,帮助患者控制血糖及延缓并发症的发生发展,实现患者少跑腿即可享受专科诊疗资源,形成糖尿病患者本人、家庭医生团队、专科医生齐抓共管的创新模式,进一步提升管理效果及患者就医体验感。同时,开通社区挂号 - 住院直通车。对于社康中心确实需要上转医院进一步门诊检查或住院的糖尿病患者,通过信息化手段打通双向转诊的"断头路",推动医疗资源向社区糖尿病患者倾斜。通过社康信息系统与医院诊疗系统完全对接,内分泌科每天预留 30% 号源给基层,每天号源同步更新在社康信息系统,实现社康中心门诊上转直接到医生,住院上转直接到病床的一站式转诊服务。并在全民健康信息平台上,通过构建医学影像、心电、检验三大中心,充分利用医院集团内部的远程协作和业务协同,实现"患者在社康中心检查—医院集中诊断—社康中心打印报告"的集中诊断模式,让糖尿病患者在社康中心也能享受医院同质医疗服务。

三、主要成效

(一) 糖尿病患者管理人数及规范管理率显著提升,糖尿病患者管理项目取得满分的好成绩

通过综合运用大数据信息化管理及公卫督导考核体系,龙华区糖尿病患者的管理数量、质量实现了显著提升。管理糖尿病患者人数从 2017 年底的 7 502 人增加至 2022 年的 35 565 人,增加近 4 倍;糖尿病规范管理率分别从 2017 年的 33.2% 提升至 2022 年底的 73.02%。糖尿病管理项目评比从 2018 年全深圳市 10 个区排名倒数第 2 转变为 2022 年各项指标名列前茅,规范管理率位居全市第一,并连续 2 年在深圳市基本公卫绩效考核的糖尿病患者健康管理项目评估中满分。同时,慢病人群家庭医生签约率持续提升,糖尿病签约率超过 95%;家庭病床 4 235 张,同比增长 6.4 倍。

(二) 全国首创线上督导模式,实现质控闭环,形成可推广可复制的"龙华模式"

全国首创线上督导模式,以智能化的手段替代目前的人工督导,质控频率由以往 1 月 1 次提升至 1 天 1 次;年度督导档案量由人工抽查的不足 2 000 份,提升至近 4 万份;人力投入由每次 25 人降至 5 人;数据质量核对时间由 5 天降至 2 小时内,大量节省人、财、物的投入。考核人力投入减少 80%,实现包括糖尿病在内的 8 个基本公共卫生服务全景在线质控,大幅提高公卫服务效率,促进糖尿病管理服务质量与数量齐飞。荣获"首届中国卫生信息技术交流大会(CHITEC)英特尔杯数字医疗健康创新服务优秀案例"。据统计,截至 2023 年 6 月,全市其他 10 个区均已复制应用龙华区的公卫督导管理系统,广州、珠海、重庆、武汉、南京等地也逐

步推广应用。

（三）创新全专协同会诊模式，倒逼糖尿病患者管理队伍业务能力提升

依托全专协同系统平台，促进区属公立医院本部的优势专科、技术资源直接融入社康中心，全科医生通过会诊机制以练代学，掌握各类型糖尿病的诊断和用药。对线上上传的典型糖尿病案例，社康中心每个月组织不少于一次的线下案例分析，逐步提高社康中心糖尿病专业技术队伍业务能力和技术水平。2022年，全区共有24 207名糖尿病患者自动纳入会诊库，会诊患者血糖达标率达到81.83%。线上会诊制度实施后，全区糖尿病患者血糖达标率从2021年的51.27%提高至2022年的67.44%，高于广东省平均水平5%。该信息系统入围中国疾控中心及中国通信信息研究院联合征集的第一批慢性病防治典型数字产品（服务）。

四、思考

糖尿病全流程管理的核心是要做好医防融合，将健康管理融入诊疗的各个环节。接下来，龙华区卫生健康局将继续探索数字赋能慢性病综合防控，持续推动资源下沉。密切上下协作，加快实现医院与社康、全科与专科、社区与社康、社康与公卫机构、家庭医生团队成员之间、家庭医生团队与居民的"六个协同"，不断破解慢性病发病率持续上升、重大慢性病过早死亡率难控制等新问题、新挑战。

对慢性病医防融合与诊疗效果、疾病负担、经济费用等进行精准评估和进展预测；建设统一的慢性病多病种监测及筛查平台，实时更新慢性病筛查、随访和监测数据，建立预测模型，对慢性病并发症及其死亡结局进行预测。

（严新凤　曹思静　于传宁）

"数智赋能"打造"5G+
糖尿病社区智慧健康管理"模式

湖州市南浔区疾病预防控制中心
湖州市南浔区卫生健康局

一、背景

人口老龄化、慢性病高发已成为被广泛关注的社会问题。截至 2022 年底,南浔区户籍人口 48.43 万,60 岁以上老年人 16.56 万人,占比达到 34.19%,全区在管糖尿病患者 1.92 万人,对区域医疗服务供给、医保费用支出造成较大冲击。对此,南浔区坚持需求导向,深入推进社区慢性病健康管理标准、服务、保障三大体系建设。作为浙江省加强糖尿病全周期健康管理推进分级诊疗改革试点先行县区,牵头制定了《社区慢性病智慧健康管理规范》市级地方标准,以糖尿病全周期管理为突破口,建立医防融合、连续服务、分级诊疗协同机制。通过慢性病健康管理服务团队和智慧健康管理平台实现对糖尿病患者的精准管理和个性化管理。同时建立双向激励和梯度考评机制,发挥医患双方的积极性,提高患者的参与度和健康管理的品质,现已构建起连续、高效、综合、便捷的医防整合型服务体系,努力实现"管慢病、防大病、促健康"。2022 年,该区对两慢病群体的满意度测评结果显示好评度高达 96.22%,成功入选浙江省加强高血压糖尿病全周期健康管理推进分级诊疗改革试点先行县区。

二、主要做法

(一) 推出两免惠民政策,探索医疗机构门诊医保报销结余基金让利于民机制

建立糖尿病的"国家组织药品集中采购中选品种"药品免费用药基本目录,目录内国家组织药品集中采购中选药品医保报销后自付经费全部减免;目录外的糖尿病用药在医保报销后自付经费由医院减免 20%,免费及减免部分所需经费优先从区医疗集团、区第二医疗集团、区中医院门诊包干结余奖励基金中列支,若无基金结余,则由医疗机构自行承担。落实医保报销政策支持,对参与健康管理的患者,上调个人报销额度 100 至 600 元不等,并免除部分患者药

品自付部分费用,切实调动患者的积极性。截至2023年5月,已为患者免除药品自付部分费用16.77万元。

（二）打造智慧健康管理平台,开启慢病管理新模式

由区卫生健康局主导,区疾控中心全力配合,加大投入,加快智慧健康管理平台的开发建设,打通健康管理平台与体检系统及电子健康档案系统的数据交换功能,全区9家乡镇卫生院(社区卫生服务中心)全覆盖应用区级"两慢病"智慧健康管理平台,建立线上、线下健康管理服务。同时,依托健康南浔微信公众号,开发"南浔区健康管理"模块,为糖尿病患者提供在线健康咨询、视频互动等云服务,累计服务1 206人次。

（三）建立三级联动、五师共管工作模式,提升团队协作能力

1. **"链条化"三级联动** 整合公立医院糖尿病、心脑血管等专科医生,定期在健康管理中心坐诊,承接镇村医疗机构上转糖尿病患者的诊疗职责。对病情稳定的患者,及时下转至镇村,同步落实健康管理师对糖尿病患者进行诊间随访和健康管理,积极构建区镇村三级医疗机构分工协作、上下联动、医防融合的整合型健康服务运行机制,进一步夯实分级诊疗工作根基。

2. **"组团化"五师共管** 区内成立慢性病健康管理服务团队25支,每支团队配备全科医师、公卫医师、健康管理师、专科医师、护师各1名以上,根据糖尿病患者参与意愿纳入管理,全科医生负责对其进行选择把关,健康管理师负责问卷调查、健康评估和健康干预;公卫医师负责患者定期随访和自我监测指导;专科医师负责对病情不稳定对象进行诊治;护师负责做好医护人员之间的综合协调工作,五类人员各司其职、精准服务、紧密合作,组团形成"五师共管"良好的工作格局。

（四）建立"多元化"梯度考评机制,提升慢病管理质量

以政策为突破口,出台《"1+3"服务项目标化工作当量参考标准》,量化基层医疗机构慢性病健康管理工作,对规范管理1名糖尿病患者、开具1张长处方的,分别给予12个和2.5个当量计件,并实行当量兑换,纳入年度绩效。以权责同步、逐级评价为指引,建立"2+4+12"梯度评价机制。"2"即卫生健康部门每年2次对医共体工作糖尿病管理情况(健康管理指标、医患经济指标、患者依从性指标等)进行评价;"4"即医共体牵头医院对院区工作开展季考,全年4次;"12"即院区组织健康管理团队开展月度互查,全年12次。考评结果与年度财政补偿当量经费紧密挂钩,并以10.1元一个当量进行绩效兑换。通过月查、季评、年考,营造各主体比学赶超、争先进位的氛围,切实提升糖尿病健康管理品质。

（五）精细化、多元化管理方式,提升慢病管理效果

1. **"精准化"分类管理** 依托健康管理系统,对糖尿病患者、高危人群的问卷信息、体检数据、诊疗信息、随访信息进行分析评估。其中,健康人群仅需要接受健康监测;亚健康人群则需要按照健康干预措施改变生活方式,接受定期评估和调整;患病人群需要接受专科诊疗,改变生活方式,调整慢病用药,并依据健康干预结果定期评估和诊治。

2.**"差异化"套餐定制** 以精准高效为导向,根据糖尿病及慢病合并人群的不同需求,以"3+X+N"蓝本,为患者量身定制健康监测套餐。其中,"3"为问卷调查、物理体检、肝肾糖脂检验等常规项目;"X"为需要结合慢病种类和生活方式确定的项目,如颈动脉B超、眼底检查、胸部CT等;"N"为糖尿病专项,包括眼底检查、尿微量蛋白等检查项目。

3.**"云端化"健康干预** 选取病情不稳定的糖尿病患者1 700名,免费赠予智能穿戴设备,并与健康管理系统互联互通。发挥智能穿戴设备补位作用,定时采集血压、血糖、心率等数据进行研判分析。2022年与上年同期相比,糖尿病患者不合理饮食、吸烟、饮酒、运动等健康行为改善率分别达到了2.91%、0.66%、0.39%和3.74%,规律用药患者比例提高0.33%。糖尿病患者呈现出良好的自我健康管理态势。

三、工作成效

(一) 实现健康信息互联互通和共享

通过对健康管理平台与体检系统、电子健康档案系统的交互功能的建设,实现体检信息的互联互通,信息共享使基本健康信息的采集更加便捷和准确。2022年,南浔区健康管理平台服务团队已服务两慢病患者超过6万人次,已为1万多名两慢病患者定制健康监测套餐。截至2023年6月底,针对指标有波动或异常的患者,系统共发出干预提醒35.15万人次、开具干预处方56.26万张,均推送至签约医生、患者或家属手机。

(二) 医防融合路径化管理模式走深走实

1.**依托医共体平台,构建牵头医院、院区、服务站纵向联动机制,推动糖尿病人群区、镇、村三级共管** 发挥专科医师、全科医师、公卫医师等技术优势,让专业人做专业事,推动临床与公卫科室优势互补、横向贯通。通过全科或专科门诊、双向转诊、健康干预等健康管理实践,逐步实现资源融通、职能融汇、服务融合。

2.**机构职能分工更加明确** 基层医疗机构全科医生负责糖尿病患者的初步诊断,制定治疗方案,动员患者与其签约,将患者纳入分级诊疗服务,并建立糖尿病专项档案,按照签约内容开展日常治疗、体检、健康管理。全科医生根据糖尿病患者病情变化,判断患者是否符合转诊标准,如需要转诊,在与患者或家属知情同意的前提下,为其联系区内二级医院,通过双向转诊平台,将患者上转至二级医院。上级医院在接到转诊患者后对其进行门诊或住院诊治,将经治疗稳定、符合下转标准的患者,在患者或家属知情同意下,通过分级诊疗平台下转至基层医疗机构。专科医师定期到基层医疗机构"全专联合门诊"出诊、巡诊,指导和支撑家庭医生团队。

(三) 签约服务更加个性化

区医疗集团、区第二医疗集团、区中医院根据不同服务人群和不同服务需求,分类梳理签约服务模式，细化服务流程，提高服务质量，畅通双向转诊渠道，引导糖尿病患者自觉、自愿在基层医疗机构首诊。

（四）数字化改革步伐全面推进

区医疗集团、区第二医疗集团、区中医院整合贯通医共体内医疗服务系统、电子健康档案系统、健康体检系统、医院影像系统、临床检验系统，定期将诊疗数据、体检数据、影像数据、检验数据推送至健康管理平台，逐步建立线上、线下健康管理服务。对医院门诊报销系统进行改造，便于糖尿病患者免费用药报销。通过信息平台建设，建立起快捷、高效、智能的慢性病诊疗服务和全程、实时、互动的健康管理模式。

四、思考及建议

近年的监测显示，南浔区有将近 20% 的人群罹患糖尿病、高血压。糖尿病、高血压等慢性病成为影响居民健康的主要公共卫生问题，开展慢病综合防控显得尤为重要。慢病综合防控应加强政府重视、聚焦百姓需求、利用"数智赋能"、倡导全民参与等，努力形成优质高效、方便惠民的慢病管理模式，以此不断提高居民的获得感和幸福感，不断减轻疾病负担和提高人均期望寿命。

（杨丽萍　沈红伟　沈庆华　陆丰平　彭二磊）

融合社会资本开展糖尿病
视网膜病变患者筛查

湖北省疾病预防控制中心

一、背景

糖尿病视网膜病变是糖尿病的严重并发症之一,世界卫生组织公布的信息显示,糖尿病视网膜病变是全世界导致视力缺损和失明的主要原因。循证医学研究也证明,高血糖、高血压、高血脂及糖尿病病程是糖尿病视网膜病变发生的重要危险因素。因此,严格控制血糖、血脂、血压等多种危险因素,进行眼底筛查并适时干预,可显著降低糖尿病患者发生糖尿病视网膜病变的危险性。2020年湖北省18岁以上居民慢性病及其危险因素监测数据显示,湖北省糖尿病标化患病率为12.1%,但尚未掌握湖北省糖尿病视网膜病变相关情况,亦未开展相关调查工作。

开展糖尿病眼底病变筛查需要专业眼底照相机,并对工作人员进行专业培训,需要大量的资金与人力成本投入。湖北省公共卫生资源分布不均衡,基层医疗机构难以承担此项工作。爱尔眼科医院集团是全国知名的眼科医疗连锁机构,已在30个省、市(区)建立300余家专业眼科医院。融合社会资本与公共卫生体系互补开展糖尿病眼底病变筛查,将充分发挥"一加一大于二"的优势。此模式可在全省乃至全国进行推广,推动融合社会资本开展慢病防治的技术落地。

二、主要做法

(一)取长补短、融合社会资本开展慢病防控

疾控机构及基层医疗机构具备丰富的现场人群组织、调查经验,同时凭借基本公共卫生服务项目,可以掌握社区糖尿病患者信息,便于筛选、组织动员。爱尔眼科医院是全球化的眼科医疗集团,能够提供专业的眼底病变筛查及专业仪器设备。本项目由中国疾控中心慢病中

心全程设计指导,湖北省疾控中心、武汉市新洲区疾控中心负责现场组织,筛选糖尿病患者,开展健康知识问卷,武汉市爱尔眼科汉阳医院专家现场用裂隙灯和眼底照相机检查眼底并建立眼病档案。

（二）加强组织领导,开展业务培训

湖北省疾控中心发文举办糖尿病视网膜病变患者筛查项目培训班,推动项目开展。培训班重点对项目的背景、任务和未来的工作方向,糖尿病基层防治指南,湖北省"323"行动中的糖尿病防治行动内容,糖尿病视网膜病变的诊断和治疗等内容进行了培训。新洲区疾控中心慢病科全体工作人员、各乡镇卫生院慢病工作人员、部分村医等共41人参加了此次培训。

（三）设立社区慢病临床专家工作站,开展健康知识宣教

1. 武汉爱尔眼科汉阳医院与新洲区三店街卫生院合作建立眼科工作站,由汉阳爱尔眼科医院派眼科专家赴卫生院坐诊,每周一次,为社区糖尿病患者开展彩色眼底照相检查。

2. 与爱尔眼科医院合作开发糖尿病视网膜病变防治知识宣传手册,对居民进行免费发放,提高居民视网膜病变防治知识水平和防治意识。

（四）建立辖区糖尿病患者眼健康数据库

在武汉市新洲区三店街道红旗、联盟、前进、幸福、新胜、和平、贺桥七个片区共66个村筛选糖尿病患者。现场采用免散瞳眼底照相机TRC-NW400进行眼底照相,以黄斑和视盘为中心点拍摄2张眼底后极部45°范围内彩色图像,为糖尿病患者检查眼底并建立眼底档案,最终共496人参与此次糖尿病眼底病变筛查。

本次筛查的糖尿病患者年龄范围为35~92岁,其中男性169人（34.07%）,女性327人（65.93%）。以65~74岁（44.56%）,小学及以下文化程度（63.56%）,人均月收入在1 000元及以上且3 000元以下（41.58%）为主,糖尿病病程<5年患者的占比（35.57%）和5~10年之间患者的占比（35.37%）相近。糖尿病视网膜病变（DR）患病率26.01%,其中男性（27.81%）高于女性（25.08%）,小于60岁年龄组患病率最高,为31.06%。糖尿病眼底病变知晓率为42.64%,其中女性（47.56%）高于男性（34.04%）,70岁和大于70岁年龄组知晓率最低,仅为36.36%。定期检查眼底的患者占所有患者的比例仅为4.86%。

三、成效

1. 通过公共卫生机构与民营企业（爱尔眼科）合作,达到优势互补,资源共享的效果,探索了融合社会资本开展慢病防控的机制,同时也探索建立了双向转诊流程（图1-5）。

2. 提升基层医疗机构对糖尿病眼底病变专业知识的储备及处理技能,同时也提升了居民对糖尿病眼底病变的关注,增加糖尿病患者定期开展眼底检查的频率。事实证明,基层医疗机构与社会资本融合推进是行之有效的途径,湖北省疾病预防控制中心将会将此次项目经验在湖北省部分社区进行推广,将糖尿病视网膜病变的筛查加入糖尿病患者的复查项目中,开展眼底筛查与眼底照相检查,掌握其眼底病变情况。

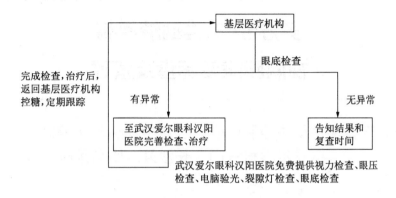

图1-5 糖尿病视网膜病变患者筛查双向转诊流程

四、思考及建议

本次筛查糖尿病患者眼底病变比例达到26.01%,而定期检查眼底的患者仅占4.86%。眼底病变危害巨大,但难以发现,对糖尿病患者是巨大的健康风险。本着"社会效益第一"和"以患者为中心"的原则,社会资本与公共卫生服务机构在人才培养、技术支持、双向转诊、社区糖尿病患者管理等方面开展合作,实现优势互补、资源共享、配置优化。公共卫生服务机构发挥项目组织管理、疾病监测、社区动员、慢病患者管理等优势,爱尔眼科发挥临床诊疗优势,提供糖尿病视网膜病变早期干预技术推广、眼底照相远程会诊及患者治疗等服务,以提高基层医疗机构慢病患者服务能力,促进分级诊疗,减少糖尿病患者并发症的发生。我国人口众多,老龄化加剧,社区医疗单位与民营专科医院合作进行糖尿病眼底病的筛查与随访及科学管理是一条较好的防治糖尿病眼底病变的途径。

建议今后规范糖尿病管理,做到早防早治,良好的血糖控制是预防糖尿病眼底病变的前提,对糖尿病眼底病变应做到"早预防、早发现、早治疗、早达标"的四早原则,加强基层医疗机构能力建设,将糖尿病眼底作为老年人健康查体的必查项目,提前发现,提高糖尿病眼底病变患者的生活质量。

(刘昊　周芳　李俊琳　陈宇星)

多方合作，推动糖尿病
视网膜病变筛查及管理

湖南省疾病预防控制中心　长沙市疾病预防控制中心
爱尔眼科集团　长沙爱尔眼科医院

一、背景

糖尿病视网膜病变(DR)是糖尿病最严重的并发症之一。在长沙地区,虽然 70% 以上的糖尿病患者表示患病后面临着视物模糊/视力下降、视野缺损、有闪光感、看东西扭曲/变形等多种与糖尿病眼病相关的眼部不适问题,但仍有 35% 的患者不知道糖尿病会引起眼部并发症,50% 左右的患者未做过眼底检查。基层医疗卫生机构的管理者、全科医生、公卫医生对糖尿病视网膜病变知识的掌握也十分有限。为提高基层医疗卫生机构强化糖尿病防治工作能力,提高糖尿病视网膜病变(DR)早期诊断率,及早干预,降低致盲率,长沙爱尔眼科医院联合省市疾病预防控制中心设计了社区糖尿病视网膜病变筛查项目实施方案。项目拟通过专科医院——长沙爱尔眼科医院与基层医疗卫生机构合作建立医联体关系,通过全面提升基层医疗机构在眼科,特别是在糖尿病视网膜病变等眼底疾病方面的诊断水平和服务能力,共同为社区居民提供"眼科检查＋远程诊疗＋转诊＋眼健康管理"一站式眼科服务。借助智能硬件和软件的结合,使居民在社区医院就能得到准确、专业的诊疗建议,真正做到 DR 的早发现、早诊断、早治疗及规范化管理。为 DR 的社区筛查工作积累丰富的临床和研究经验。

二、主要做法

1. 公益为导向,政府部门牵头引领　项目的成功实施离不开省、市、县各级专业和政府部门的大力支持。在中国医师协会、中国医师协会公卫医师分会、长沙市疾控中心的支持下,组织长沙市辖区内基层医疗卫生机构的主要负责人和全科医师,分别召开糖尿病视网膜病变院长专题研讨会、城市医生培训会,提升基层医疗卫生人员在糖尿病视网膜病变预防、诊断、治疗、管理等方面的意识和能力,加强宣传教育和服务,满足更多糖尿病患者的眼健康需求。长沙市天心区卫生健康局、天心区民政局、天心区教育局联合下发《"爱心天心·眼健康先行区建设项目"实施方案》，为项目的开展提供了组织保障。

长沙爱尔眼科医院与45家社区卫生服务中心、55家社区卫生服务站合作，建立医联体关系，在天心区、芙蓉区、雨花区、开福区28家卫生机构投放完善的眼科检查设备。基层医疗卫生服务机构结合老年人体检等基本公共卫生服务工作，向服务对象开展健康宣教、组织发动等工作。所有居民均免费享受DR筛查服务，对老年人和高血压患者等重点人群应检尽检，对困难群众眼病进行精准援助、应治尽治。正是有各部门的大力支持，以及项目的公益性，项目才能取得慢性病患者及65岁以上（含65岁）老年人眼健康档案覆盖率90%以上，糖尿病患者眼底筛查率60%以上等一系列成果。

长沙爱尔眼科医院在长沙28家优质社区卫生服务中心投入眼底筛查设备，并建立"社区糖网门诊"，为辖区内糖尿病眼病患者建立绿色就诊服务通道。具体工作包括：开展科普健康讲座，向居民普及糖尿病眼病防治知识；投入眼底照相机设备及流动筛查车，针对糖尿病患者进行眼底照相，由眼底病专业医师阅片诊断并提供专业的诊疗建议；通过糖尿病患者眼底图像数据库建立分级、持续性糖尿病患者眼底病变监控档案。第一批已投放眼底筛查设备的中心有：坡子街、金盆岭、暮云、青园、新开铺、桂花坪、安子岭、荷花园卫生服务中心，培养和指定医生定期坐诊，开展糖尿病视网膜病变筛查与防治工作，第二批、三批眼底筛查设备规划投入中。

2. **提升基层医疗机构眼科服务能力**　邀请湖南省知名眼底病及内分泌科专家定期开展糖尿病视网膜病变防治专业技能讲座，培训基层医生糖尿病并发症防治专业知识。邀请眼底影像专业技术工程师和专业技师，讲解血流光学相干断层成像（optical coherence tomography，OCT）、眼底荧光造影及超广角眼底照相机等相关检查设备的操作原理及操作技能，提高基层医生对糖尿病视网膜病变专业知识及判断水平，进一步提升基层医疗机构眼科服务能力。

3. **人工智能促进分级诊疗落实**　以长沙及周边地区实体爱尔眼科医院＋门诊部作为分级诊疗点，成立糖尿病眼病防治项目小组，成员包括DR专科、眼底专家及DR专员。投入眼底照相机等眼科检查设备与系统，建立人工智能（AI）辅助诊断＋院内远程阅片中心，开展社区筛查。爱尔眼底病专业团队借助社区专业眼底筛查设备和流动筛查车，协助优质社区卫生机构筛查与建档，提供实时远程阅片和诊疗支撑，快速准确给予眼病诊断和进一步治疗建议，实现患者筛查、诊断、治疗无缝衔接，弥补社区医务人员眼病专业知识的不足。同时，用社区糖尿病视网膜病变人工智能系统提高基层医院眼底检查能力。雨花门诊、芙蓉门诊、复地门诊、开福门诊、清溪川门诊、北辰门诊、梅溪湖门诊、八方门诊、学士门诊、望城门诊、黄土岭门诊11家门诊部服务周边社区，为居民提供就近早预防、早发现、早诊断、早治疗的便利服务。

4. **健康档案动态管理**　结合线下远程阅片中心和线上AI智能阅片，建立大数据分析系统，打通与医院诊疗数据的连接，构建高质量眼科诊疗平台，建立可持续、分级管理的眼健康数据库,对 DR 患者健康档案实行信息化、网络化的动态管理。DR 患者可使用手机 APP 浏览自己的检查档案,社区卫生服务机构也可查看患者档案及变化趋势,使糖尿病患者不但能在医院得到专业治疗,回到社区后也能由社区医师或家庭医生进行跟踪管理,针对 DR 患者进行长期跟踪和回访,落实健康宣教,督促定期复查随诊,有效管理与监控眼健康状态。

三、主要成效

1. 全面提高了基层医疗卫生机构糖尿病视网膜病变的诊疗能力　爱尔眼科医院与社区卫生服务机构实现医联体共建,为 28 家基层医疗卫生机构配置眼底检查设备,建设"社区糖网门诊"。每年召开院长培训会、城市培训会,分别就糖尿病视网膜病变相关知识向基层医疗卫生机构的院长、全科医生、公卫医生开展培训,各级医疗卫生机构内部也开展相应培训,多层面提升了基层医疗卫生机构工作人员对糖尿病视网膜病变的认识。同时,服务项目的进一步丰富也为社区卫生机构带来可持续的 DR 门诊量。

2. 全面提升全民意识　两年来共开展 1 700 余场科普教育活动,完成筛查近 3 万人次,再加上基层医疗卫生机构全科医师和公卫医师的日常诊疗活动以及慢病患者健康管理,全面提升了服务对象对糖尿病视网膜病变的认识。

3. 探索糖尿病视网膜病变防治模式　整合了区域医疗资源,建立了双向转诊体系,充分发挥了基层医疗卫生机构医生与眼科医生共建医疗服务的作用,社区卫生机构建立了眼健康教育筛查—发现—转诊—随访—健康管理工作模式。开展社区 DR 患者门诊转诊建设,使居民在社区机构/医院能就近得到糖尿病眼病准确、专业的诊疗建议,能及时转诊至上级医院进行相关治疗和诊断,真正做到早发现、早治疗,进行可持续的有效管理。

4. 初步掌握了居民糖尿病视网膜病变的疾病负担　通过对 2022 年 12 326 人次进行"人工智能＋"远程阅片,发现眼底异常 2 358 人次,异常率为 19% 左右。而在 61~70 岁人群中,异常率增至 21%,在 70 岁以上人群中,异常率更是高达 26%。糖尿病患者中,重度非增生期糖尿病视网膜病变患者数约占 11%,轻度非增生期糖尿病视网膜病变患者数约占比 8%。

四、思考及建议

1. 多方合作是保障　项目的推广需要得到政府部门、各级医疗机构及内分泌等慢病专科的组织、协同,把健康管理作为重点工作方向。

在糖尿病视网膜病变筛查工作中,眼科机构和社区卫生机构可以分工合作,共同完成筛查任务。具体分工如下。

(1) 眼科机构:主要负责为社区卫生机构眼底检查提供技术支撑,从规范建档、眼底相机正确使用、基本阅片等方面开展技术培训和指导,以帮助发现糖尿病视网膜病变等并发症。通过建档平台搭建、远程会诊、远程阅片、专家下沉等为确诊患者提供相关的治疗建议和指导。

(2) 社区卫生机构:主要负责对社区居民进行糖尿病筛查,包括血糖检测、血压、视力、眼底拍照等。社区卫生工作者需要具备一定的糖尿病知识、AI 智能眼底相机操作能力,以及对筛查结果进行初步评估和宣教能力。同时,社区卫生机构还需要负责对糖尿病患者进行健康教育、随访,提高患者的自我管理能力。

(3) 双方协同工作:眼科机构和社区卫生机构需要建立良好的沟通机制,定期交流糖尿病患者的筛查情况和病情进展。当社区卫生机构发现糖尿病患者存在眼底病变风险时,应及时将患者转介至眼科机构进行进一步检查和治疗。当眼科机构发现糖尿病患者存在其他并发症风险时,也应及时通知社区卫生机构,以便采取相应的干预措施。

(4) 跨部门合作:为了更好地开展糖尿病视网膜病变筛查工作,眼科机构和社区卫生机构还需要与其他相关科室(如内分泌科、心血管科等)建立合作关系,共同制定糖尿病防治策略,提高筛查和治疗的效果。

2. 基层机构对人力的投入是支撑　需要专职专岗人员能承接专项服务,同时匹配对应绩效和考核;建立糖尿病眼病筛查防治队伍,借助常态化老年体检等常态化活动,为糖尿病患者进行眼底拍照建档,同步科普患教;每年组织 1~2 场社区医疗机构管理者培训,每年不低于 2 次糖尿病视网膜病变专项门诊和业务培训,使基层医生熟练掌握眼底拍照、阅片、宣教等工作。

3. 创新工作模式是关键　要建立项目服务模式,即“五有”服务模式:社区卫生机构有专干为居民常态化建档,有眼科专家远程或下沉指导,有专人对接跟踪随诊和绿色通道转诊,有精准的筛查设备支撑长效筛查机制,有健全的考核激励机制。同时,需要项目工作人员不断实践和优化项目环节,积累更多的数据与经验,以促进项目长期、有效地开展。

(李孝君　胡劲松　胡坚　章娜　陈娟)

着眼糖尿病，共筑"睛"彩人生

海宁市卫生健康局

一、背景

糖尿病是危害我国居民身心健康的主要慢性病。糖尿病对健康的危害主要是长期慢性高血糖所导致的多种慢性并发症，其中糖尿病视网膜病变（diabetic retinopathy，DR）是最典型、最严重、最常见且治疗最棘手的眼部并发症，由于DR属于终身性系统性疾病，因此早筛、早防、早治疗、终身随访是减缓DR进展和保护患者视功能的重要策略。《"健康中国2030"规划纲要》中指出要优化健康服务体系，强化早诊断、早治疗、早康复，坚持保基本、强基层、建机制，更好地满足人民群众健康需求。对糖尿病患者定期进行眼病的筛查与管理，早期发现和干预糖尿病患者视网膜病变，提高糖尿病患者生存质量，是贯彻落实"健康中国2030"规划纲要精神、助力健康中国行动糖尿病防治专项行动的重要体现。

海宁市政府民生实事项目，是海宁市政府每年在全市征集、人大会议投票确定的民生关联度大、群众关注度高、受益面广的项目，具有较强的针对性、可行性。海宁市卫生健康局积极组织并成功申报2020年度政府民生实事项目，从2020年7月开始，两年一周期，对全市各镇（街道）登记在册的3万余名糖尿病患者开展"糖尿病眼底智能筛查"。以政府民生实事项目为载体，更好地推动了糖尿病患者眼底筛查项目的有效实施，提高群众获得感和幸福感。

二、主要做法

（一）明确目标，落实责任

糖尿病眼底智能筛查项目由海宁市人民政府主导，市卫生健康局作为责任单位，具体由市人民医院及各级基层医疗机构负责实施。项目以基层医疗机构对眼病进行的常态化筛查及眼底图像检查为基础，辅以医师培训、健康教育、专家会诊等活动，并在此基础上建立糖尿病眼病患者的数据库,研究和制定糖尿病眼病的筛查方案及临床干预技术规范体系。项目最终实现筛查人群中眼病健康档案建档率 90%,糖尿病健康教育覆盖率 90%。

(二) 方案论证,规范流程

市卫生健康局牵头组织包括市人民医院、市疾控中心等机构专业人员在内,共同制定实施方案,邀请浙江大学专家对方案进行评价,经小规模人群调查后最终确定实施方案。应用浙江大学信息学院、浙江大学人工智能研究院的 AI 数字化视网膜影像系统对基层医疗机构建档签约的糖尿病患者进行诊断分级。所有目标人群检查费用实行全免。非签约糖尿病患者现场提供病例资料并获得认可后也可以参与筛查。

现场筛查工作组人员由市人民医院 1 名眼科医生、1 名眼科护士,卫生院 3 名工作人员组成。市人民医院眼科医生担任眼病检查员,眼科护士担任现场筛查宣教员。卫生院联络员 1 名,负责各村(社区)与筛查组协调沟通工作;工作人员 2 名,负责糖尿病眼底智能筛查的眼底照相工作。具体筛查流程为:眼科常规检查(裂隙灯检查)→眼底照相检查→上传患者的眼底影像资料至 AI 阅片平台→打印眼底照片交给患者→初筛结果告知患者→打印 AI 辅助下的眼底诊断报告发给患者→确定高危人群→发放检查通知单→安排光学相干断层扫描检查→对病变者进行临床治疗→定期复查随访。

(三) 分工协作,强化质控

建立以市卫生健康局为责任部门,成员包括海宁市人民医院、镇(街道)管委会、村(社区)以及乡镇卫生院(社区卫生服务中心)的工作组,明确职责分工。市卫生健康局负责制定工作方案,对整个筛查工作进行协调沟通和问题解决,掌握糖尿病眼底筛查工作进展及动态情况;镇(街道)管委会负责项目的组织发动;村(社区)负责项目宣传、人员发动、名单确认和结果发放;乡镇卫生院(社区卫生服务中心)负责实施、人员培训、眼底照相、协助做好各村光学相干断层扫描(OCT)检查对象通知工作;项目实施单位(海宁市人民医院)负责协助方案制定、宣传资料设计、仪器设备调试、人员培训、科普宣教、眼底诊断报告出具、OCT 检查及糖尿病视网膜病变临床治疗、复查随访和质量控制。在项目进展的不同周期,"人大代表监督小组"多次通过现场监督、听取汇报等形式对本项目进行督查并给予指导,进一步解决筛查过程中出现的 OCT 复检率低、筛查宣传力度欠缺以及疫情对筛查工作的影响等问题,多措并举,完善糖尿病视网膜病变筛查机制,规范项目保障。

三、主要成效

(一) 无创广角成像结合人工智能诊断技术,提高了筛查工作的效率和患者的依从性

无创免散瞳的快速广角眼底检查具有操作简单、非侵入性和无须散瞳的特点,对患者自身条件及就诊环境无高要求,结合 AI 诊断技术,打破了传统筛查模式中空间和时间的限制,

极大地提高服务的可及性和筛查效率,准确度和灵敏度高达95%。同时可根据筛查结果实时向筛查群众开展健康宣教,提高了群众对眼底相关疾病的认识和对眼科检查、后续治疗的依从性。

（二）群众参与度高,显著节约医疗费用

两年内共完成海宁市域内12个镇(街道)共3.8万余人次的筛查工作。糖尿病视网膜病变确诊人数3 844人次,阳性率10.03%,阳性复检率33.86%。其中早中期3 448人(89%),晚期396人(11%)。通过筛查,让40%早期患者及时确诊,30%中期患者及时干预治疗,20%晚期患者及时行手术治疗。针对糖尿病性视网膜病变Ⅲ期患者,因筛查避免其进一步恶化为Ⅳ期节省的医保资金达348万元,降低糖尿病视网膜病变失明风险50%。

（三）优质资源下沉,基层队伍专业能力得到提升

项目组充分利用浙江大学医学院附属第一医院托管海宁市人民医院契机,多次组成由浙大一院下沉专家和科主任为首的专家团队,分别到筛查乡镇进行健康科普讲座和义诊活动,对全市社区医生、家庭签约医生开展糖尿病及并发症规范化诊疗培训,提升基层医疗队伍诊疗能力。社区医生、家庭医生在糖尿病随访管理、家庭医生签约、社区健康讲座中积极开展糖尿病眼病筛查宣传和动员,通过筛查数据库及时获取管辖糖尿病患者眼部病变筛查结果,及时开展针对性健康教育、疾病管理、制定个体化治疗方案以及双向转诊等服务。

四、思考及建议

糖尿病患者定期进行眼底检查并合理控制血糖水平是预防致盲性糖尿病视网膜病变的主要措施。然而,由于医疗资源分布不均,患者健康意识薄弱,主动进行筛查的患者仅占半数,基层社区患者少之又少。通过政府民生实事项目开展的糖尿病视网膜病变筛查,可在短期内对糖尿病患者开展集中筛查,大大地提高了服务的可及性,人工智能的应用同时解决了基层眼科资源不足的问题,提高筛查效率。但此种模式受场地和设备的限制,同时也与居民的知晓率和配合度相关,需要社区工作人员做好充分的发动,不断的转场也提高了设备损耗的风险。因此建议政府将糖尿病视网膜病变筛查纳入糖尿病患者常规管理服务内容,在市级医疗机构的帮扶下,社区卫生服务机构设立智能筛查点,每年为糖尿病患者提供一次免费筛查,同时在糖尿病患者日常管理中通过多种途径加强糖尿病视网膜病变相关健康教育,提高患者的健康意识,防患于未然。

（王小花　李清　朱萍）

试点带动，标准先行，全面评估
助力糖尿病自我管理小组活动推广

中国疾病预防控制中心慢性非传染性疾病预防控制中心

一、背景

近年来我国成年人糖尿病患病率显著上升，导致医疗需求增长、社会经济负担加重。作为一种长期慢性疾病，糖尿病的早期发现和有效的综合管理可以预防和控制糖尿病并发症，从而降低糖尿病的致残率和致死率。患者的日常行为和自我管理能力是影响糖尿病控制状况的关键因素之一。为提升糖尿病患者的自我管理能力，中国疾病预防控制中心慢性非传染性疾病预防控制中心（以下简称"中国疾控中心慢病中心"）于2011年开始，借鉴美国斯坦福大学慢性病患者自我管理项目的干预模式，在前期高血压自我管理试点工作的基础上，立足我国糖尿病防治工作现状，通过"试点带动、示范区推广、科学评估"，走出了本土化的糖尿病患者自我管理小组干预之路，有效促进了我国糖尿病患者自我管理能力的提升，助力全国糖尿病综合防治工作。

二、具体做法

（一）项目先行，试点摸索

2011年，鉴于我国愈加严峻的糖尿病流行形势，在前期开展高血压自我管理试点工作得到原卫生部疾控局肯定的基础上，中国疾控中心慢病中心受疾控局委托，与中华医学会糖尿病学分会合作发起了为期五年的中国糖尿病综合管理项目。该项目由中华医学会糖尿病学分会负责在全国培训500名中青年临床骨干医生，由中国疾控中心慢病中心在北京、上海、江苏、浙江、广东、重庆6个省市开展糖尿病患者自我管理试点。依托该项目，中国疾控中心慢病中心与国际糖尿病中心（International Diabetes Center, IDC）专家一起，研发了一套为期2天的理论和现场实践相结合的糖尿病自我管理培训课程。2012—2014年，每年对6个省市项目骨干

（约30人）进行技术培训,并由省级师资完成对辖区内承担糖尿病患者自我管理干预工作的医护人员的再次培训。根据每年培训的现场反馈,项目组还对培训内容进行优化调整。

（二）顺势借力,储备师资

2013年,为加强各省对慢性病患者自我管理干预工作的认识,更好地推进国家慢性病综合防控示范区建设中的患者自我管理工作,中国疾控中心慢病中心联合香港复康会,面向31个省（自治区、直辖市）和新疆生产建设兵团疾控中心,举办了两期慢性病患者自我管理知识技能培训班。由香港复康会专业的培训团队,对中国疾控中心慢病中心的工作团队和每省2名业务骨干,进行为期4天的沉浸式培训和演练式考核。本次培训,为全国开展包括糖尿病在内的慢性病患者自我管理工作储备了省级师资。

（三）本土化改良,规范教材

2014年,借鉴斯坦福大学和香港复康会的成功经验和活动教材,结合对6个试点地区糖尿病患者自我管理工作的评估结果,中国疾控中心慢病中心组织研发并正式出版了《慢性病患者自我管理实践——糖尿病》一书,规定了8次小组活动的内容,以及每次活动的物料和实施步骤,作为指导社区卫生服务中心/乡镇卫生院医护人员开展糖尿病自我管理小组干预活动的标准教材,并依托中国糖尿病综合管理项目在6个项目省市进行试点应用。2018年,经美国国际糖尿病中心正式授权,中国疾控中心慢病中心组织编译并出版了糖尿病患者教育系列科普手册《糖尿病患者自我管理实践——2型糖尿病》《糖尿病患者自我管理实践——胰岛素的使用》《糖尿病患者自我管理实践——妊娠糖尿病》《糖尿病患者自我管理实践——做自己的糖尿病管家》,作为糖尿病患者进行自我管理的指导手册。2023年6月,经斯坦福大学授权,中国疾控中心慢病中心组织翻译并正式出版了 *Living a Healthy Life with Chronic Conditions (5th edition)* 一书的中文版《主动健康 乐享生活——慢性病自我管理》,进一步丰富了慢性病患者自我管理健康教育和健康促进的资源。

（四）分省培训,广泛传播

随着国家慢性病综合防控示范区建设工作的不断推进,慢性病患者自我管理工作也愈来愈强调小组活动的规范性。从2011版管理办法单纯要求小组数量调整为2016版管理办法既要求患者自我管理小组的社区覆盖率,又强调小组活动的规范化和质量。在此背景下,各地纷纷加强对慢性病患者自我管理小组干预工作的培训。自2016年至2022年,中国疾控中心慢病中心工作团队先后受邀到北京、石家庄、安徽、广东、江苏、宁夏等省市开展省级及地市级自我管理小组活动师资培训,以提高各地自我管理培训师资能力。

（五）科学设计,综合评估

自2012年开始,中国疾控中心慢病中心就注重对糖尿病患者自我管理的评估工作,先后采用多种研究设计和评估思路方法对糖尿病自我管理小组的干预效果、成本效果及长期效果进行了全面评估。

1. 2012—2014 年,基于中国糖尿病综合管理项目 6 个省市的实施情况,采用自身前后对照的研究设计比较了糖尿病患者参与自我管理小组活动后糖尿病知识知晓情况、自我管理行为、糖尿病自我效能的变化情况,同时比较了干预结束后一年、两年、三年,糖尿病患者自我效能的变化趋势。

2. 2013—2014 年,采用 RE-AIM 评估框架,从目标人群的覆盖情况(reach)、糖尿病患者的干预效果(effectiveness)、卫生服务机构的采纳情况(adoption)、自我管理小组活动的实施情况(implementation)和自我管理工作的维持情况(maintenance)五个维度,对 2013 年 6 个项目省市糖尿病患者自我管理小组活动在社区卫生服务机构实施的过程和效果进行了综合评估。

3. 2014—2015 年,采用随机对照的研究设计,在北京市房山区招募了 500 名糖尿病患者,以村为单位,随机分为干预组和对照组,在此基础上比较糖尿病患者参与自我管理小组和仅参与基本公共卫生服务管理的成本效果。

4. 依托建立的北京市房山区糖尿病患者队伍,于 2014—2023 年,分别从糖尿病知识知晓情况、自我管理行为,糖尿病自我效能,体重、腰围、血压等体格检查指标,以及空腹血糖、糖化血红蛋白、血脂四项等实验室检测指标等方面,先后开展了自我管理小组短期干预效果,以及干预后 2 年、干预后 5 年长期效果的比较,为掌握糖尿病患者自我管理小组干预效果的变化趋势提供了科学证据。

5. 2020—2021 年,在随访追踪糖尿病患者 2015 至 2019 年心脑血管事件发生情况的基础上,分析了糖尿病患者自我管理小组干预对心脑血管事件等并发症的影响,为进一步明确糖尿病患者自我管理小组干预的长期收益提供了参考依据。

（六）线上干预,与时俱进

数字化健康应用程序及互联网、物联网技术的飞速发展,以及智能手机设备、无线网络和可穿戴设备的普及,为糖尿病管理提供了更多手段。在此形势下,自 2021 年开始,中国疾控中心慢病中心积极组织研发力量开发慢性病患者自我管理平台和基于小程序/APP 的自我管理干预工具,以期通过线下 + 线上的方式提高糖尿病患者的干预强度,增加与患者的互动和学习效果的测试,最终促进管理效果的提升。截至 2023 年 12 月,相关项目已完成机构层面慢性病患者自我管理平台的开发和试用,以及视频、音频、科普图解等系列科普材料的制作,同时也已将线下的自我管理课程迁移到了线上,未来能够以更加灵活的方式,支持更多的糖尿病患者开展自我管理知识和技能的学习。

三、成效

1. 依托中国糖尿病综合管理项目,中国疾控中心慢病中心组织的糖尿病患者自我管理活动惠及了 6 个试点省市的 4 500 余名糖尿病患者。参与中国糖尿病综合管理项目实施的区县在连续多年开展自我管理工作的基础上，也形成了具有当地特色的工作经验和典型案例，如重庆沙坪坝区《健康自我管理 星星之火，可以燎原》、浙江省宁波市江东区《"2+20"模式 为自己的健康代言》、广东省佛山市南海区《自我管理本土化 南海在坚持》等案例均入选国家慢性病综合防控示范区优秀案例集《慢性病综合防控践行探索精选（第一集）》，在全国范围内进行推广传播，为我国疾病控制体系中实施全国性的慢性病防控措施提供了示范和经验。

2. 随着国家慢性病综合防控示范区工作的推进，以及分级诊疗和公众健康素养工作对患者自我管理的关注，中国疾控中心慢病中心编写的《慢性病患者自我管理实践——糖尿病》一书得到了广泛传播，截至2022年底，据不完全统计，已加印4次，累计发行10 000余册。同时，在该书的启发下，各个省份也纷纷制定当地的小组活动教材。2021年，中国健康教育中心也参考本书撰写并出版了《糖尿病患者自我管理指导手册》，面向全国发行，为国内开展慢性病综合防控提供了科学有效的适宜技术。

3. 十余年来，中国疾控中心慢病中心累计发表糖尿病患者自我管理相关的中英文学术论文15篇，截至2023年5月底被引275次，培养硕士研究生4名，根据2019年发表的一篇文献《近10年我国糖尿病病人自我管理现状、热点与趋势的可视化分析》，按照论文第一作者所在的机构进行排名，中国疾控中心慢病中心发表糖尿病自我管理文献的数量在全国排名第三，仅略低于华北理工大学（原河北联合大学）和北京大学。另外，慢病中心研发的糖尿病患者自我管理评估问卷也在基层工作实践中得到了广泛的传播和应用，成为科研转化为适宜技术并应用于慢性病综合防控的成功案例。

四、复制推广情况

中国糖尿病综合管理项目的开展，带动了6个试点省市在更大范围内开展糖尿病患者自我管理干预活动。截至2022年，北京、上海、重庆的糖尿病患者自我管理已经覆盖了全市所有区县，广东省的师资培训和患者干预也已实现了全省21个地市的全面覆盖。另外，慢病中心培训的省级师资力量在各省自我管理工作推进过程中也发挥了业务骨干的示范带动作用。在国家慢性病综合防控示范区工作的推进下，全国488个国家级示范区和近千个省级示范区也纷纷开展了包括糖尿病患者自我管理在内的慢性病患者自我管理干预活动，预计累计受益糖尿病患者至少100万名，为探索这一慢病防控适宜技术在全国范围内的推广应用进行了较好的实践。

五、思考

糖尿病的控制不是传统意义上的治疗而是系统的管理。过去十年来，我国糖尿病患者自我管理工作的迅速推进，离不开国家慢性病综合示范区工作的加持。各项慢性病防控适宜技术只有借助政策优势,加强顶层设计,才能最大范围地惠及居民。另外,各项慢性病防控适宜技术的推广应用,需要建立在全面、科学评估其在真实环境下实施过程和效果的基础上,且应该随着形势的发展不断调整其实施策略。最后,如何将技术转化为政策,助力慢病防控工作开展也是下一步工作的关键点。

（董建群　毛凡　姜莹莹　董文兰　张伟伟）

推广自我管理小组模式，助力健康控糖

北京市疾病预防控制中心

一、背景

随着经济快速发展、人们生活方式改变和人口老龄化进程的加快，糖尿病等慢性病已成为影响人群健康的主要问题。众多研究表明，糖尿病患者除了需要专业人员提供的医疗照顾，还应掌握自我管理知识与技能，这种自我管理的能力是糖尿病患者日常护理的关键组成部分。

2011年，北京市疾控中心慢病所在全国率先引入澳大利亚 Peers for Progress 项目，翻译并编制工作计划和组长手册等技术资料，结合试点社区特色，开展以同伴支持为核心的糖尿病患者小组活动。之后，该项目自2013年开始在全市范围内推广。历经10年，通过糖尿病患者自我管理小组，北京市糖尿病患者血糖自我管理知识和技能得到提升，生活质量和疾病控制效果得到提高。同时，社区医务人员的技术水平显著提升，有效提高了社区糖尿病综合管理能力和控制水平。

二、主要做法

（一）持续系列培训，强化能力提升

北京市疾控中心慢病所翻译并编制《北京市糖尿病同伴支持组长工作手册》及《糖尿病同伴支持健康教育读本——组员手册》，为规范开展糖尿病自我管理小组活动提供统一教材。自2013年起，北京市疾控中心每年举办一次面向全市基层卫生医疗机构的健康自我管理知识与技能培训班，旨在强化能力提升。培训聘请来自中国疾控中心和医疗机构的专家，培训内容强基础、重更新，涵盖从糖尿病基本概念，到"五驾马车"的规范化管理、并发症的识别与防治、患者心理健康的维护等各个方面。通过培训，学员们的糖尿病预防、诊疗、管理能力得到提升，更加深刻地理解了慢性病自我管理的重要性及糖尿病患者同伴支持的有效性。截至目前，培训已连续举办8年（受疫情影响中断一年），累计培训医务人员近800人次，充实了骨干人员的

储备,为项目的持续推广奠定了坚实的基础。

(二) 研发适宜工具,提升控制效果

1. 应用新媒体技术,提高核心知识传播　在科技飞速发展的时代,人们通过新媒体快速获取知识已成为日常。北京市疾控中心精准把握时代脉搏,将防治糖尿病核心知识与新媒体技术相融合,制作更直观、更生动、更易于推广的传播工具。2015年始,已编辑制作糖尿病患者自我管理知识技能系列动画片共14集,以动画这种喜闻乐见的形式,通过轻松的情节向组员传递自我管理知识和技能,包括如何开展小组活动、制订行动计划、设定目标、解决问题的技巧和参加小组活动时需要掌握的技能等。动画片的内容不断拓展和延伸,逐渐涵盖面向广大居民及高危人群的家庭自测血压、家庭自测血糖、合理运动和科学健走等各种健康管理技能。实践证明,新媒体可以将抽象、晦涩的概念和行为方式,转化成为生动、直观的情节,既有助于组长开展活动,也帮助组员充分理解小组活动目的和意义,增强了小组活动趣味性,也提升了组员的自我效能和技能,最终有效提高其对抗疾病的决心、信心与能力。

2. 自主设计研发"糖尿病膳食推荐交换份"转盘,助力糖友控制饮食　2016年,北京市疾控中心自主设计"糖尿病膳食推荐交换份"转盘。患者通过简单转动转盘,就能准确估算每日膳食热量和各类食物的推荐摄入量,快速选择食物种类和数量,并直观地进行食物的交换。转盘能够帮助"糖友"特别是老年群体简便快捷地规划好每天的膳食,科学控制血糖,赢得了众多"糖友"的认可,成为每日生活的必备工具。

3. 自主设计研发老年2型糖尿病患者弹力带操,强化力量练习　2018年,以糖尿病患者重有氧、轻抗阻的运动误区为切入点,北京市疾控中心组织运动专家编排了一套针对老年2型糖尿病患者的集抗阻和平衡训练为一体的弹力带操。本套操的设计以简便易学、安全有效、可操作性强、易推广为原则,共包括9个抗阻动作及4个柔韧性动作。患者仅需要1条便于携带的弹力带就可以练习,既适合患者在家练习,也方便病友聚在一起练习。截至2022年底,糖尿病患者自我管理小组活动中参加弹力带操练习人数达到1万余人,受到组员的广泛好评。

对糖尿病患者而言,坚持练习能显著增强肌肉力量,既有助于控制血糖,也对预防老年肌少症、提高平衡感有显著效果;对自我管理小组而言,弹力带操已发展成为小组活动的亮点,并作为不断吸纳新组员的宣传重点,为小组活动的可持续性打下了良好的基础。

(三) 提高工作要求,以考核促推广

为确保自我管理小组活动的持续推进,北京市卫生健康委在2017年下发的《北京市慢性病综合防控示范区建设管理办法》中,除了把鼓励社区慢性病患者积极参与社区自我健康管理活动写入其中外,还对自我健康管理小组社区覆盖率和逐年递增覆盖率指标提出了高于国家级的要求。与此同时,北京市疾控中心在持续加大技术支持和指导的基础上,把小组长培训、现场工作督导、质控和考核评估工作纳入年度绩效考核,每年通过评优的形式进行激励,形成了以考核促推广的工作机制。

（四）制作标准课件，促进组员自我管理能力提升

为将自我管理小组活动流程化、标准化，尽量去除人为因素的影响，北京市疾控中心于2019年组织专家撰写自我管理小组标准课件（PPT）及讲义版文档。PPT内容包括介绍自我管理小组活动、认识糖尿病、合理膳食、体重管理、健康运动、管理情绪及预防并发症共7个核心知识库。组员在小组活动中每周学习一个核心知识，一个半月将知识点普及到每名组员。标准课件讲授完毕后，组长结合组内成员健康状况和生活方式情况，精准制定后续活动内容，实现个体化干预方式，延缓病情的发展，提高患者生活质量。为了让标准课件更实用，还为相关课程配套研发了干预工具包并下发给每个小组使用，如在合理膳食课程上配套发放有刻度的油壶及盐勺，组长现场量化何为"适量"；设计带有行动计划的冰箱贴发放给每位组员，时刻提醒组员按时、按计划坚持完成小组活动，一步步落实"知-信-行"。

（五）组员相约线上，活动穿越疫情

自2019年底至2022年，新冠疫情对人们的生活方式产生了深远影响。在疫情流行初期，为规避聚集传播风险、保护组员健康，小组活动暂时停止。在防控传染病同时开展慢性病管理，线上活动方式被逐渐推广。首先，组长建立同伴小组微信群，每次线上活动前，组员在微信群报告各自的体重、血糖或血压值，使组长能够及时了解组员的情况。组织小组成员线上学习标准课件，为避免线上传授知识的效果下降，知识点被浓缩精练，组长多次重复讲授，并将授课内容以文字和音频的形式在微信群内分享，便于组员反复学习。学习完成后，组织全体成员在群内进行讨论学习和心得分享。线上活动的方式基本达到了小组活动的预期，成为线下活动的有益补充。

（六）系统科学评估，推动政策转化

为系统评估糖尿病患者同伴支持小组活动，在中国疾控中心慢病中心专家指导下，北京市疾控中心于2023年从目标人群的覆盖情况（reach）、糖尿病患者的干预效果（effectiveness）、卫生服务机构的采纳情况（adoption）、自我管理小组活动的实施情况（implementation）和自我管理工作的维持情况（maintenance）五个维度，开展基于RE-AIM框架的干预效果评价。通过评估，可全面掌握糖尿病患者同伴支持小组活动工作在北京市的应用效果，了解实施组织过程中的关键环节、有利因素和制约因素，同时，挖掘各区在推广过程中的成功经验，为不断优化小组管理干预内容和实施策略、为更好适应当前的医疗卫生体系和满足患者的医疗卫生服务需求和满意度提供依据。

三、取得成效

1. 工作机制初步建立　结合北京市慢性病综合防控示范区建设工作，糖尿病同伴支持小组活动初步建成了自上而下的工作机制，为日后推广其他慢性病相关小组活动打下基础。

2. 工作产出日益丰富 历经 10 年,北京市疾控中心先后编写、更新《北京市糖尿病同伴支持组长工作手册》《糖尿病同伴支持健康教育读本——组员手册》《糖尿病患者自我管理小组标准课件》《老年 2 型糖尿病患者弹力带力量练习指导手册》和《糖尿病患者自我管理知识与技能》系列动画片。并于 2017 年精心选取 66 篇组员的心得体会编辑成《我的健康管理小故事》,用亲身经历,带动更多的组员。

3. 获益人群逐渐扩大,血糖控制成效初步显现 自 2013 年以来,北京市共组建糖尿病患者同伴支持小组 3 000 余个,培养小组长 5 000 余名,组员累计近 3 .9 万人,参与弹力带操练习 1 万余人,村 / 居委会覆盖率达 49.7%。北京市成人慢性病危险因素监测结果显示,糖尿病知晓率从 2014 年的 52.6% 提高到 2017 年 60.8%,治疗率从 48.4% 提高到 57.6%,90% 的组员对小组活动十分满意,表示愿意参加。

四、思考与建议

研究证明,糖尿病患者自我管理模式有助于促进患者之间的交流,提高患者的自我效能,改变患者的生活方式,有效地提高社区慢性病管理的管理率,提升疾病控制水平,防止或延缓并发症的发生。

北京市借助《北京市慢性病综合防控示范区建设管理办法》的落地,在有据可依的前提下,依托此平台,全市各区加大力度提高自我管理小组覆盖率,真正做到事半功倍。标准化各类工作手册、培训课件和视频的知识要点和难点,是保证全市范围工作同质的重要手段。同时,应结合组员需求和疾病管理目标,不断更新小组活动内容,可有效提升疾病管理和控制效果。

定期开展项目评估,是不断优化工作实施方案、保证工作实施效果的必要手段。建议能在项目实施不同阶段定期开展评估,使得工作得以持续完善。

(赵越 董忠 谢瑾 隗瑛琦 方凯 侯锐)

规范糖尿病自我管理，
争做健康第一责任人

杭州市疾病预防控制中心

一、背景

糖尿病作为一种难以治愈的慢性病,其并发症累及血管、眼、肾、足等多个器官,致残、致死率较高,严重影响患者身体健康及生存质量,给个人、家庭及社会都带来沉重的疾病负担。2016年杭州市社区登记管理糖尿病患者19.17万人,至2022年底,登记管理患者已达24.52万人,糖尿病患病人数持续上升。杭州市政府一直高度重视糖尿病的防控,提出对糖尿病防控的认知和管理关键在基层,为此采取了一系列具有杭州特色的糖尿病防治手段和措施。2010年左右,"糖尿病学校""糖尿病俱乐部"等在社区相继出现,为糖尿病患者提供健康教育,开展群体干预。管理者开始从单纯治疗的管理理念向综合干预转变。2014年美国世界健康基金会主办的"社区全科医生糖尿病教育项目"在杭州启动,项目推动糖尿病管理的全面化、精细化,通过患者和家属的健康教育提升知识知晓率、行为形成率和技能掌握率,推动合理膳食、适量运动、规范用药等个性化健康服务。随后几年,杭州市先后开展"社区糖尿病管理首席英才计划"及"社区糖尿病专病管理项目",培养多领域、多专业的基层管理人才。

在糖尿病患者增长迅速,管理需求日益升高,管理人才相对充实的情况下,2016年杭州市疾病预防控制中心借鉴慢性病自我管理(CDSM)理论,尝试开展糖尿病患者自我管理试点工作,为探索"医患合作、患者互助、自我管理"的糖尿病防治工作模式提供依据。2017年杭州市正式加入"城市改变糖尿病"项目,积极引入同伴教育创新模式,将同伴教育与自我管理相结合,帮助糖尿病患者更好地提高自我管理能力。同年杭州市开展医联体建设工作,医疗机构的资源融合及共享推动了自我管理工作的高质量开展。

二、主要做法

(一) 组建自我管理小组

自 2016 年起杭州市启动慢性病患者自我管理试点工作,截至 2020 年共设 84 个试点(2016 年 11 个,2017 年 25 个,2018 年 25 个,2019 年 23 个),覆盖所有区(县、市)。每个试点社区招募约 10~15 例慢性病患者,组建 1 个糖尿病或者高血压自我管理小组,最终共组建 53 个糖尿病自我管理小组,参与患者 707 例。

(二) 小组活动形式

每个小组设正、副组长,组长以医务人员为主,副组长可以为医务人员,也可以为志愿者或患者。综合社区卫生服务中心(乡镇卫生院)现有的人力资源,给予自我管理小组多方面的专业技术支持。2017 年,随着杭州市医联体建设工作的开展,基层医疗机构与二级及以上医院建立资源共享型医联体,有条件的社区组建糖尿病联合服务协作团队,包含内分泌、全科、营养、运动、公卫、心理等专业医师,为自我管理小组提供更为强有力的专业技术支持。

组长根据组员基线评估情况,结合组员实际需求安排活动主题及开展时间,共计 8~10 次主题活动。主题包括糖尿病基本知识及自我管理概述、血糖监测、饮食调节、健康运动、并发症预防及处理、糖尿病用药、情绪管理、掌握沟通技巧、养成良好生活习惯等。两位组长根据活动主题提前制作讲义并设置互动点,活动时分工合作。如需其他协作团队成员参与指导,活动流程仍由组长统筹、引导,其他专业医师完成相应的干预。为了保证活动质量,招募组员时做实知情同意工作及自我管理理念宣传;充分利用健康支持性环境、社区宣教用品等,更生动形象地开展活动,增强互动性;注重组员对宣教知识的可吸收及可接受性,采取多种措施吸引组员,如组长语言通俗易懂、优化沟通技巧、树立正面案例、及时满足组员需求、设立奖惩制度、结伴管理等,提升组员的管理自信心,使其愿意融入团体并参与到自我管理活动中。活动一般流程为:①引导组员回顾上次主题活动内容,反馈新技能的尝试情况或行动计划的实施情况,未完成的分析原因,给予专业指导;②介绍本次活动内容及相关知识,鼓励组员发现自身相关方面的问题;③针对组员中常见的问题集思广益,鼓励组员互助,寻求解决问题的办法;④选择最想要尝试的办法制订自我管理行动计划,自我评估完成计划的信心,防止目标过高,影响积极性;⑤总结本次活动内容,询问组员收获,提醒组员完成之前及本次活动制订的行动计划,预告下次活动时间及主题。活动参考中国疾病预防控制中心慢病中心董建群研究员团队编写的《慢性病患者自我管理实践——糖尿病》一书。

室内活动采用围坐式,形式需要体现"患者互助、共同参与、自我管理"。组长主持以鼓励、引导为主,给予个性化、连续性、专业性的指导,特殊情况给予一对一指导。杜绝传统式、被动式健康讲座,限制幻灯片使用,统一发放挂图。鼓励社区结合自身资源及团队优势开展多样化互动及活动内容的创新,可以是室内活动,也可以是户外活动,如膳食比赛、登山运动、教学太极拳等,将主题相关知识和管理计划融入即可。为使组员尽快了解并适应活动模式,前四次活动每周开展,第5~6次间隔2周开展,第7~10次活动每次间隔1个月开展。

(三) 质量控制

为规范活动形式及保证活动质量,组织组长接受统一培训。培训内容包括自我管理理论、活动实践模拟及评估问卷解析,保障活动模式及流程的统一。市级、区级疾病预防控制中心开展现场督导,对发现的问题给出相应的建议,督促试点社区整改并完善现场主题活动。建立线上交流平台,及时分享特色亮点及活动中的问题。每期试点工作结束后举办经验交流会,组织试点组长集思广益,总结经验。

三、成效

(一) 相关指标改善

在小组活动前、系列活动后、系列活动后半年分别对小组成员进行问卷评估及相关生理指标检测。结果显示规范的自我管理可以提高患者对糖尿病相关知识的知晓率,降低糖化血红蛋白,升高高密度脂蛋白,有效改善自我管理行为及情绪,提高生活质量。效果可以维持到系列活动后半年。

(二) 培养一批优秀的自我管理组长

通过高质量、高要求的实践培训班及经验交流平台,培养了200余名社区医务人员,覆盖所有的区县。他们对自我管理有强烈的认同感,拥有较强的活动组织能力及协调能力,注重活动互动及患者需求,有效地提升患者自我管理技能。作为市级试点培养的自我管理组织标兵,将实践经验在社区或辖区内推广。

(三) 促进糖尿病患者自我管理规范化

既往杭州市慢性病自我管理主要以系列健康讲座的形式开展,参与的患者不固定,且被动接受,效果如何取决于宣教者现场发挥。试点工作的开展使杭州市初步建立规范的慢性病自我管理模式,培养了一批优秀的自我管理教育者,参与试点工作的医务人员了解了如何引导患者提高自我效能,而患者体验到有效的自我管理,为后续规范的慢性病自我管理推广奠定基础。

(四) 推动医联体资源进一步融合,提高基层医疗机构就诊率

资源共享型医联体的建设为自我管理小组提供更全面的专业技术支持,而自我管理小组全方位的专业需求则促进医联体资源的进一步融合。主题活动中社区团队的参与培养了除组长以外的更多医务人员,同时也间接培养了二级以上医疗机构的"支援"人员,将"患者互助、共同参与、自我管理"的理念传播更广。且患者可在基层获得全面的专业服务及团体活动干预,提升其就诊体验、满意度,使患者更愿意到基层医疗机构就诊并参与管理。

四、复制推广情况

(一) 以"点"带"面",全市推动规范化自我管理

随着市级试点工作的推进,区级试点陆续铺开,尤其是主城区,如上城区、拱墅区等,区级试点覆盖辖区内所有街道。区级开展自我管理专题培训,组织自我管理小组组长的评优评先。将自我管理小组活动形式应用于其他多种疾病,如高血脂、慢性阻塞性肺疾病、失眠等,注重区级特色融合及资源利用,居民满意度、参与度较高,取得良好成效。

(二) 省级平台经验交流,其他地市借鉴学习

杭州市慢性病自我管理试点工作系统化、规范化,曾作为特色工作在省级培训班上进行经验交流,省内其他地市亦借鉴学习。湖北恩施市、贵州黔东南苗族侗族自治州为杭州市对口支援地区,在近几年帮扶中,慢性病自我管理作为慢性病防治工作中的重点工作向支援地区进行介绍和推广。

(三) 注重产出,扩大自我管理活动形式的应用

自杭州市开展慢性病自我管理试点工作以来,先后出版《慢性病自我管理活动指南》《慢性病高危人群健康干预指南》,作为医务人员、慢性病患者或高危人群的参考读物。区级根据试点需求制作糖尿病自我管理手册、糖尿病自我管理记录表等,用于患者日常监测及自我管理。鼓励社区将自我管理活动形式应用于其他宣教活动中,如宣传日活动、其他团体健康管理活动等,重患者需求、重互动,寓教于乐,避免传统的健康讲座。互动式的宣教活动中居民的参与度更高,反馈良好。另外,与国家/省级慢性病综合防控示范区的建设、健康单位创建工作相结合,将自我管理理念及模式输入到健康单位中,包括政府机关、企事业单位、实体社会组织等,应用于单位患者、高危人群或健康人群的健康管理。

(四) 为减轻医务人员负担,引导社会力量参与

试点工作中自我管理小组组长为医务人员,保证系列活动中指导的专业性。鼓励组员作为志愿者承担副组长的工作,以减轻医务人员负担,在团体中起到模范带头作用,亦便于组员间的沟通。部分区县认识到基层医务人员无法承担庞大的糖尿病患病人群的自我管理教育工作,组织社会力量进行自我管理培训,参与到慢性病患者自我管理教育中。

五、思考与建议

(一) 高质量推广相对困难,建议与常规工作相结合

试点工作受益人数较少,按照试点活动质量来推广实施相对困难,目前建议自我管理形式与社区健康宣教相结合,或与社区常规随访结合,平时组织同伴管理,定期开展团体活动。

（二）基层管理人员缺乏，组织社会力量参与

相对于庞大的患病人群，基层医务人员相对缺乏，完全由医务人员承担自我管理教育并不现实，需要组织社会力量参与到自我管理教育中。

（三）加强规范的自我管理宣传，提升患者主观积极性

规范的自我管理以调动患者管理主观积极性、提升管理信念为前提。大众对自我管理的概念并不陌生，但是对规范的自我管理的认识相对不足。因此需要加强规范的自我管理宣传，展现其优势，也让患者主动地参与自我管理活动，争做自己的健康第一责任人。

（付文　徐珏　姜彩霞　刘仕俊　裘欣）

"医社"联动搭台，助力糖友自管

深圳市龙岗区慢性病防治院

一、背景

随着社会经济发展、生活方式改变和老龄化程度加重，深圳市成年人糖尿病患病率逐年增高。调查显示，深圳市 18 岁及以上居民的糖尿病患病率由 1997 年的 3.85% 迅速上升至 2018 年的 7.52%。龙岗区 2018 年的糖尿病患病率为 8.03%，高于深圳市平均水平。与此同时，糖尿病低知晓率、低治疗率和低控制率的"三低"现状仍十分严峻，深圳市 2018 年 18~69 岁居民的糖尿病知晓率为 64.64%，治疗率为 49.43%，而血糖控制率仅为 30.30%，基层糖尿病防治工作任重而道远。

国内外研究表明，社区糖尿病自我管理能显著提高患者的糖尿病自我管理知识水平和自我效能，对于改善患者的自我管理行为，提高患者生存质量具有重要意义。龙岗区借鉴规范化糖尿病自我管理实践教材，引入专业社工作为小组活动组织者，充分发挥社工团体的优势，让其成为糖尿病患者自我管理服务的"触手"之一，探索建立以社区为依托、科学、有效、可行的社区糖尿病患者自我管理模式，以打造龙岗样本，助力健康深圳建设。

二、主要做法

（一）多方协作，明确职责分工

在龙岗区国家慢性病综合防控示范区稳步推进建设过程中，区卫生健康局、区慢病院、各街道公共卫生服务中心（简称"公卫中心"）、各社区健康服务中心（简称"社康中心"）以及社工组织建立了良好的协作联动机制，为开展糖尿病自我管理提供了有力的政策保障。为深入探索建立符合龙岗实际的慢性病管理模式，龙岗区制定了糖尿病患者自我管理小组工作实施方案，明确了相关职责分工。区卫生健康局、区慢病院负责组织统筹，制定工作方案及经费申请,联系社工机构,组建师资队伍,开展专项培训工作,做好过程指导和监督工作。各公卫中心负责辖区内糖尿病患者自我管理小组活动的统筹,指导各社康中心做好小组活动开展的场次及活动时间衔接,安排工作人员到现场,负责现场监督,保证活动开展质量。各社康中心负责糖尿病自我管理小组活动对象的招募、活动通知、协调活动场地及负责小组活动中健康讲师(负责医学专业知识讲解)的内容。专业社工负责小组活动的主持、具体活动的开展及过程资料的收集整理。

(二) 紧密沟通,完善工作机制

2022年是龙岗区社工参与糖尿病自我管理小组项目试运行的第一年,各相关单位及时沟通,发现问题立即解决,有好的活动经验就在群内分享,建立了良好的报告和反馈机制。2022年糖尿病自我管理项目取得初步成效。2023年,龙岗区按照各街道社区人口分布增加试点社区,让更多糖尿病患者受益,这也是开展糖尿病自我管理项目的最初目的。同时将该项工作纳入对各街道公卫中心的年度考核内容,保证工作顺利实施。

(三) 严控质量,优选试点对象

糖尿病自我管理小组项目要想取得预期的效果,最关键的一步就是要选好试点对象。他们的依从性越高,项目成功的可能性就大,积极正面的反馈会给予组织者积极的动力与热情。而第一批受益者也可以作为接下来参与者的榜样,亲身讲述"抗糖"成功的故事。龙岗区在项目开展前反复斟酌考察,严格把控质量,遴选试点社康中心。符合下列要求的社康中心优先入选:成立健康社区工作小组;愿意且积极推进健康社区建设工作;社区具有一定数量的社工;社康中心建档管理的糖尿病患者 ≥ 200 例;配备有经认证的电子血压计、血糖仪及必要设备耗材;愿意且积极提升糖尿病患者管理等基本公共卫生服务水平。

(四) 精心招募,组建讲师团队

龙岗区广泛招募各社康中心、社区工作站工作人员以及糖尿病管理专业社工,旨在组建一个集专业、细心、耐心和奉献为一体的糖尿病自我管理讲师团队,并将其打造成为一支具有龙岗特色的团队。糖尿病自我管理小组健康讲师团队主要由各社康中心负责糖尿病患者管理的全科医生组成,是龙岗区基层糖尿病防治工作强有力的人才队伍保障。社工团队,作为活动的主力军,要求参与过深圳市慢病中心组织的相关培训并通过考核。团队通过学习达成共识,分工协作,明确职责,开展糖尿病自我管理宣传教育。

(五) 形式多样,丰富小组活动

寓教于乐,是学生和老师的共同希望,也贯穿龙岗区糖尿病患者自我管理小组活动的始终。龙岗区糖尿病自我管理小组活动充分挖掘糖友的潜能,践行"以糖友为中心"的理念,将糖尿病自我管理的专家角色交还给糖友,改变了过去传统的灌输式糖尿病教育方式,升级为参与式学习方式。针对不同糖友的实际控糖情况,系统地、有针对性地把握糖友的多样化、个性化需求,以小组互动和个案跟进的方式了解糖友在糖尿病疾病管理、并发症预防、饮食管理、运动管理、用药管理和压力管理六个维度的现实需要。结合实际,设计了"控糖知识知多少""并发症的认识与预防""健康饮食我做主""健康运动,控制体重""药物使用""情绪察觉,压力管理"6个主题内容现场。在活动过程中,全科医生重点讲解糖尿病相关医学知识,社工通过运用热身游戏、案例分享、模拟示范、道具体验、实物模型、小组讨论、视频教学、榜样力量、家庭作业等多元融合的参与式教学方式,除分享知识外,加入一些实际可操作的环节,意在通过"知-信-行"让活动对象循序渐进了解糖尿病的危险因素、发生发展过程,引导其自主前往医院治疗和积极控制疾病,调动糖友积极性和参与感。此外,为了让各活动内容能够衔接顺畅,鼓励糖友在自我管理过程中设立小目标,并在下次活动分享完成情况。通过活动的不断开展,逐步建立糖尿病患者社区互助平台,提高患者的自我管理行为能力。2022年龙岗区在20个健康社区的27个社康中心开展了162场活动,参与患者数达到近300名。截至2023年9月底,38个试点社区完成183场活动。

(六) 全程督导,确保项目成效

对糖尿病自我管理活动全程进行资料收集、现场观摩和访谈。每个小组开始时进行自我管理小组活动评估问卷前测,结束时需要进行自我管理小组活动评估问卷后测及满意度调查问卷。按照项目要求填写小组服务套表,做好小组存档;每个小组服务结束后撰写活动小结等。同时,对小组活动内容的适宜度、活动时间、课程安排、讲课方式等信息进行收集,询问试点对象的需求和建议,并在下一次活动中及时进行调整,确保课程质量,保证参与者能学以致用。

(七) 总结提升,建立典型示范

汇总评估是糖尿病自我管理小组活动的最后一步,既是对此次活动的总结,又是下一次活动开展的基石。一是对收集上来的问卷材料进行分析,比较对照组与干预组在糖尿病知识知晓率和日常行为生活方式、糖尿病自我效能以及糖尿病治疗和血糖控制方面的差异,同时对试点对象参与活动前后进行自身对比,并反馈给参与对象,进一步形成正反馈链。二是结合问卷满意度调查及现场随机采访,了解试点糖尿病患者对参加系列活动的感受,鼓励其公开分享,形成"以患者带动患者"和"患者互助"的自我管理和相互管理模式,进一步建立慢病管理典型示范。

三、工作成效

(一) 建立健全糖尿病患者管理工作网络

以慢性病综合防控示范区联络员会议机制为基石,建立健全基层糖尿病管理体系,形成"区-街道-社区"工作架构。该项目积极联动专业医务社工机构,引入专业社工作为小组活动人员,充分发挥社工团体的优势,形成了较为完善的公共卫生机构主导、医疗卫生机构合作及专业医务社工机构联动的社区糖尿病管理工作网络。

（二）升级打造糖尿病宣传师资队伍

以糖尿病自我管理小组活动为契机，不断招募扩大糖尿病、高血压等慢病宣传讲师梯队。该团队集社康中心、社区工作站工作人员以及糖尿病管理专业社工于一体，各司其职，各施所长，创造性地开展糖尿病宣传教育。目前龙岗区开展"医社"联动的机构中，区级医疗机构有14 家，社康中心 65 家，专业社工机构 2 家。糖尿病患者自我管理师资人员达到了 75 人，人员结构在原有全科医生讲师团队基础上进行了升级。

（三）提升糖尿病患者自我管理水平

糖尿病自我管理小组活动变被动为主动，通过逐步的连续的正向激励，充分调动了糖尿病患者进行自我管理的积极性与自信心。2022 年项目评估结果显示，自我管理活动前后，参与活动的糖尿病患者知识掌握合格率从 68.5% 提高到 92.3%，认为糖尿病健康教育很重要的比例从 60.1% 提高到 88.2%，认为饮食控制很重要的比例从 58.8% 提高到 85.1%，认为运动锻炼很重要的比例从 55.8% 提高到 83.3%，认为遵医用药很重要的比例从 57.1% 提高到 86.6%，认为血糖监测很重要的比例从 57.1% 提高到 84.5%。参与自我管理活动的糖尿病患者规范管理率达到 75.4%，远高于全区平均水平。同时，患者不仅可以自助，还可以互助，活动的影响力进一步延伸扩大。

四、经验启示

首先，外因通过内因起作用，学会引入多方力量是催化剂。龙岗区糖尿病自我管理项目通过公共卫生机构、社康机构、社工机构等多方合力，以社区为阵地，以社区患者为服务对象，建立起医生（doctor）+ 社工（social）+ 志愿者（volunteer）的 DSV 卫社联动糖尿病社区防控模式。同时，患者的积极主动配合也是项目成功开展的关键。

其次，建设一支专业的师资队伍，开展形式多样的宣传教育也非常重要。本项目引入社工，运用社工专业优势，以大众化、生活化、形象化的方式传授糖尿病相关知识，并进行巩固，对患者科学有效"抗糖"起到了重要作用。

此外，全程督导评估也是提高患者管理效果的关键。通过对活动过程的周密计划、详细的过程记录及后期严格的资料归档整理操作等，保证活动过程规范化，促使活动开展达到应有的力度和深度，避免缺少过程质控导致活动开展停留在表面，流于形式。

（李月　冯浓萍）

从糖尿病发病监测体系的建立，到糖尿病防控关口的前移

天津市疾病预防控制中心

一、背景

为掌握天津市糖尿病发病的真实情况，天津市疾病预防控制中心在原天津市卫生局的领导下，自 2005 年 6 月 1 日开始率先在全国建立了覆盖全部户籍人口的糖尿病发病监测体系，全市开展糖尿病首诊病例登记报告工作。天津市疾控中心通过糖尿病发病监测，2006—2022 年间，共收集本市新发糖尿病病例 460 168 例，通过长期、连续、系统的收集，获得了天津市糖尿病流行趋势和影响因素的大数据，为科学掌握天津市糖尿病发生状况的流行病学特征，确定防控优先领域，选择和采取正确的干预措施提供了科学依据。同时，也为利用监测结果评价干预效果提供了前提条件。

已被诊断的糖尿病患者如果不能得到良好的治疗和管理，就会给个人、家庭和社会带来沉重的精神和经济负担。2009—2010 年，天津市疾控中心探索性地开展了糖尿病患者自我管理工作，以社区为单位，利用多种形式指导糖尿病患者对自身的血糖、饮食、运动等进行自我管理。但随着工作的不断深入开展，人们逐渐意识到，"下游打捞不如上游防控"，如果能采取有效措施预防糖尿病高危人群和糖尿病前期人群向糖尿病患者的转化，才是有效控制糖尿病的根本。进入"互联网 +"时代，糖尿病防控又面临新机遇和新挑战，鉴于此，自 2018 年开始，天津市疾控中心主动探索新的防控模式，利用网络社区开展糖尿病高危人群早期干预工作，这也是一次全新的尝试。

二、主要做法

（一）医防结合建立糖尿病发病监测体系，打造从发病到死亡的监测闭环

天津市疾病预防控制中心邀请临床医院专家多轮研讨和论证开展糖尿病监测的可行方

案,并在多家三甲医院开展填卡报告的预试验,收集临床医生的建议,最终确定了糖尿病发病报告的内容和程序(图1-6)。自2005年6月1日开始,原天津市卫生局在全市范围内下发了《关于开展糖尿病等非传染性疾病发病登记报告工作的通知》(津卫疾〔2005〕209号),要求全市各级各类医疗机构门、急诊和住院部门上报糖尿病首诊病例信息。市疾控负责制定全市糖尿病发病监测工作方案、技术指导、质量控制、督导培训和绩效考核,每年组织对全市临床医院开展年中和年末的现场督导,并向临床医院反馈各医院报告排序和数据分析利用结果。同时,利用"天津市非传染病发病监测管理系统"对全市各区疾控中心上报的辖区医院糖尿病新发病例监测信息进行数据审核、反馈、复核等质量控制工作。区疾控配合市疾控进行数据审核、修改和质控。在持续改进质量控制措施的基础上,不断提升糖尿病发病和死亡监测的上报质量和数量,完善和推进糖尿病发病和死亡监测的制度化和数字化。2006—2022年间,天津市糖尿病新发病例累计460 168例,糖尿病死亡从2022年开始成为天津市第5位死亡原因。糖尿病发病监测工作的具体做法可以总结为:①医防结合、行政保障持续推动全市糖尿病监测体系不断完善;②数据收集制度化、数字化,从发病到死亡形成完整数据集。

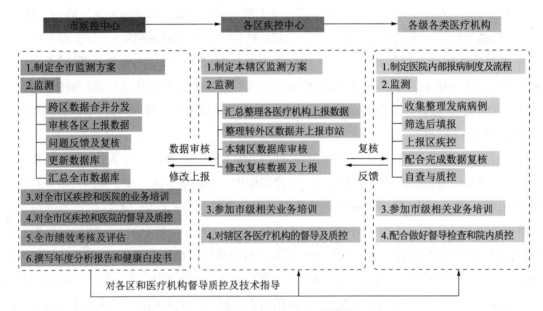

图1-6　天津市糖尿病发病监测流程图

(二) 重心下移,以社区为平台"试水"糖尿病患者自我管理

持续的糖尿病发病监测数据显示,天津市每年新发病例达3万~4万例,在患者激增和医疗资源有限的情况下,需要探索一种更加高效、低成本的糖尿病防控模式。患者自我管理是慢病管理中一种比较先进的模式。天津市疾病预防控制中心通过社区动员,在全市范围内纳入65岁及以下糖尿病患者,设计统一的《社区糖尿病病人自我管理工作方案》,制作标准统一

的培训课程,以小组为单位开展规范化的糖尿病自我管理活动,进行效果评估。糖尿病患者自我管理小组在社区卫生服务中心责任医生和区疾控公卫医师的指导下,学会从吃动平衡到监测血糖的自我管理技能,不仅提升了患者自我管理效能,也减轻了医生的工作量,还节省了医疗成本。糖尿病患者自我管理工作的具体做法可以总结为:①统一糖尿病自我管理的方案、标准及培训课程;②在自我管理小组内部进行量化干预指导,包括四季食谱、有氧运动、微运动、身体活动能量消耗对照表、食物能量图片查询等。

(三)关口前移,探索"互联网 +"糖尿病高危人群网络干预的全新模式

在卫生资源有限和传统干预方式的双重制约下,对于大量的糖尿病高危人群进行精准的个体管理存在很大困难。天津市疾病预防控制中心主动探索在"互联网 +"环境下,建立网络社区,开展糖尿病高危人群筛查、干预、管理和随访的全新模式。具体做法包括:①利用微信小程序打造了含5大模块(健康档案、合理膳食、运动管理、精品课程、交流讨论),18项内容的"轻松御糖",进而构建了以网络干预工具融合线上线下的综合管理方式;②实现用户免费获得个体化健康评估及实用小工具,如风险评估报告、饮食运动评价、食物能量查询、食物升糖指数、个性菜谱、运动周记、带教视频、知识锦囊、饮食、运动、戒烟限酒及糖尿病精品课程等;③后台具有用户数据管理、健康报告生成、格式化存储、订阅等功能,成为糖尿病高危人群个体精准管理的全能小助手。

(四)科学普及和科技创新比翼齐飞,助力天津糖尿病防控

通过三个方面为推动天津市糖尿病预防控制的创新发展提供重要动力和技术支撑:①深度分析糖尿病监测数据并进行充分利用,每年由团队撰写包含糖尿病流行病学特征和变化趋势的《天津市非传染性疾病预防控制年度报告》《天津市居民健康状况报告》(白皮书),由政府部门向全社会发布,以提高公众认知;②深度转化和利用分析结果,形成线上线下传播的糖尿病防控科普知识,并不断拓展宣传方式,从传统的印刷品,到通过微信公众号"天津疾控""普及健康生活方式"发布,从创建和组织全域科普品牌的《科普好声音》大赛,到微信小程序糖尿病科普精品课堂等;③不断总结提炼工作经验和研究成果,2021年成功获批天津市医学重点学科非传染病预防控制(TJYXZDXK-051A),学科以群体健康测量与评价研究为主要专业技术方向,从糖尿病等慢性病的发病、死亡、行为、社会、环境等综合因素,对人群健康状况进行整体度量和评价。

三、主要成效

(一)建成覆盖全市的立体式糖尿病发病监测体系

形成了以各级医疗机构为网底,以市、区疾控为主干,行政部门支持的稳定持续的监测体系。2006—2022 年间,收集天津市糖尿病新发病例累计 46 万例。同时,实现了纸质报病卡片

向电子化数据信息的转变。以2022年为例,糖尿病电子化率为98.35%,其中由医疗机构医院信息系统(hospital information system,HIS)直接报告占90.22%;其中三级医院报告病例数占全市报告病例的65.52%,二级医院占26.63%。十几年来,天津市不断完善糖尿病发病和死亡监测体系,提高监测质量,扩大监测覆盖面,增加监测指标等。监测信息量与日俱增,汇集成为大数据,"数字疾控"为健康天津保驾护航。在2022年中国疾控中心慢病中心成立20周年暨2022年全国疾控系统慢性病防控工作会议上,天津市疾病预防控制中心"慢性病综合监测"工作成绩突出,获得全国表彰。

（二）以慢性病综合防控示范区为平台,针对糖尿病危险因素全面"出击"

遵循政府主导、部门协作、动员社会、全民参与的慢性病综合防控工作机制,将糖尿病监测和防控融入示范区建设的各项工作中。将"健康生活方式行动"纳入市政府的民心工程,广泛开展"吃动平衡、维持健康体重、无烟天津、爱心行动、科普好声音"等健康科普品牌活动,构建全方位健康支持性环境,健康主题公园面积和健康步道长度持续增加,健康餐厅、健康食堂不断涌现,有效控制了糖尿病危险因素。天津市国家级慢性病综合防控示范区覆盖率达56.3%;市级示范区覆盖率100%。以示范区为平台,不断探索和推广糖尿病管理新模式,如:"三一照护",综合运用移动互联网、物联网、人工智能、云平台等新技术,实现院内院外一体化、线上线下一体化和软件硬件一体化,从而为患者提供全方位、个性化、贴心的医疗服务和健康教育。

（三）推广和应用监测结果,科学指导糖尿病防控政策的制定

十几年来,天津市疾控中心每年撰写发布《天津市非传染性疾病预防控制年度报告》和《天津市居民健康状况报告》(白皮书)。为政府部门制订全市糖尿病相关的规划、社会发展计划和预防控制措施等提供了重要的科学依据,如《健康天津行动计划(2020—2030年)——糖尿病防治行动计划》。2018年,中华预防医学会慢性病预防与控制分会在天津举办了"从天津再出发,提升慢性病综合防控驱动力"全国慢性病预防与控制学术年会。来自全国慢病防控领域的院士、知名专家等,来自25个省的各级疾病预防控制机构、临床医院、医学院校和科研院所等260余人参加了此次大会,借此机会向全国推广天津的糖尿病等慢病防控经验。

四、思考及建议

目前,天津市糖尿病发病监测尚没有国家和区域平台,通过市区内网上报,人工审核、汇总、反馈、修改耗费的工作量较大,如果能够依托全民健康信息平台以及现有的医疗信息系统,进一步构建疾病预防控制机构和医疗机构统一的慢病发病监测信息平台,将会进一步提高和优化数据上报和分析的效率。另外,以微信小程序为平台开发的糖尿病高危人群干预工具,其功能有一定的限制,如果能从顶层设计研发相关APP,配备专职人员,并且保证持续投入,将更大程度地促进IT技术与医疗健康的深度融合和落地。促进实现"每个人是自己健康的第一责任人",让政府、社会和个人共同承担起防控慢病的责任,早日实现"健康中国"的宏伟蓝图!

(江国虹　王卓　郑文龙　王德征　王霄鹤　周庆欣)

强基固本优服务，推进糖尿病管理

四会市卫生健康局

一、背景

推动卫生健康事业实现高质量发展，是实施健康中国战略的应有之义，是满足人民日益增长的健康需求的必由之路。四会市积极探索推进糖尿病防治新路径，转变观念，依托紧密型县域医共体模式，促进县域内基本医疗和基本公共卫生深度融合，进一步加大宣传力度，贯彻大卫生、大健康观念，利用信息化手段，着力提高服务效率，为糖尿病患者提供安全、有效、方便的公共卫生和基本医疗服务，打通了糖尿病患者管理全流程服务的"最后一公里"，推动了糖尿病防治新模式。

四会市自2009年启动了基本公共卫生服务项目，将糖尿病患者列为重点人群，由基层医疗卫生机构为其提供健康管理服务。2020年启动紧密型县域医共体建设工作，由县级医院牵头与14家基层医疗卫生机构组成县域医共体，畅通双向转诊，共享优质资源，促进医防融合，借助信息化手段，以健康教育为抓手，通过10多年不断实践与努力，探索出了四会糖尿病防治新思路。

二、主要做法

（一）借助县域医共体建设，推进医防融合

医防融合是我国深化医改的一条重要线索，也是我国实施健康中国战略，从"以治病为中心"转为"以人民健康为中心"的基础保障。一方面，四会市依托四会市人民医院和四会市中医院医共体，充分发挥紧密型县域医共体龙头作用，医共体总院与广东省第二人民医院、首都医科大学附属北京安贞医院等省内外三甲医院建立紧密合作关系，加强重点专科建设，成立了"慢病管理中心"。总院定期下沉有经验的医师到各分院提供慢病诊疗服务，不定期到

各社区开展健康咨询活动,为 65 岁及以上糖尿病患者提供诊治和健康咨询服务,并有针对性地进行健康指导、用药管理等服务,引导居民做好自己健康的第一责任人,大大提高基层群众接受糖尿病健康管理的依从性。今年以来,医共体总医院共为基层糖尿病患者开展糖尿病健康管理服务达 3 073 人次。另一方面,加快发展"互联网＋医疗健康",医共体总院与分院上下联动,赋能体检诊疗一体化服务。2022 年医共体总院通过开展国家基本公共卫生服务体检筛查,诊断糖尿病患者 779 人,全年共开展远程心电会诊 1 156 人次,远程影像会诊 1 220 人次。

(二) 借助基本公卫宣传,促进早期预防

推动健康服务重心由后端医疗向前端预防转移,通过健康教育宣传引导,让更多基层群众了解糖尿病防治知识健康管理要点。利用海报、宣传栏、短信、微信公众号、公交车身和公交站海报宣传等方式,借助南方日报等知名媒体刊登国家基本公共卫生服务项目内容,举办全市居民健康素养知识竞赛,引导群众"学素养,提技能,促行为,享健康",多渠道有效提高居民对糖尿病防治知识的知晓率。积极开展基本公卫知识"进学校、机关、企业、社区、农村、家庭"六进活动,开设专家健康讲座课堂,引导患者进行自我管理。2022 年,四会市组织开展健康素养知识巡讲活动 10 场,基层医疗卫生机构开展健康知识讲座及公众健康咨询活动 542 次,全年撰写健康教育宣传栏 1 141 期,发放糖尿病主题健康教育宣传资料 414 622 份。

(三) 借助信息化手段,提高服务效率

1. 优化完善信息化建设　建立了以融合居民健康档案、电子病历、体检信息的数据中心为基础的区域人口健康信息平台(下简称"平台")。在完善和优化平台数据的基础上,实现了横向与不同部门行业联动应用,纵向与上下级部门的数据融合共享。一是对接辖区"一门式一网式"平台,已建档的糖尿病患者均可通过市"一门式一网式"平台随时查询自己的电子档案信息;二是实现了全市医疗卫生信息的互联共享,辖区各医疗机构通过数据接口的方式接入区域平台,有效提高电子档案的完整率和使用率;三是实现了利用平台开展糖尿病健康管理线上绩效评价,切实做到为基层减负;四是推行利用移动专网和便携式电脑开展国家基本公卫服务项目服务,避免纸质填写、电子录入等重复工作,实现一次性录入、无纸化服务,推动国家基本公共卫生服务项目提质增效。

2. 实现电子建档系统与 LIS 的互联互通　搭建云 LIS 检验系统,解决了基本公卫服务体检检验结果从检验科室流通到公卫科录入系统的耗时问题,实现了糖尿病患者检验数据在审核后即可通过系统自动传回辖区基层医疗机构公卫科,公卫人员对检验结果审核后导入体检表,并支持异常结果自动生成。

3. 依托"云公卫"助力村医开展随访　近年来,四会市探索使用"云公卫随访"系统,村医能通过"云公卫"助手开展档案更新、糖尿病随访录入工作,并能通过该系统掌握村居委内居民人数、糖尿病患者数,掌握居民随访开展情况,及时通知居民随访体检。全市 162 名村医均能通过"云公卫"助手开展糖尿病健康管理工作,极大提高了村医开展糖尿病防治工作的效率和便利度。

（四）借助智能化手段,推进惠民服务

1. **手机终端提供查询服务**　按照规范、安全、方便、实用等原则,在依法保护个人隐私的前提下,通过"健康四会"微信公众号优化电子健康档案。在"健康四会"公众号增加居民健康服务功能,"糖友"可查询本人的健康档案、体检报告及随访结果等。该公众号还整合了门诊挂号、检查检验结果等资源,完善信息收集和共享,有效提高电子健康档案的准确率和利用率。实现了"足不出户,指尖查询",打通了糖尿病健康管理服务的"最后一公里"。

2. **"粤智助"终端提供查询办理服务**　许多老年糖尿病患者不会使用智能手机、特殊群众不便上网办事等问题令这些群众无法充分享受智能化服务带来的便利,面临的"数字鸿沟"问题日益凸显,是糖尿病患者自我健康管理的最大障碍。以往老年"糖友"想查自己的健康体检报告、进行家庭医生签约不仅需要准备各种证件,还要本人前往本地指定的医院和社区卫生服务中心,这给部分出行不便的"糖友"带来诸多不便。四会市卫生健康局全力打通基层服务的"堵点""痛点",在布设于多个村居的"粤智助"政府服务自助机上线"65岁及以上老年人健康体检报告""家庭医生签约"等服务事项,通过身份证(还可提供刷脸身份认证方式),即可在家门口的"粤智助"轻松查看65岁及以上老年人健康体检报告、快速完成家庭医生签约,进一步实现了将医疗健康服务送到家门口,推动糖尿病健康管理服务事项"就近享受",打通糖尿病防治"最后一公里",助力推进"百县千镇万村高质量发展工程"。

三、主要成效

通过借助多渠道"组合拳",全市糖尿病防治工作取得一定成效。全市辖区14家乡镇卫生院完成省远程医疗平台的建设任务。初步实现基层医疗卫生机构与省平台的医疗卫生服务、慢病管理、健教等信息的共享,利用大数据分析,发现更多需要健康管理的糖尿病患者,促进更多糖尿病患者参与自我健康管理,通过医疗服务解决健康问题。糖尿病防治知识健康教育覆盖全市13个镇街,参加宣传讲堂的居民达5 000余人次。通过系列宣传活动,居民对健康的重视程度增加了,开始关注自身血糖及定期体检。2022年全市居民糖尿病知晓率达到65.34%,2022年全市居民健康素养水平达到28.9%,同比2021年增长2.1%,居民知晓率和满意度逐年提升。2022年2型糖尿病患者为7 675人,较上年管理人数增长了26.97%;2型糖尿病患者管理率达到92.52%,较上年同比提升19.64%;规范管理率达到78.60%,较上年同比提升17.59%;血糖控制满意率达到63.22%,较上年同比提升2.89%,较过去三年平均水平提高4.37%。2020年以后,基层诊断能力薄弱问题得到明显提升,居民接受服务意愿提升,连续规范化健康管理3年以上的糖尿病患者达到1 000例以上,糖尿病防治能力明显增强,让广大基

层百姓在"家门口"就能享受到优质的诊疗服务,减轻了基层群众的经济负担。

四、复制推广情况

以基层医疗服务需求为导向,通过落实"优质资源下基层""健康教育送上门""智能服务到家门"等措施,切实做实糖尿病防治工作。目前该模式已推广至全市 13 个镇街,一是通过紧密型县域医共体将名医请进乡镇社区,努力破解"糖友"看病难问题,让百姓在家门口就能享受县级医院的优质医疗服务,专家问得专业,解释得清楚,说得也明白,让糖尿病患者知道该怎么治怎么管。二是通过国家基本公共卫生服务项目健康教育宣传,推动健康服务以预防为先,结合健康教育宣传引导,让更多基层糖尿病患者了解到糖尿病防治知识,真正做自己健康的第一责任人,从根本上改变健康生活方式,做好糖尿病防治。三是通过智能信息化,完善糖尿病患者从诊疗到随访服务信息,利用手机和"粤自助"轻松获取自己的健康体检信息,为糖尿病患者自我管理提供了信息化便利,大大提升了群众的依从性,"云公卫"助力开展健康随访,极大提高了基层工作人员开展糖尿病防治工作的效率和便利度。

五、思考与建议

2023 年是贯彻党的二十大精神的开局之年,是实施"十四五"规划承前启后的关键一年,也是实施《"健康中国 2030"规划纲要》的重要之年,为做好全市糖尿病患者管理工作,结合糖尿病防治工作的实际开展情况和工作中遇到的一些难点,提出以下思考建议。

1. 谋划搭建家庭医生服务信息中心,开展线上分级诊疗,通过系统实现将基层糖尿病患者向上转至医共体总院,诊疗康复后再转回基层医疗机构进行健康管理。

2. 开展线上门特申请办理,助力解决基层糖尿病患者乃至其他慢病患者就诊费用高和就诊难问题。

3. 针对医务人员绩效考核制度,利用信息化搭建基层绩效考核系统,统计工作人员工作量,实现一体化考核,健全糖尿病患者服务管理体系,维系基层糖尿病患者与医院之间的联系。

(何沛颜　肖乔中　李娟　梁杰)

"柯桥模式"助力糖尿病患者流感疫苗接种

绍兴市柯桥区疾病预防控制中心

一、背景

慢性非传染性疾病是威胁我国居民健康最主要的疾病,其中糖尿病更是最常见的慢性病之一,最新的流行病学调查数据显示,柯桥区 18 岁及以上居民中糖尿病患者共计 55 150 例。糖尿病患者内分泌代谢严重紊乱,机体免疫力下降,较一般人群更易发生感染性疾病,且感染后病情更重。

《中国 2 型糖尿病防治指南(2020 年版)》中明确指出,年龄在 6 个月及以上的糖尿病患者每年都要接种流感疫苗。目前社区卫生服务中心预防接种门诊的服务对象主要是 0~14 岁儿童,成人接种疫苗则秉持自愿原则。目前,糖尿病患者及家属对流感疫苗的保护作用知之甚少,导致糖尿病患者流感疫苗接种率不足 10%。为了更好地预防、控制糖尿病及其并发症,降低疾病负担,提高流感疫苗在慢性病患者中的知晓率和接种率是一项重要并行之有效的公共卫生干预策略。

二、主要做法

(一) 以群众需求为导向,建立新机制

1. **了解现状** 柯桥区疾控中心主动收集并分析以往的糖尿病患者管理情况、成人流感疫苗接种情况、流感发病报告情况等基础资料,了解糖尿病患者健康管理模式,摸清糖尿病患者流感疫苗接种情况的"底"。

2. **搭建系统** 通过实地走访镇卫生院(街道社区卫生服务中心)慢性病门诊、预防接种门诊等场所,综合利用门诊诊间系统、免疫规划预防接种信息系统、居民电子健康档案信息系统等平台,搭建成人疫苗接种登记台账及信息系统。

3. **多方研讨**　以区疾控中心为主阵地,多次邀请省疾控中心、市疾控中心、镇街医院等相关人员开展研讨,多方凝成合力。

4. **出台方案**　整合所有资源,结合群众需求,出台《绍兴市柯桥区糖尿病患者成人疫苗接种运行模式研究:以流感为例项目实施方案》,建立成人免疫预防新机制。

(二) 以宣传培训为抓手,提高知晓率

1. **提高责任医生知晓率**　在项目开展过程中定期对相关基层医疗卫生机构的全科医生、责任医生进行相关知识的培训,覆盖率达 90% 以上。培训内容包括当前流感流行特征,流感与慢性病相互关系,流感疫苗可预防的感染性因素,疫苗接种适应证及接种不良反应等相关知识,以及推荐表单的填写、接种信息的系统登记等操作规范,保证医生在进行流感疫苗接种推荐时的知识储备,也提高医生对易感人群进行流感疫苗接种的自觉性。同时,要求医生在门诊诊疗及随访管理过程中,积极向糖尿病患者提供推荐疫苗接种的宣传、干预等服务。

2. **提高糖尿病患者知晓率**　在每年流感季节来临之前,以柯桥日报、柯桥区广播台为主线,以市卫生健康委、区卫生健康局、区疾控中心以及各镇街医院网站、微信平台为副线,围绕流感疫苗接种知识、糖尿病患者接种流感疫苗的必要性等知识,在流感高发季节来临之前向辖区群众滚动宣传。制作并印发流感疫苗接种宣传画报和折页等材料,结合糖尿病患者日常随访、健康人群常规健康宣传等活动,对辖区内糖尿病患者及家属、普通群众进行流感和流感疫苗相关知识的健康教育,以提高糖尿病患者及家属相关知识的知晓率。

(三) 以责任医生为媒介,完善接种流程

1. **情况摸底**　门诊全科医生和慢性病随访管理责任医生结合门诊诊疗、慢性病随访管理等多种方式,对全区慢性病管理信息系统中的所有在管糖尿病患者面对面开展基线调查,了解在管糖尿病患者相关知识知晓情况。

2. **规范接种流程**

(1) 常规治疗、随访工作完成后,全科医生或随访医生根据患者目前状况评估能否接种疫苗。

(2) 根据摸底了解的情况,向符合接种指征的患者推荐接种流感疫苗,并向患者发放疫苗预防感染及慢性病防控宣传折页,讲解疫苗可预防感染性因素和慢性病防控相关知识。

(3) 对愿意接种疫苗、符合接种指征的患者,在医院信息系统(hospital information system,HIS)中将诊断统一填写为"2 型糖尿病 + 为抗流感采取必要免疫",开具纸质"糖尿病患者流感疫苗接种处方建议单",指导其携带"建议单"第二联前往预防接种门诊接种疫苗。

(4) 预防接种门诊对持有"建议单"和流感疫苗缴费单的患者开展流感疫苗接种,并留存"建议单"。

(5) 监测患者接种不良反应的发生情况,及时进行妥善处置。

3. **接种效果评估**　接种结束后,医生采用面对面调查的方式对所有糖尿病患者进行调

查。调查内容与摸底时调查内容基本一致,用以评价糖尿病预防接种健康宣教和干预的效果。

(四) 以质量控制为基线,保证项目质量

在项目实施过程中进行了严格的质量控制,由省级项目组对项目点工作人员进行统一培训,对现场调查进行技术指导与质量控制,确保调查对象应答率不低于90%(实际应答率为91.50%)。项目点成立质控小组,按统一的质量控制方法,完成项目点调查的质量控制。选取工作责任心强,业务素质较高,有一定沟通能力,熟悉当地方言的工作人员作为调查员并在现场调查前对其开展培训,使其熟悉调查流程和技巧。项目协调员当天审核调查问卷,发现存在遗漏或逻辑错误及时退回补充调查。

三、主要成效

(一) 出台了鼓励成人流感疫苗接种的政策和措施

通过糖尿病患者流感疫苗接种工作,不仅获得了成人流感疫苗接种队列数据,还积累了丰富的慢性病患者健康管理和免疫预防的经验。柯桥区出台了相应的慢性病患者流感疫苗接种激励政策和措施,从基层医疗机构医务人员角度出发,将医务人员推荐流感疫苗接种纳入个人绩效考核,并设定了最低接种率的目标,同时也提供了一定的物质奖励(基于接种成功的例数)等。完善相关医保报销政策,将成人流感疫苗接种纳入当地医保报销目录中,凡职工医保历年账号有余额的,可以用于流感疫苗接种。

(二) 建立适宜且可推广的成人疫苗接种模式

柯桥区综合利用现有的慢性病患者管理队伍、预防接种专业人员及设备、预防接种登记系统等资源,在不重复投入人员或设备的情况下,完善了接种流程,建立了适宜且可推广的成人糖尿病患者疫苗接种模式,方便了医生健康知识的推广,也满足了患者的接种需求。

(三) 通过"两个率"提高群众获得感

一是知晓率提高。糖尿病患者成人流感疫苗知晓率由项目开始前的28.13%上升到了项目开展后的76.72%。糖尿病患者通过接种流感疫苗,切身体会接种效果,从"从未听闻有成人流感疫苗"转变为"经常催促责任医生为其继续接种疫苗";糖尿病患者自从"认识"并接种成人流感疫苗之后,自主担任宣传大使,向亲属、同事、邻居、朋友等人群宣传,患者亲属等对流感疫苗知晓率得到提高;医务人员对流感疫苗保护作用的知晓率得到提高,进一步树立了预防为主的观念,将流感疫苗推荐给糖尿病患者的同时,也向老年人、心血管疾病患者、其他医务人员等高危人群进行推荐。

二是接种率提高。2017年柯桥区共对全区在管的17 266例糖尿病患者进行宣传动员,为其中3 557例患者接种了成人流感疫苗,接种率达20.60%。糖尿病患者自从"认识"并接种成人流感疫苗之后,主动向亲属、同事、邻居、朋友等人群宣传,经常有患者亲属从其他地区赶

来柯桥区接种流感疫苗,有 500 余名非糖尿病患者也接种了成人流感疫苗。

(四) 糖尿病患者随访配合度提高

通过情况摸底、宣传发动、针对性评估、预防接种、效果评估等活动,患者与随访医生在常规随访的基础上,多了一座沟通的桥梁,患者对医生的健康管理工作更理解、更配合、更支持。糖尿病患者自从"认识"并接种成人流感疫苗之后,在流感高峰期间避免了流感的发生,也使血糖控制得更稳定。2018—2022 年,全区接受管理的糖尿病患者空腹血糖控制率均稳定在55% 以上,远高于国家基本公共卫生服务项目血糖控制率 40% 的目标。

四、复制推广情况

(一) 将模式推广应用于其他地区

柯桥区成人疫苗接种模式在 2017 年先后接受了湖州市、金华市同行的参观和学习,在2018 年 9 月推广至绍兴市其他区县,在 2018 年 12 月的"江浙沪慢性病管理与免疫预防学术会"也得到肯定和推广,在 2019 年的浙江省慢性病预防控制业务工作会议中向全省介绍和推广。

(二) 将成果推广应用于浙江省十方面民生实事项目

通过柯桥区慢性病患者免疫预防新模式的试点工作,基层医疗机构成人流感疫苗接种流程得到完善,项目后期接种效果的评估,更是为浙江省政府出台老年人免费接种流感疫苗、慢性病患者免费接种流感疫苗等新政策提供了科学依据。2020 年起,浙江省政府每年都将"重点人群免费接种流感疫苗项目"纳入十方面民生实事项目,扩展免费接种流感疫苗服务对象范围。

(三) 将经验推广应用于其他成人疫苗接种中

相较于儿童预防接种工作,成人预防接种工作经验较少。柯桥区建成的适宜且可推广的成人疫苗接种模式,也为近年来成人宫颈癌疫苗、肺炎疫苗、新型冠状病毒疫苗等成人疫苗在人群中的顺利推广提供了成熟的经验。

五、思考及建议

(一) 成人预防接种门诊建设有待推广

因计划免疫工作规范要求,疫苗的接种只能在镇卫生院(社区卫生服务中心)设立的预防接种门诊开展,而糖尿病患者大多是老年人,交通不方便的概率较高,交通不方便会影响其接种积极性。建议推广成人预防接种门诊的建设,在现有的配备医生、护士和冷链设备的较大的社区卫生服务站中完善成人疫苗接种配套,经上级部门审核后,于流感季节之前定期开展成人预防接种服务，满足更多的接种需求。

（二）流感疫苗接种费用报销政策有待完善

根据省民生项目，70岁以上老年人能享受免费的流感疫苗接种，但70岁以下的糖尿病等慢性病患者作为流感疫苗接种的重要人群，疫苗接种未列入医保报销范围，仍需要自费，或医保账户有余额才可使用，影响患者长期接种。建议将流感疫苗接种纳入报销范畴，鼓励更多的慢性病患者常规接种流感疫苗，减轻医疗负担。

（三）流感疫苗供应有待完善

流感疫苗供应不稳定，许多医生推荐后，患者无法接种到疫苗，反过来又影响了医生推荐接种疫苗的积极性。建议优先保障慢性病患者的流感疫苗接种。

（傅玲娟）

探索"体医融合"防糖控糖新模式

泉州市丰泽区疾病预防控制中心
泉州市丰泽区卫生健康局

一、背景

长期以来,增加身体活动对健康的促进作用已得到广大医护人员的共识。2016 年,《"健康中国 2030"规划纲要》明确提出,加强体医融合,制定精准运动处方。福建省人民政府印发《"健康福建 2030"行动规划》,明确提出"加强体医融合,引导非医疗健康干预"。随着"体育强国"和"健康中国"战略的不断推进"体医融合"已成为新时代促进健康的新理念、新举措。2022 年 7 月 11 日,福建省体育局、福建省卫生健康委员会印发《福建省体卫融合试点建设实施方案》。2022 年 10 月 14 日,泉州市体育局、泉州市卫生健康委员会印发《2022 年泉州市体卫融合试点工作实施方案》,就泉州市体卫融合工作目标、主要任务及保障措施做了详细规划,指导泉州体卫融合工作开展方向。

二、主要做法

2019 年初,丰泽区首次提出体医融合社区健康管理模式,为全省首创。该模式由华侨大学体育学院相关领域专家和丰泽区华大街道社区卫生服务中心医生共同组建社区健康促进工作组,采取体医教研深度融合服务的新模式,将身体活动和医疗卫生从科学方法、数据体系、服务模式、健康科普等各方面进行整合,以帮助群众掌握安全、科学、有效且可持续的健身方法,减少和延缓各类疾病及并发症的发生发展,提升慢性病患者的生命质量,改善居民的身体健康状况。随着经验积累,不断规范服务流程,扩大试点范围,初步形成具有泉州特色的体卫融合服务模式。

(一)提供专业的科学运动咨询

华侨大学体育学院专家定期在华大街道社区卫生服务中心"科学运动与健康指导咨询

室"坐诊，为社区居民提供科学运动等咨询服务，针对个体情况开出个性化、专业化的运动处方，内容覆盖糖尿病运动干预指导、骨关节运动康复、慢性病运动康复及运动损伤康复、运动健康指导等运动医学领域。

（二）提供专业的科学运动指导

2019 年 8 月，启动"科学运动与健康指导咨询室"，摸底筛选 30 余名符合"糖尿病运动干预"科研课题要求的社区居民进项目组，由华侨大学体育运动专家进行科学规律的"面对面"运动指导，取得了预期成效，受试者生活质量提高，体重、体脂、体质指数（body mass index，BMI）、空腹血糖控制、有氧耐力、肌肉力量等指标相比于运动干预之前有了明显改善。该项研究成果为丰泽区体卫融合试点工作的推广奠定了良好的理论基础。

2021 年 5 月起，华大街道社区卫生服务中心与华侨大学体育学院共同开展"运动健康促进联合行动"，由华侨大学体育学院相关领域专家与该中心相关工作人员共同组建社区运动健康促进工作组，将体育运动与社区管理相结合，提供专业的风险筛查、科学运动指导与监控，建立健康的运动生活方式。

2022 年 12 月，丰泽区体卫融合试点工作站建成并投入使用，该工作站位于华大街道社区卫生服务中心一楼，总体面积 200 余平方米。工作站内设备包括医疗设备、健康评估设备、运动监控设备、运动锻炼设备四类。其中医疗设备满足体检、化验等需求；健康评估设备包括人体成分分析仪、握力器、身高体重秤、坐位体前屈测试仪、功能性动作筛查（functional movement screen，FMS）测试工具等，可在试点完成基础的健康和运动能力评估；运动监控设备包括 Polar 心率表、静态心电图、血压计等，可在运动中或运动前后对受试者进行运动监控；运动锻炼设备配有哑铃、壶铃、瑜伽垫、有氧单车、弹力带等训练器材，可满足受试者不同的锻炼需求。

工作人员首先对参与居民进行国民体质测试，对其进行健康状况评估、运动前健康筛查、运动能力检测、运动风险筛查等，随后开具个性化运动处方并对其进行运动干预指导。运动处方在个性化、精准化的基础上，将中华传统健身气功与有氧运动、抗阻训练、柔韧性训练等运动科学结合。工作站锻炼指导时间为每周二至周日共六次，每次 1.5 小时，每场均有一名医务人员在场进行医疗保障。为提高居民的运动积极性与依从性，采用签到奖励制，工作站内设有运动签到面板，居民可以看到近期自己锻炼的天数，对于长期坚持的受试者赠送小礼品以资鼓励。同时每堂课开设线上直播，让一些不方便到试点工作站的居民在家也可以参与到锻炼当中，扩大受众面。

此外，与通海社区密切协作，于每周二、三、四早上 7 点于滨海华庭小区对锻炼的居民进行运动现场干预指导活动，以健身气功练习为主。活动开展以来共指导锻炼居民 100 余人。

（三）开展规范的慢性病随访干预

针对糖尿病、高血压、慢性阻塞性肺疾病等慢性病患者进行连续的随访干预。在干预前后，对每名参与患者进行医学检查、运动前健康筛查、运动能力检测及运动风险筛查等，以便根据患者状况进行针对性运动指导。干预指导时间为每周二至周日共六次,每次 1.5 小时,锻炼内容涵盖力量训练、柔韧性训练、中低强度有氧训练、传统健身气功训练等。现场干预过程中均配有干预强度监控设备以及医务人员在场进行医疗保障,并对患者每隔三个月进行一次生理生化检查。同时,在干预过程中,定期组织体卫联合工作会议,主要针对慢性病案例进行其运动处方的调整与评估,确保全过程科学、安全、有效。截至 2023 年 5 月,参与运动的患者共计 80 余人。

(四) 开展形式多样的健康科普宣传

创建"丰泽区体卫融合试点工作站"微信公众号,定期发文并推送试点工作开展的新闻,强化舆论宣传,积极推广体卫融合和科学健身知识。站点制作多个短视频宣传片,介绍健康监测项目和慢病管理计划的优势和效果。同时站点工作人员与华大街道社区卫生服务中心医生利用公共卫生宣传日多次下沉至社区进行健康宣传和开展专题讲座等。

三、主要成效

(一) 建立了多部门协作机制

以华侨大学体育学院为主的体育部门和以华大街道社区卫生服务中心为主的医疗部门展开紧密合作,医疗部门提供健康体检和医疗问诊等健康服务,体育部门提供运动康复和个性化健身指导等服务,双方互相协作,互为补充,提高服务质量。此外,项目的顺利开展还涉及场地使用、装修、运动干预、人员招募、运动健康宣讲、国民体质检测等事项,这些工作的协调和布置需要华大街道卫生服务中心、华大街道办事处、辖区各社区等多部门的通力合作。在项目开展过程中,多部门建立了良好的合作协调机制,保证项目持续推进。

(二) 形成线上线下相结合的宣教模式

体卫融合试点工作中,宣传和推广工作得到了充分重视。主要采用发布宣传材料、建立社交媒体平台、举办宣传活动等方式,形成多层次、多角度的推广模式,以提高公众对体卫融合的认知度和接受度,推动其发展和普及。截至目前,已开展各社区宣传共计 20 余场次,开展公益专题讲坛共计 8 场,线下参与居民共计 400 余人次,线上参与居民共计 600 余人次。

(三) 储备专业人才队伍,保障专业化指导

华侨大学体育学院 20 余名研究生扎根于体卫融合试点中,学生们综合利用各自领域的知识和技能,在实践中不断探索、学习、总结和改进,为体卫融合的发展储备后续人才力量。

(四) 形成规范化、多元化服务内容

训练课程丰富多样,既有中华健身传统气功,又有各种力量有氧抗阻训练。课程根据运动处方以及中老年人日常动作,由专业的教练进行研究设计。既保证安全、有效,又能使受试者感受到趣味性。

为居民提供多元化的服务,包括健康检查、健康咨询、疾病干预、运动康复等,以满足不同人群的不同需求。

四、思考与建议

坚持预防为主,将健康管理前移,逐步实现以疾病治疗为中心向以健康服务为中心转变,充分利用科学运动指导这个非介入性健康干预手段,提高高血压、糖尿病等慢性病患者的科学干预管理水平,这是巩固国家慢性病综合防控示范区建设成果的重要载体。

在体医融合的模式中,医疗卫生从业者虽然摸索了四年,但是仍面临一些困难:一是糖尿病患者招募困难,且依从性不够,运动意识、健康意识还不足;二是经费不足,目前仅有高校科研经费支持,因科研经费有限,严重制约体医融合工作推广;三是医疗卫生日常工作繁忙,抽不出固定的人员进行突发事件的处置,运动指导存在风险;四是部门之间的协作仍不够紧密,部分街道办事处对体医融合的支持不够;五是体医结合复合型人才缺少,这是制约当前体医融合发展的重要障碍。

因此,建议把体医融合工作作为公共卫生的常规工作,一方面体育专业人才进社区参与健康管理与促进,促进体育人才和医疗的结合;另一方面社区医疗人才进入体育专业机构培训学习,这样才能有固定的专业人员对慢病患者进行持续的指导,体医融合才能进行持续的推广;同时需要相关部门的大力支持,包括人员、经费的支持,才能保证体医融合模式的持续推广。

（陈燕华　王晓森　史丽萍）

第二篇

综合性医院篇

"互联网 + 健康教育"训练营
——糖尿病防控卫士

陆军军医大学健康教育科普基地

一、背景

重庆市位于我国西南地区,气候湿热,当地人爱吃火锅,是我国糖尿病高发区域。据报道,目前重庆市 35 岁至 75 岁人群糖尿病患病率为 14.35%,人群知晓率为 41.4%。重庆市 35 岁及以上糖尿病管理人数超过 55 万,规范管理率是 67.46%,血糖控制率为 61.27%。尽管重庆市也在推进糖尿病全流程健康管理,但新发糖尿病人数依然居高不下。其根本原因在于糖尿病高危人群未接受标准化的糖尿病健康教育,未及时认识到糖尿病及其并发症的危害,难以改变不良生活方式;健康教育工作在社区糖尿病防治中流于形式,糖尿病一级预防措施没有得到根本性落实。

目前,社区健康教育由辖区社区医院主导,以社区宣传栏和传单、健康讲座等传统模式为主,属于单向传播,吸引力弱,持续性不强,缺乏科学的健康教育效果评价体系。为提升社区家庭医生团队的健康教育能力,项目组自主研发了以"微步有约"小程序为核心的健康教育综合平台,搭建了家庭医生与患者在线沟通平台,构建了社区糖尿病"互联网 + 健康教育"的三级联动管理新模式。基于互联网新媒体,建立免费公益的糖尿病训练营,不仅可提升居民糖尿病健康素养,而且能够促进居民不良健康行为的改变。项目组以重庆市八家社区卫生服务中心为健康教育试点,助力重庆市社区家庭医生团队糖尿病健康管理工作。

二、主要做法

(一) 打造社区糖尿病"医学院校 - 社区医院 - 家庭"三级联动组织

多组织、多部门协同是社区各类干预措施有效执行和有效反馈的重要保障。糖尿病是典型的不良生活方式导致的慢性病,需要长期综合健康管理,以促进糖尿病患者自我管理能力的提升。陆军军医大学健康教育科普基地与重庆市八家社区卫生服务中心通过签约科普共建协议,构建"医学院校-社区医院-家庭"三级联动管理模式,三级联动组织成员包括医学院校课题组、社区家庭医生团队、家庭医生小助手、社区糖尿病患者。该模式为创建糖尿病健康教育模式、培养健康教育专业人才、搭建糖尿病管理网络平台提供了组织保证。

(二)搭建"互联网＋健康教育"社区糖尿病管理平台

社区糖尿病管理网络综合平台是基于微信的社交媒体网络体,由微信群、微信公众号以及"微步有约"小程序构成,以传播糖尿病健康知识和促进居民养成健康生活方式为目标。

微信群是糖尿病健康管理的组织和引导平台,以社区家庭医生团队名字命名,群成员包括社区健康教育的三级联动组织成员。主要功能是引导患者参加糖尿病管理活动,指导糖尿病健康教育平台的使用。

"巴渝健康"微信公众号,由重庆市健康教育与促进专委会主办,主要功能是提供 30 期糖尿病健康管理课程和趣味问答、5 期糖尿病治疗"五驾马车"知识讲座、13 期糖尿病运动推荐讲座、9 期睡眠小知识指导。方便糖尿病患者自己学习糖尿病防治知识。

"微步有约"小程序以科学运动为切入点,为家庭医生管理社区糖尿病患者健康行为提供专门的健康教育平台。小程序功能包括糖尿病健康管理基线测试、健康管理目标打卡、运动团队、健康科普、健康生活分享。其中,糖尿病健康管理目标打卡包括 16 项内容:自我管理能力、血糖水平、血糖记录情况、血糖监测频次、暴饮暴食行为、选择食物、甜食摄入、严格饮食、运动锻炼、定期运动、运动计划、定时用药、按医嘱服药、定期随诊、主动就医和主动随诊。家庭医生可通过"微步有约"查看患者的每日运动、每日饮食、血糖监测、科普知识获取等情况,实现与患者的在线互动、用药咨询、运动指导、饮食指导等。患者在参加"微步有约"各项活动过程中,参加的活动均能以红心积分形式记录,患者可使用红心积分到社区医院兑换礼品或服务。

(三)开设社区糖尿病训练营

家庭医生团队依托"互联网＋健康教育"社区糖尿病管理平台,开设社区糖尿病训练营,有效提升糖尿病人群自我管理水平。社区糖尿病训练营活动共分三个阶段。

1. **糖尿病健康知识强化普及阶段**　参与者在家庭医生的引导下完成视频课程和健康科普知识学习,每日课程结束后完成"趣味问答"获得学习积分。

2. **糖尿病健康行为养成阶段**　包括健康管理目标打卡、加入运动团队、健康行为分享。参与者通过 16 项健康行为测试了解自身的健康管理目标,以健康管理目标打卡形式养成健康生活方式。患者加入家庭医生管理的运动团队后,可查看团队成员每日运动步数及排行,家庭医生根据各成员运动情况实施精准科学的运动指导,从而避免运动损伤和低血糖的发生。

3. **糖尿病健康行为强化阶段**　以健康知识解答与健康行为强化为主,结合线下健康教育活动,促进家庭医生与社区糖尿病患者线上线下沟通互动。

三、主要成效

（一）"互联网＋健康教育"社区糖尿病管理新模式有助于患者指标改善

"互联网＋健康教育"新模式使糖尿病患者的血糖、糖化血红蛋白、总胆固醇和低密度脂蛋白指标得到了改善,患者双手握力和闭眼右脚站立时间得到了提高。

（二）社区糖尿病管理新模式获糖尿病患者和家庭医生高度认可

调查显示,参加糖尿病训练营的患者对训练营的满意度非常高。同时,参加项目的社区家庭医生也对"互联网＋健康教育"的慢病管理模式给予高度认可,认为"微步有约"小程序为家庭医生团队开展健康教育活动提供了很好的平台,提高了健康传播的效率,提升了居民糖尿病自我管理的参与热情,也增强了社区居民自我糖尿病管理的信心。

（三）"微步有约"小程序获政府科协等多方认可

"微步有约"小程序依托全民健康生活方式、步行运动处方、线上步行比赛等健康科普活动,荣获 2019 年新时代健康科普作品征集大赛小程序类优秀奖。2020 年 5 月,"微步有约"小程序成功入选为科普重庆媒体矩阵,课题组健康科普传播工作得到重庆市科协官方的认可。2021 年 4 月,腾讯的综合评价指标显示"微步有约"小程序的评测结果为优秀。

四、复制推广情况

（一）《糖尿病治疗的五驾马车》科普微视频获广泛关注

课题组研发的《糖尿病治疗的五驾马车》科普微视频,为社区糖尿病高危人群及糖尿病患者提供健康教育素材。微视频在"重庆健教"公众号、"微步有约"小程序得到广泛传播。截至 2023 年 6 月,在"微步有约"小程序课程模块上的累计观看量已达 18 万。2023 年 5 月该作品被评选为 2023 年全军健康科普优秀作品,"全军健康教育中心"官微进行转发和推广。

（二）在首届川渝健康教育大会上分享获奖经验

2021 年 11 月首届川渝两地健康教育大会上,陈济安教授开展"'互联网＋健康教育'新模式的构建与实践"主题报告,分享了团队近年在社区糖尿病管理新模式中的经验,现场家庭医生反响强烈。团队壁报《"互联网＋健康教育"社区糖尿病三级联动管理新模式构建》荣获首届川渝两地健康教育大会壁报展一等奖。

（三）社区糖尿病管理新模式入选中央电视台财经频道《消费主张》栏目

2022 年 10 月中央电视台财经频道(CCTV-2)《消费主张》栏目报道了"互联网＋健康教育"社区糖尿病管理新模式在重庆智慧养老体系中发挥的积极作用。陆军军医大学健康教育科普基地依托自主研发的"微步有约"小程序等健康教育网络平台,联合重庆市家庭医生签约服务搭建主动健康服务体系,通过全民健康生活方式、全民健康控糖训练营、健康素养提升等项目,引导社区老人关注自身健康水平、增强自我管理能力,有效助力社区智慧养老工作。

五、思考及建议

本项目的特色在于依托微信生态构建了"互联网+"社区健康教育新模式,打通了家庭医生和社区糖尿病患者的沟通壁垒。不仅提升了家庭医生签约服务的质量水平,而且增加了社区居民对"微步有约"小程序的使用黏性,为家庭医生常态化开展线上健康教育活动提供了契机。该模式同样适用于其他慢性病健康管理,具有很强的可推广性和实用性。为进一步完善"互联网+"社区健康教育模式,须加强以下三个方面的工作。

1. **增强基层家庭医生团队信息化能力建设**　家庭医生团队能熟练掌握健康教育网络平台的使用指南,熟悉健康教育网络平台的组合与功能,确保能够指导社区居民参与线上健康教育系列活动。

2. **社区糖尿病训练营应分类组织实施**　社区糖尿病患者的健康状况千差万别,家庭医生应综合患者的健康状况开展分类健康管理,尽量做到社区糖尿病训练营中每个患者健康状况差异性较小。

3. **动态调整社区糖尿病健康教育干预内容**　健康教育要根据对象可接受度适当调整,积极关注患者的需求变化,动态调整其健康教育方案。

(郑传芬　窦雄　熊晓涛　荣红辉　陈济安)

糖尿病共同照护门诊
推进糖尿病患者管理实践

北京大学首钢医院

一、背景

近 30 年来我国糖尿病患病率从 1980 年的 0.68% 上升到目前的 11.2%,但糖尿病的知晓率(36.5%)、治疗率(32.2%)和控制率(49.2%),与发达国家相比仍处于较低水平。作为国家实施综合防治管理策略的主要慢性疾病,糖尿病管理应该涵盖"院内"及"院外"两个方面。还需要对患者进行终身的糖尿病自我管理教育和支持(diabetes self-management education and support, DSMES),帮助患者实现从认知到行为的改变,实现糖化血红蛋白(HbA_{1c})、血压、血脂等指标的改善,进而延缓和减少并发症的发生和进展,最终减少糖尿病相关医疗费用的支出,提高患者生活质量。2020 年《中国 2 型糖尿病防治指南》指出,DSMES 首要强调多学科团队:共同照护模式是糖尿病管理模式中的一种高度有效形式,共同照护门诊的基本成员应包括专科医师、营养师、经认证的护理教育师及运动指导师。

另一方面,我国 87% 的糖尿病患者就诊于基层医疗机构,社区是糖尿病的重要防控阵地。北京大学首钢医院与下辖的金顶街社区卫生服务中心作为"紧密型医联体"已合作多年,基于医联体建设促进糖尿病分级诊疗制度的实施虽取得了一定的效果,但仍处于低水平、初期阶段。医联体助力糖尿病分级诊疗仍面临诸多挑战,包括配套保障政策有待完善、医疗资源配置重心未下沉、结构性"看病难"问题未缓解、"上转容易下转难"现象依存、医联体内上下帮扶效果不佳、医联体内信息化建设任务艰巨等。在上述背景下,北京大学首钢医院内分泌科多年来一直致力于探索糖尿病慢病管理的新模式。

二、主要做法

北京大学首钢医院内分泌科糖尿病慢病管理分为两个阶段、两个部分。①第一阶段(2018

年3月至今):北京大学首钢医院内分泌科糖尿病照护门诊开诊,每周2次糖尿病专病门诊,由伍一鸣副主任医师及徐岩副主任医师出诊。采用患者预约制的方式,目前共管理患者约900名;新的患者在持续加入,随着患者的增加,后续还将增加更多的照护门诊出诊次数,惠及更多的患者。②第二阶段(2020年7月—2023年3月):北京大学首钢医院下辖金顶街社区卫生服务中心照护门诊开诊,通过随诊、转诊的方式与北京大学首钢医院内分泌科糖尿病照护门诊联通,实现了上下转诊及同质化随诊服务。

糖尿病照护门诊具体实施方式如下。

(一) 创建共同照护模式

通过在本院内分泌科、金顶街社区卫生服务中心开展共同照护门诊,建立以医生为核心,由医生、糖尿病教育者等组成的照护团队,综合运用移动互联网、物联网、云平台、人工智能等新技术手段,将对糖尿病患者的管理和服务从院内延伸至院外,从线下扩展到线上,形成院内院外一体化、线下线上一体化、软件硬件服务一体化的全病程规范化管理闭环,实现以患者为中心的服务供给,构建糖尿病诊疗照护"O+O"(Online+Offline)新模式(简称"共同照护模式"),并在此模式下,北京大学首钢医院和金顶街社区卫生服务中心形成医联体,北京大学首钢医院内分泌科专家帮助金顶街社区卫生服务中心建立共同照护模式,在不越权、不干涉社区糖尿病患者管理工作的前提下,帮助社区卫生服务中心进行有疑难问题患者的会诊,会诊结束,该患者回到社区进行健康管理。

(二) 组建共同照护团队,明确各方职责

1. 内分泌科专科医师　首钢医院内分泌科专科医师,为金顶街社区卫生服务中心共同照护模式的建立提供指导服务和疑难问题的会诊服务。

2. 社区全科医生　金顶街社区卫生服务中心全科医生,为患者提供规范化的诊疗服务,包括为患者制定个体化的管理目标,为照护师团队的线下、线上管理教育工作提供指导等。

3. 糖尿病专科教育护士　共同照护门诊可以由信息化公司团队提供专业的糖尿病教育者,亦可由金顶街社区卫生服务中心提供糖尿病专科护士或有丰富糖尿病教育管理经验的护士来负责相关工作。糖尿病专科教育护士主要职责包括:①线下就医引导及秩序维护;②收集患者基本信息、生命体征测量;③汇总院外管理情况,指导患者使用移动互联网APP及物联网设备;④进行足部等并发症筛查等;⑤遵医嘱,为患者提供个体化的糖尿病教育。

(三) 规范建设共同照护门诊

1. 场地配置　2间诊室。

2. 人员配置　照护门诊专科医师1名,全科医师1~2名;糖尿病教育者2~3名。

3. 出诊时间　本院内分泌科糖尿病照护门诊每周2天;金顶街社区卫生服务中心每周半天,每次预约患者15~20名。

4. 医联体间内分泌专科与社区卫生服务中心形成联动　内分泌专科为患者定期地复诊,

患者按正常流程在专科医院就诊；社区卫生服务中心全科医生为患者进行日常的血糖监测、开具药物；专科医院在下社区时根据患者情况在必要时为患者调整治疗方案，提供科学建议和指导。

（四）探索建立绩效考核制度

为了保证糖尿病共同照护门诊在社区的可持续发展，并且激励专科医师发挥"传、帮、带"的作用，需要积极探索建立相应绩效考核制度。北京大学首钢医院专科及金顶街社区卫生服务中心人、财、物是统一管理的，基于此，北京大学首钢医院根据专科医师每月在社区看诊患者的人数给予一定的绩效奖励。

三、主要成效

（一）糖尿病患者管理效果显著提升

糖尿病照护门诊管理的糖尿病患者约900人，规范管理率65%以上，HbA_{1c}达标率（HbA_{1c}达标标准：年龄<65岁者，HbA_{1c}<7%；年龄≥65岁者，HbA_{1c}<7.5%）由基线的35%显著提升至65%以上（$P<0.05$），综合达标率，也即同时达到HbA_{1c}达标、低密度脂蛋白胆固醇达标（<2.6mmol/L）、血压达标（收缩压<140mmHg，且舒张压<90mmHg），由基线的15%显著上升至26%（$P<0.05$）。

（二）显著提升社区卫生服务中心全科医生诊疗能力和糖尿病患者管理水平

专科医生在下社区时可以"手把手"地给予全科医生指导，同时仍然保留全科医生的独立处方权，全科医生的诊疗能力得到显著提升。患者由过去在社区卫生服务中心"只开药"变成了"也能看病"，实现了真正的糖尿病管理。同时有效地提高了社区卫生服务中心的收入。

四、思考及建议

1. 糖尿病照护门诊已成为糖尿病慢病管理的重要方式，并且已纳入《中国2型糖尿病防治指南（2020年版）》。为了更好地推广照护门诊，需要更多的内分泌专科医师加入到照护门诊的队伍中，并且需要对照护门诊进行同质化培训，保证糖尿病患者管理效果。

2. 对于社区卫生服务机构而言，医院尚需要加大投入，其人员成本的支出仍有缺口，需要医联体给予一定的支持，以维持系统的可持续发展。

3. 在医保支付制度改革［按病种付费（DRGs）］背景下，门诊的按病种付费势必成为趋势，糖尿病照护门诊标准化流程、良好的管理效果可为门诊糖尿病按病种付费提供依据及标准。

（伍一鸣　徐岩　张小曼　孙秀芹）

远程胰岛素剂量调整平台
助力 2 型糖尿病患者血糖达标

北京大学人民医院

一、背景

2 型糖尿病及其并发症是影响我国城乡居民的重大慢性疾病之一,持续良好的血糖控制对于糖尿病患者而言至关重要,血糖和胰岛素的正确合理管理,对血糖达标、防止低血糖尤为重要。目前中国接受胰岛素治疗的 2 型糖尿病患者的现况是血糖整体控制不佳,基础胰岛素治疗的观察登记性研究(Observational Registry for Basal Insulin Treatment,ORBIT)是由纪立农教授牵头完成的一项全国范围内基础胰岛素起始治疗的观察性研究,其结果表明,起始基础胰岛素治疗 6 个月后仅 40.8% 的患者 HbA_{1c} 达到 7% 以下。同时,在为期半年的随访期内,胰岛素剂量调整远低于预期。这些均充分说明胰岛素治疗起始偏晚、起始剂量偏低、剂量调整不足是 2 型糖尿病患者血糖控制不理想的重要原因。

为了改善这一情况,纪立农教授团队在北京慢性病防治与健康教育研究会的支持下,启动了"胰岛素精细化治疗基层赋能项目"。通过该项目,不仅三级医疗机构的患者可以接受胰岛素远程调整服务,基层医疗机构的医务人员也可以为患者启动胰岛素治疗,之后会由三级医院的专家进一步完成远程胰岛素剂量调整,而进行起始胰岛素治疗的基层医生则可以通过观摩自己患者所接受的线上专家调整胰岛素的过程,学习如何规范地进行胰岛素剂量调整和患者管理。该项目旨在帮助广大基层医生从胰岛素治疗的起始者和旁观者,成长为胰岛素治疗的起始者和管理者,最终建立糖尿病管理的新模式,提升医疗效率,提升医疗保障水平,以满足我国糖尿病人群日益增长的对健康的需求。

二、主要做法

为提升起始胰岛素治疗的 2 型糖尿病患者的规范化管理率,提高其血糖达标率,北京大学人民医院内分泌科纪立农教授团队开发了胰岛素治疗患者远程剂量调整平台,项目团队完成了"基础胰岛素远程剂量调整服务"微信小程序的开发,并已进行了规模化的试运行。

通过该程序,在基层医疗机构进行起始基础胰岛素治疗的 2 型糖尿病患者会通过扫描二维码开启"基础胰岛素远程调整服务",之后系统会自动为该患者分配一名三级医院的内分泌专科医生,该医生为患者进行为期三个月的胰岛素剂量调整,在此期间,基层医疗机构的首诊医生可以随时查看患者的胰岛素剂量调整信息,动态了解患者胰岛素治疗方案的调整情况,观摩学习三级医院内分泌专科医生调整胰岛素剂量的方法。患者在开启"基础胰岛素远程调整服务"之后,每日将收到系统自动发送的记录血糖及胰岛素剂量的提醒,自行记录空腹血糖及胰岛素使用剂量,之后每 3 天系统会自动给该患者的调药医生发送消息,医生会根据患者的血糖及胰岛素用量指导患者进行胰岛素剂量调整。同时该系统提前按照多个学术组织公布的胰岛素治疗相关指南预设了决策辅助判断逻辑,根据该人工决策辅助系统,可以自动识别低血糖高危患者,增加低血糖防治相关教育知识的推送,并在每一位患者发生低血糖时(血糖 <3.9mmol/L)及时联系患者,告知纠正低血糖的措施。同时系统还按照指南预设了胰岛素剂量调整的逻辑,以防医生在调整剂量时增量过快,或由于手误导致胰岛素剂量错输增加患者的低血糖发生风险。

三、主要成效

目前已有超过 1 000 例患者通过使用该平台进行了远程胰岛素剂量调整。对前期加入本服务进行随访的患者的初步数据分析结果显示,加入"基础胰岛素远程调整服务"的患者的满意度高,91% 的患者愿意长期使用该服务。3 个月后空腹血糖达标率(67.5%)明显高于以往真实世界研究报道的基础胰岛素起始治疗患者的血糖达标率(37.3%),且胰岛素使用剂量［0.3U/(kg·d)］亦显著高于以往真实世界研究所报道的胰岛素使用剂量［0.21U/(kg·d)］。

同时,初步数据分析显示,加入"基础胰岛素远程调整服务"的患者,在治疗 6~8 周左右时血糖就能够控制到满意的水平,胰岛素剂量可上调到理想剂量。患者配合度分析显示,一天一次记录血糖和胰岛素剂量的患者占 51.8%,表明参与本项目的基础胰岛素治疗患者血糖监测率较真实世界研究明显提升。

四、复制推广情况

目前,该项目已覆盖我国 25 个省级区域,现已有 1 800 余名来自三级医院的专科医生作为线上调整专家开启了为患者进行远程胰岛素剂量调整的平台服务;已有 1 000 余名基层医务工作者通过该平台对起始胰岛素治疗的患者进行管理;同时,有 14 000 余名患者开启了胰岛素远程调整服务。2023年本项目作为北京市科委举办的北京科技周的线上展示项目面向公众展出。

五、思考及建议

目前,本项目开发的远程胰岛素调整规则仅覆盖一天一次基础胰岛素注射的患者,以及部分一天进行两次双胰岛素注射的患者,尚未覆盖全部使用胰岛素治疗的患者,未来将进一步增加相应的调药规则,从而扩大受益人群范围。

目前,本项目团队所开发的胰岛素远程剂量调整平台的人工辅助决策支持主要来源于临床指南,未来如果能够通过机器学习的人工智能方式,将产品收集到的数据进行机器学习,从而建立系统自动化的胰岛素调整剂量推荐,并在产品中加入其他信息化智能提醒系统,将本产品与血糖监测系统、胰岛素注射系统进行对接,将有望形成国内首个血糖、胰岛素、医生、患者联动的远程胰岛素调整系统。

（纪立农　罗樱樱　张放）

"三一照护"糖尿病管理诊疗服务模式

天津医科大学朱宪彝纪念医院

一、背 景

当前,我国糖尿病防控形势严峻。根据国际糖尿病联盟(IDF)的数据,2021年我国成人中约有1.4亿糖尿病患者,糖尿病患者总数居世界首位。目前传统糖尿病诊疗模式的效果并不理想,糖尿病患者的控制达标水平与巨大的医疗支出不成正比。

传统糖尿病诊疗模式主要问题及痛点为:①患者门诊有效诊疗时间短缺,患者缺乏自我管理意识,且难以获得管理知识;②医生门诊看诊时无法获得患者连续、客观、准确的院外体征数据及信息,难以对患者病情做出准确判断;③医生门诊时没有充足时间对患者进行营养、运动、自我监测、用药等全方位患者教育,糖尿病"五驾马车"无法落地;④病患管理规范性差,不能定期回诊并进行必要的化验、检查并调整治疗方案,这不仅影响诊疗效果,也使医生的价值特别是专家的价值无法得到体现。

针对上述问题,国内外均有提升糖尿病诊疗效果的尝试。以我国台湾地区糖尿病"共同照护"为代表的模式,通过强化院内患者教育和规范化诊疗;以美国Livongo公司为代表的模式,通过物联网设备进行线上血糖管理,均取得了一定效果。但这些模式未能将院内院外、线下线上打通并融合,无法实现控制达标水平进一步提升。2015年,在国家"互联网+医疗健康"及慢病分级诊疗政策引导下,以天津市科委互联网跨界融合创新示范项目为依托,天津医科大学朱宪彝纪念医院(代谢病医院)开展对糖尿病诊疗新模式的探索建设和应用研究,首创"三一照护"糖尿病管理诊疗服务模式,并完成模式的创立、临床验证和推广应用。

二、主要做法

(一) 建立糖尿病诊疗"O＋O"(Offline＋Online)新模式

综合运用移动互联网、物联网、人工智能、云平台等新技术,实现了院内院外一体化,线上线下一体化和软件硬件一体化的糖尿管理诊疗服务新模式。

1. **院内院外一体化**　建立以专家为核心,包括营养师、患者教育工作人员、医生助理等角色的照护团队。院内优化就诊体验,为患者提供高质量诊疗服务;院外持续追踪,实时咨询指导,将照护诊疗服务从医院内就诊延伸到医院外患者管理,有效提升患者的规范管理水平和血糖控制达标水平。

2. **线上线下一体化**　利用移动互联网、物联网、云平台、人工智能等技术,将患者在医院就诊产生的化验、检查、病历、用药等信息和患者院外的自测、饮食、运动等信息汇聚于云平台,打破了院内、院外信息壁垒。

3. **软件硬件服务一体化**　将软件技术与专业服务相结合,患者可以便捷地记录、传输体征数据,照护团队可以即时反馈,持续准确地为患者提供治疗建议和心理支持,提升了管理效率和患者依从性。

(二) 搭建糖尿病综合管理大数据云平台,实现糖尿病全程、多维度、综合移动管理

使用智能血糖仪、血压计等设备连接移动通信设备组成测量系统,完成患者体征数据采集。设计研发"与糖"APP、"与糖医护"APP和"与糖"糖尿病照护系统,集血糖自测、医患沟通、智慧门诊、健康科普教育等功能于一体,帮助患者坚持血糖自测,有助于患者了解自己血糖控制情况,从而进一步改善饮食、运动、生活方式,同时将血糖记录提供给医生,作为个性化调整用药方案依据。

糖尿病综合管理大数据云平台基于大数据和机器学习算法,整合、分析各项数据,协助照护团队高效完成患者管理,同时与院内诊疗业务系统对接,实现数据互联互通。

(三) 由单次诊疗转变为全流程规范化管理,门诊规范治疗与院外管理并重

为加强糖尿病患者诊疗的规范性,"三一照护"模式参考糖尿病诊疗相关指南要求制订照护计划。照护计划规定了糖尿病患者在季度复诊和年度复诊中必须在医院内进行的就诊、患教、检查、化验、并发症筛查、评估等项目,促进糖尿病患者治疗的规范化和标准化。患者按照护计划完成化验检查并且指标符合要求,可以认为病情稳定,将患者转至普通门诊或下转至社区定期取药。照护团队则会通过持续监测患者院外上传自测血糖值和手机 APP 即时沟通等手段持续跟踪患者,以便及时给予指导及干预,根据患者病情变化需要安排其回到医院"三一照护"门诊就诊。

1. **线下初诊内容**

(1) 数据的收集:包括抽血、验尿等生物指标,患者身高、体重、血压、腰臀围、年龄、病程等

基本资料以及心理、幸福指数等相关评估问卷。

（2）并发症综合评估：包括眼底、足部等大血管微血管并发症的综合评估。

（3）糖尿病综合管理教育：包括药物使用、监测方法、营养、运动、心理等自我管理行为的患教。

（4）医生门诊诊疗：对患者糖尿病诊断进行复核。

2. 线下复诊内容

（1）数据的收集：包括抽血、验尿等生物指标，患者体重、血压、腰臀围等资料的变化。

（2）糖尿病综合管理教育：包括药物使用、监测方法、营养、运动、心理等自我管理行为的患教。

（3）医生门诊诊疗。

3. 线下年诊内容

（1）数据的收集：包括抽血、验尿等生物指标，患者体重、血压、腰臀围等资料的变化以及心理、幸福指数等相关评估问卷。

（2）并发症综合评估：包括眼底、足部等大血管微血管并发症的综合评估，心血管疾病高风险人群进行心电图、颈动脉、超声心动等相关检查。

（3）糖尿病综合管理教育：包括药物使用、血糖监测方法、营养、运动、心理等自我管理行为的患者教育。

（4）医生门诊诊疗。

4. 线上综合管理内容

（1）帮助患者充分落实医嘱。

（2）线上糖尿病教育者解答患者日常血糖管理中遇到的问题。

（3）在患者出现低血糖等异常血糖情况时，及时提醒并干预。

（4）教育、支持和指导患者在饮食、运动等生活方式方面进行自我管理。

（5）向患者提供学习糖尿病相关知识等的综合平台，督促患者到医院进行定期复诊（每隔三个月一次）。

（6）为患者提供心理支持与互相交流沟通的平台。

三、主要成效

（一）治疗效果显著提高

天津医科大学朱宪彝纪念医院"三一照护"门诊管理的患者血糖达标率、糖化血红蛋白（HbA$_{1c}$）水平及血压达标率都得到显著改善。与常规管理组相比，加入"三一照护"模式三个月后，患者的年度血糖达标率（65岁以下 HbA$_{1c}$<7%，65岁以上 HbA$_{1c}$<7.5%）从基线的

33.08% 提高至 65.26%；患者 HbA$_{1c}$ 的平均值从 8.23% 降至 6.94%，血糖不良率（HbA$_{1c}$>9%）由 29.22% 降至 5.34%；血压达标率由 30.61% 升至 40.13%。经过 12 个月管理期，患者血糖、血压、血脂综合达标率［HbA$_{1c}$<7%，总胆固醇（TC）<4.5mmol/L，收缩压 <130mmHg 且舒张压 <80mmHg］从基线的 3.31% 提升到 9.16%。患者 BMI 平均值从基线的 26.8 下降到 26.4，BMI 正常率从 24.5% 提升至 26.8%，肥胖率从 32.2% 下降到 29.6%。

（二）取得良好的经济效益

"三一照护"糖尿病管理诊疗服务模式，切实提高了糖尿病患者血糖达标率（HbA$_{1c}$<7%），有效延缓了糖尿病并发症进程，改善了长期预后，为患者和社会节约了糖尿病治疗直接或间接医疗支出。

2019 年对"三一照护"项目开展的成本 - 效果分析（CEA）研究显示，"三一照护"组 HbA$_{1c}$ 达标所需成本为 1 541.19 元 / 人年，远低于常规门诊组的 3 769.50 元 / 人年，HbA$_{1c}$ 达标率每增加 1%，"三一照护"组成本比常规管理组患者减少 23.03 元 / 人年。基于该模式的健康管理，虽然短期内增加了患者血糖监测和化验次数，但是并没有显著增加患者的诊疗负担。同时有效的健康管理还降低了药品费用和因为病情加重导致的就医频次，实现了总体医疗费用的有效控制。

（三）研究成果取得一定的社会效益

本项研究成果申请获得四项计算机软件著作权：与糖前置机系统 V1.0.1；与糖糖尿病照护系统 V2.3.3；与糖医护移动端安卓版软件 V2.4.0；与糖移动端安卓版软件 V3.0.0，为项目的持续深入开展提供技术支撑。同时，积极扩展项目影响力，研究成果发表英文论著 2 篇，成果申报获得多个奖项，如 2020 年《天津市糖尿病移动医疗管理服务模式建设及应用研究》项目获得天津市科学技术进步二等奖，2020 年入选国家卫生健康委规划司评选的全民健康信息化应用发展典型案例，2020 年入选天津市卫生健康委评选的"互联网＋医疗健康"示范项目，2019 年"三一照护"糖尿病管理诊疗服务模式获得德国 iF 设计奖，2018 年"三一照护"糖尿病管理诊疗服务模式获得中国设计红星奖原创设计银奖。

四、复制推广情况

截至 2023 年 5 月底，天津医科大学朱宪彝纪念医院"三一照护"糖尿病管理中心，先后有 31 位副主任及以上医师开设了"三一照护"门诊，照护管理建档患者共 16 783 名，在单纯的糖尿病照护基础上，拓展了"妊娠糖尿病照护""糖尿病慢性肾病照护""糖尿病心血管照护"等特色诊疗照护服务，探索将该模式的理念和运营模式拓展至多发慢病的综合管理。

自 2019 年至今，"三一照护"糖尿病管理诊疗服务模式在 17 个省或直辖市的 27 个城市得到推广，与 154 家医疗机构的 689 名医生合作成立照护团队，全国范围内照护糖尿病患者共计 136 348 人,其中天津、太原、湖北、山东、广东、福建的管理规模均超过 1 万人。各地纳入管理的糖尿病患者糖化血红蛋白达标率均呈现出相似的升高趋势,糖化血红蛋白不良率均呈现较大幅度的下降,证明"三一照护"模式在中国的国情下是具备普适性的。

随着美国联邦医疗保险(Medicare)和州医疗补助计划(Medicaid)新增支付项目实现了对"互联网 +"医疗的支付,"三一照护"模式在美国得以落地并快速发展,目前已与 12 个州的120 多家医疗机构的 200 多名医生合作,并应用于 9 000 多名糖尿病患者的诊疗。

五、思考及建议

1. "三一照护"模式的成功推广,首先需要医院及主任专家们在各个方面给予大力支持。

(1) 协助主诊建立包括护士、糖尿病教育者、营养师、药剂师等专业人员的照护团队。

(2) 引入支持线上、线下工作的信息系统和智能硬件,与院内业务系统对接实现患者信息互联互通。

(3) 提供患者教育场地,患者收案入组建档时进行智能检测设备及院外管理 APP 使用培训,需要接受基本的糖尿病患者教育。

(4) 需要主诊的医护人员向患者明确,须遵循"三一照护"模式的复诊流程和自我管理要求。

2. 在开诊前需要做好照护团队的培训工作,日常做好照护团队的管理工作。需要合理分配照护师的线下出诊和线上的工作时间,为照护师设立工作目标,包括管理人数、血糖自测率、管理效果、基线数据收集指标、随访完成指标等。建议照护团队与主诊医生安排时间定期对管理中的患者数据进行梳理复盘。

3. 需要当地运营团队发挥主观能动性推进项目的落地。目前,"三一照护"模式在各地区落地时,常需要当地运营团队因当地的习惯和医院本身的情况而发挥主观能动性。如,没有多余的患者教育场地,需要医生与照护师充分引导患者,设置云平台患教作业;部分医院和地区的患者既往看诊习惯不好,需要教护团队反复沟通,以人为本,因材施教,通过为患者解决实际问题打动患者。

4. 应加强对合并症患者的综合管理。糖尿病患者大都同时合并高血压、高血脂、高尿酸、肥胖等其他代谢疾病,建议照护团队加强综合管理能力,与医生配合实施多种慢性代谢疾病一站式管理。

(陈莉明　郭立川　李晶　张媛)

开展运动康复，助力健康生活

中国康复研究中心北京博爱医院

一、背景

运动康复是防治糖尿病的主要手段之一，是糖尿病综合管理的关键环节，有着不可替代的作用。运动康复不仅可有效控制血糖，延缓糖尿病慢性并发症的发生和发展，还可改善代谢异常，提高心肺功能和肌肉力量，降低心血管疾病风险，提高患者的生活质量和整体健康状况。《"健康中国 2030"规划纲要》提出，为推进健康中国建设，提高人民健康水平，要广泛开展全民健身运动。通过非药物的运动康复手段达到与药物同等的治疗效果，对于防治糖尿病具有巨大潜力。

但糖尿病的运动康复不同于一般的群众性体育活动，必须做到科学、合理才能起到应有的效果，需要专业人员制定、规划和参与实施。而国内现状是运动康复的实施并未真正落地，医疗机构往往难以提供专业人员和运动场地对患者进行运动管理，临床推广也存在诸多困难。中国康复研究中心内分泌科面向周边社区庞大的糖尿病患者群体提供运动康复服务，同样面临上述问题。

为了规范、科学地实施并推广糖尿病运动康复，使广大糖尿病患者能够享受安全有效、经济便捷的运动康复服务，以低成本获得高效益，实现医疗资源的优化配置，中国康复研究中心内分泌科依托康复优势，在上级支持下，启动了糖尿病运动康复的相关工作。此项工作的开展对于提升糖尿病患者的健康水平和生活质量、减轻社会经济负担、推进健康中国建设具有积极意义。

二、主要做法

（一）组建专业化管理团队

健全的管理团队，是糖尿病运动康复工作开展和实施的前提。由内分泌科郑欣主任牵头，依托中国康复研究中心的康复优势，整合内分泌科、临床营养科、物理治疗科的优秀专业人员，组建了涵盖内分泌专业医生、运动康复师、护理人员、营养师共20余人的糖尿病运动康复管理团队。

（二）开设糖尿病运动康复室

打造硬件设施、规划运动场地，开设专门的糖尿病运动康复室，配备功率自行车、运动跑台、人体成分分析仪、监护仪、哑铃、弹力带等运动康复器材，可为糖尿病患者进行运动前评估测试，制定个体化运动处方，提供必要的运动监测。同时还在病区铺设了实用的健步走步道，给患者提供多种形式的运动支持。

（三）不断完善运动康复流程

参照国内外运动指南，结合医院和科室实际情况，首先于内分泌科病房开展运动康复工作。经过反复实践与探索，不断完善优化糖尿病运动康复流程。整个流程涵盖完整的糖尿病运动前评估，包括运动基础状况评估、体适能评估（涵盖心肺耐力、肌肉力量、柔韧性及平衡能力、神经感觉、身体成分等）、医学评估及营养评估等，达到了评估的专业化、系统化。综合患者病情和患者意愿，制定运动康复目标。结合运动评估结果，制定个体化运动处方，包括有氧运动、抗阻运动、柔韧性训练、平衡训练等，技术内容涵盖了运动形式、运动强度、运动频率、运动时间以及运动注意事项。实施运动方案后，定期再评估及调整处方。

流程走顺后，病房广泛开展规范化的糖尿病运动康复，科室还录制了视频为患者演示动作要领，由运动康复师进行专业动作指导，医护协作，带动患者科学实施有氧及抗阻运动。在此基础上，拓展其他运动康复模式，为合并肌少症的患者制定个体化抗阻运动处方，以提高肌肉质量；对合并肥胖的患者实施营养联合运动的减重处方，受到患者广泛欢迎。

（四）开设糖尿病运动康复专科门诊

病房的糖尿病运动康复工作开展成熟后，中国康复研究中心北京博爱医院开设了糖尿病运动康复专科门诊。建立随访制度，出院患者定期门诊随访，管理团队与患者建立联系，适时激励、跟进与指导，最终形成运动评估—运动测试—个体化运动处方—出院运动指导—运动康复门诊随访的良性循环。同时为患者制定营养处方，提供饮食指导，使生活方式干预与医学干预相结合，逐步实现慢病康复闭环管理。此外，创新开展了糖尿病运动康复联合动态血糖监测技术在门诊患者的应用，对门诊患者实施间歇高强度康复踏车训练，使患者在减少药物应用的同时，血糖得以良好控制。

（五）创新患者教育模式及网络健康宣传

作为中华医学会糖尿病学分会糖尿病教育管理认证单位，中国康复研究中心北京博爱医院内分泌科不断完善并创新糖尿病教育管理模式。在新时代互联网模式下，加强科室宣传，创新患者教育形式，建立运动康复管理微信群，加强对患者的教育和监督，根据医生制定的运动处方，护士对患者进行一对一指导，协助患者完成规律性运动康复训练。建立公众号，积极开展远程患者教育,应用线上方式对患者进行运动康复指导及健康宣教,推送健康宣教文章、录制科普视频等,充分发挥远程医疗服务在糖尿病防控中的作用。

带领社区居民、病区患者进行"减重增肌健身操"锻炼,带领患者进行弹力带抗阻训练,在患教大课堂中开启实操模式,开展了室内趣味性、个体化糖尿病运动项目(如打板球、呼啦圈等),将运动康复理念普及到社区居民,促进糖尿病运动康复的广泛实施。

北京博爱医院内分泌科充分利用网络宣传,录制新华网《新华大健康》节目,通过网络媒体对糖尿病运动康复进行了广泛和深入的讲解,推广了运动康复的理念,也展现了医院和科室的糖尿病康复特色,节目播出后深受欢迎。

(六)积极开展学术活动及科研工作

内分泌科近年来在糖尿病运动康复和营养康复方面进行了大量有针对性的科研工作,承担并完成多项中央级公益性科研院所基本科研业务专项基金(财政部课题)及中心课题,于国内外期刊发表了运动康复相关论文。多次举办糖尿病运动康复学术会议,搭建了优质的学术交流平台,还参加了中国盲文出版社"现代康复学堂"多媒体讲座授课、丰台区继续教育授课等,进行糖尿病运动康复技术的讲解与推广。

三、主要成效

(一)患者获益

中国康复研究中心(北京博爱医院)糖尿病运动康复工作自初始筹备至完善发展历经10年,经过前期脚踏实地的积淀和不断完善,实现了广泛开展、规范实施和科学管理。近年共完成运动康复600余人次,并与营养康复、糖尿病教育相结合,使患者得到生活方式干预的持续获益。参与运动康复的患者在减少药物应用的同时,血糖、血脂等代谢指标得以良好控制,心肺耐力得到改善,康复效果确切,受到患者广泛认可与欢迎,既符合国家节省医疗资源的政策,又传播了健康生活的理念,形成良性循环的局面。

(二)促进国内糖尿病康复学科建设

自2012年起,北京博爱医院内分泌科多次成功举办以"糖尿病运动康复"为主题的糖尿病康复论坛,现场参会人员场均达百余人,近两年线上直播会议网络访问量达数千人次,具备了一定的业界知名度和学术影响力。在糖尿病患者的综合管理方面,为广大内分泌科医务工作者提供了积极有益的参考,同时有力地促进了业界同行间的交流与合作,促进了国内糖尿病康复领域的学术交流和学科建设。

(三)科研能力显著提高

北京博爱医院心内分泌科承担并完成糖尿病运动康复相关财政部课题4项,中国康复研究中心课题5项,在研中国康复研究中心课题3项。发表SCI论文1篇,国内核心期刊论文5篇,领衔起草制定《中国糖尿病远程管理专家共识(2020版)》运动及饮食部分,多篇糖尿病运动康复相关论文受邀在全国学术会议上进行展示交流。

（四）培养一支优秀的糖尿病运动康复管理团队

在实施糖尿病运动康复的过程中,北京博爱医院心内分泌科组成了一支优秀的糖尿病运动康复管理团队,经过不断学习培训与实践磨炼,团队成员的综合能力更加成熟完善,先后参加运动处方培训班、运动心肺培训班等专业技能培训,获得运动处方师资质。

（五）取得显著社会效益

糖尿病运动康复计划的成功实施进一步发扬了中国康复研究中心的康复特色,通过非药物的运动康复手段达到与药物同等的治疗效果,大大节约了医疗资源与治疗花费。通过推广糖尿病运动康复技术,中国康复研究中心优化了糖尿病综合管理模式,这种模式对于防治糖尿病起到了重要作用,也更好地推动了糖尿病运动康复事业的发展。

四、思考

糖尿病运动康复是关乎糖尿病患者健康的重要环节。目前,糖尿病运动康复工作在管理着大多数糖尿病患者的基层医疗机构还缺乏有效的落地措施,存在专业技术人员短缺、实施场地设备不足、患者依从性差等困难,需要具有更多理论基础和实践经验的上级机构积极带动、逐渐推广,实行上级医院与基层社区上下联动,同时也需要相关政策、硬件的支持以及标准规范的制定和下达。

内分泌临床专家应在疾病预防、早期发现、及时干预、康复评定、康复干预手段和技术、康复团队的建设、运动康复中心的规范建设与完整服务流程等方面开展工作、形成规范或标准,尤其在非药物干预、运动康复方面立足深耕,并着眼于慢病的长期康复与全程管理。

《"健康中国2030"规划纲要》明确提出,要通过"加强体医融合和非医疗健康干预,促进重点人群体育活动"的方式来提高全民健康。糖尿病运动康复工作未来的方向应加强体医融合,从而更好地助力"健康中国"建设的步伐。

（郑欣　戚艳艳　毕丽娜　李勤）

智慧化全程血糖管理
助力"323"攻坚行动

武汉市中心医院

一、背 景

在健康中国战略背景下,近年国务院办公厅先后出台《国务院关于实施健康中国行动的意见》《"十四五"国民健康规划》,驱动医疗机构探索医疗服务由院内向院外、线下向线上延伸。湖北省糖尿病诊断、治疗、达标率均不佳,糖尿病防控体系存在医疗数据碎片化、院内外血糖管理环节割裂、基层医疗团队失能等多方面不足。为贯彻中共中央、国务院《"健康中国2030"规划纲要》《湖北省影响群众健康突出问题"323"攻坚行动方案(2021—2025)》文件精神,2021年武汉市卫生健康委推出"323"攻坚行动,完善武汉市糖尿病"防、筛、管、治、研"服务链条。

长久以来,非内分泌科住院糖尿病患者血糖达标率低一直是当前糖尿病管理的难点和痛点。2021年上半年,武汉市中心医院71.58%糖尿病患者在非内分泌科住院,但血糖控制达标率仅25.31%。根据院内对来自不同科室、不同职称的非内分泌科的258名医护的问卷调查结果,院内血糖管理存在以下困难:诊疗复杂;单次会诊难以控糖;缺乏专职团队、专业设备、专用平台;患者认知度低等。同时,糖尿病患者连续性、延续性服务缺位也是血糖管理不佳的原因。有调查显示武汉市糖尿病患者管理达标率仅约34%,医疗机构智慧血糖管理信息平台和工具缺乏,连续性控糖服务缺失。对此,武汉市中心医院对全国13省份20家三甲医院血糖管理平台进行调研总结发现:65%建成血糖信息平台或血糖管理专用平台,采用专职医护团队或胰岛素泵护士模式开展血糖管理;50%有规模化应用胰岛素泵或双"C"治疗;30%建成虚拟病区;40%获得医院行政支持;20%获得绩效政策支撑。这些都提示运用信息化技术对糖尿病患者院内院外、线上线下一体化管理,是解决问题的一剂良药。

二、主要做法

（一）完善组织架构，成立智慧化全程血糖管理中心

分管院长牵头职能部门和临床专科成立全院血糖管理领导小组和全院血糖管理专家小组，制定《武汉市中心医院关于开展全院血糖管理工作的实施方案（试行）》，成立智慧化全院血糖管理中心（2023年升级为智慧血糖全程管理中心）。项目具备智慧管理平台、虚拟病区系统、专职医护团队、双"C"治疗设备、绩效政策支撑、医院行政支持等六大要素，有完备的项目方案和考核机制。

由内分泌科专职医护、营养师、药剂师等12人和全院各科室共138名联络员组成多学科会诊（muti-disciplinary treatment，MDT）血糖管理团队，承担全院血糖管理工作。工作内容包括：①依托信息平台管理全院血糖异常患者，研判预警、主动干预、制定方案，联动其他科室及医联体基层单位协同共管；②开展培训，每月开展院级培训，深入科室开展点对点培训1 000余人次，通过专题讲座、趣味知识比赛、实操课程等方式，增强非内分泌科医务人员血糖管理意识和业务能力。

（二）强化信息化支撑，搭建智慧化全程血糖管理信息平台

自主研发智慧化全程血糖管理平台，支持个人计算机（personal computer，PC）手机端应用，与医院信息系统（hospital information system，HIS）、实验室信息管理系统（laboratory information management system，LIS）、血糖仪等数据实现互联互通，覆盖门诊、住院、体检血糖异常患者，按预警标准智能研判、分层预警，并向内分泌科血糖管理专员、患者所在科室血糖管理联络员和管床医师推送，实现智能化预警联动，并在手术预约等环节主动预警加强围手术期血糖管理；血糖管理中心专业团队访视患者，参照血糖管理路径分层制定血糖管理方案，推送患者所在科室医护，实施规范化控糖综合诊疗；依托智能随访平台，开展院后跟踪随访管理，并基于随访结果评价分析。

（三）运用专业控糖设备提供非内分泌科精细化控糖服务

集成智能血糖仪设备，实现全院动态血糖仪无线联网，自动采集，实时传输。系统通过普通快速血糖仪、蓝牙血糖监测设备、动态血糖仪等设备高效、实时推送血糖数据，通过动态血糖仪和胰岛素泵在非内分泌科开展双"C"治疗，为患者提供个体化、精细化血糖管理服务。

（四）创新全程服务模式，延伸院内、院外一体化管理

2023年，智慧全院血糖管理中心升级为智慧全程血糖管理中心，推进业务院内、院外延伸，打造智慧血糖管家。

1. 全市首创建成"一站式"糖尿病并发症筛查中心，助力"323"攻坚行动糖尿病"两筛三防"。

2. 在门诊开设糖尿病健康管理专家门诊、糖尿病健康教育护理门诊，丰富糖尿病患者的

门诊健康服务,并与医联体社区卫生服务中心联合,开设社区端糖尿病健康管理门诊。

3. 全国率先开展"e 护到家"延续护理上门服务,其中糖尿病足上门护理、换药等服务,较好满足了糖尿病患者行动不便的护理需求。医院联合社区团队,共同开展延续护理上门服务。

4. 依托互联网医院开展线上、线下一体化服务。为糖尿病患者提供不出家门即可享受的便捷的线上服务,包含健康咨询、在线音视频问诊、复诊处方开单、药店处方流转及配送等服务。

5. 院外与医联体基层单位对接,首批在劳动街社区卫生服务中心等挂牌成立智慧全程血糖管理分中心,家庭医生参与互联网医院控糖服务包,探索"医院-社区-家庭-个人"慢病管理新模式,将血糖管理服务延伸到家庭。与基层单位合作推进分级诊疗、双向转诊。

(五)探索管理机制升级,扩展可持续发展模式

依照项目人员职责、业务流程质控等制度开展项目质控。探索智慧化血糖全程管理中心运行后的业务工作量、跨专科协同效果、绩效考核分配等机制的创新。通过对数据推送预警后的干预纳管情况,建立血糖管理团队的工作考核机制;通过血糖管理团队推送其他专科的干预措施执行情况,考核各专科的干预措施执行情况;在绩效分配机制上,探索按病种付费(DRGs)与诊疗效果双优的评价机制,形成分配机制上奖惩结合的可持续发展模式。

三、主要成效

(一)建成智慧医疗信息高速路促进提质增效,助力医院高质量发展步入快车道

智慧专病平台整合多个医疗信息系统资源,修建医疗信息高速路网,结合精细化管理工具运用,2022 年纳入管理 12 408 位非内分泌科住院患者,非内分泌科糖尿病患者总体血糖达标率从 25.31% 提升至 65.71%,精细化管理患者血糖值在目标范围内(3.9~10.0mmol/L)的比例(time in range,TIR)从 23.52% 提升至 79.16%。全院纳入管理糖尿病患者术前等待天数平均下降 2.4 天,大幅节约医疗费用,为围手术期糖尿病患者保驾护航,实现医疗机构提质增效(数据详见表 2-1)。通过一站式并发症筛查中心、糖尿病健康管理专家门诊为糖尿病患者提供管家式服务,实现住院、门诊、体检、社区患者全覆盖,促进医院高质量发展。

表 2-1 实施智慧全程血糖管理后指标变化情况

项目	管理前	管理后	P 值
平均空腹血糖 /(mmol·L^{-1})	9.94	6.71	<0.05
血糖达标率 /%	25.31	65.71	<0.05
平均术前等待天数 / 日	7.30	4.90	<0.05
平均住院费用 / 元	18 018.12	17 304.05	<0.05

注:血糖达标以空腹血糖、最大血糖波动幅度(largest amplitude of glycemic excursion,LAGE)、餐后血糖波动幅度(postprandial plasma glucose excursion,PPGE)连续达到预设目标范围 2 天计。

（二）惠民、惠医、惠管理显实效，便捷服务改善居民就医体验

智慧全程血糖管理中心优化糖尿病患者诊疗服务流程，非内分泌科住院患者无须转科即可获得专业多学科团队主动控糖服务，通过分层连续性血糖管理服务，提高患者治疗依从性（流程详见图 2-1）。通过互联网医院、"e 护到家"跨越"最后一公里"，将围墙之内的医疗服务向全程医疗健康服务转变，为患者提供线上、线下便捷服务。同时，基于互联网医院平台，智慧血糖管理平台探索与基层医联体单位携手提供院外随访管理延伸服务，患者足不出户即可接受血糖管家服务，获得感满满；结合糖尿病健康管理专家门诊及糖尿病健康教育门诊，依托信息平台可实现分级诊疗和双向转诊。武汉市中心医院互联网医院年接诊量逾 38 万人次，开展230 余场名医直播、直播参与人数共计 30 万；300 余位志愿者提供"e 护到家"服务 3 000 余例次，累计出诊距离 5 万公里。

（三）医防融合，构建糖尿病防治网络，赋能基层医疗团队，示范效应提升区域防治水平

基于智慧全程血糖管理中心和分中心建设，实现医院与劳动街社区卫生服务中心等多家医联体单位信息互通，远程指导基层糖尿病规范化诊疗，通过院内外团队协作、业务培训提升基层服务能力，落实"医院 - 社区 - 家庭 - 个人"闭环管理模式，承担区域慢病防治医疗服务标杆作用。

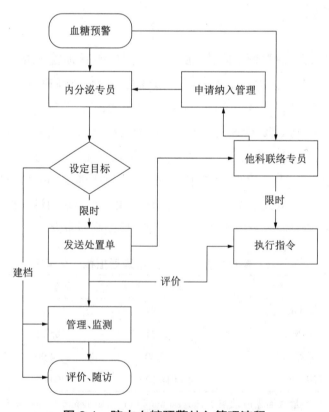

图 2-1　院内血糖预警纳入管理流程

（四）需求指引技术突破，医研融合结硕果，模式品牌激活内外双循环，带动医疗健康服务产业链整合发展

医院全省首批获国家卫生健康委医院信息互联互通五乙牌照，获智慧服务三级医院证书；近年智慧医疗领域快速发展，开拓基于临床需求的医研融合之路，实现一批技术突破。项目获批专利 4 项、软件著作权 2 项、各级课题 11 项、发表科研论文 22 篇，专著 2 部，获各类奖励十余次。应用智慧全程血糖管理项目经验，建设了智慧全院高血压管理平台、静脉血栓栓塞症(VTE)防治平台、睡眠呼吸障碍平台等 6 个专病智慧管理平台，激活了医院内循环和外循环，医院发展焕发勃勃生机。同时，通过医工结合、医联体同频共振发展，带动了区域医疗健康服务产业链整合发展。

（五）智慧全程服务模式获多方报道推广，社会效益显著

智慧血糖全程管理服务模式获人民日报、新华社、中央电视台、健康报等各级媒体报道六十余次，通过世界大健康博览会向全国推广；被人民网、人民健康网评为"2022 公立医院高质量发展典型案例"。项目获国家卫生健康委员会医政医管局"进一步改善医疗服务行动计划全国擂台赛"总决赛银奖。项目获湖北省远程医疗及互联网医疗应用大赛最佳应用奖、湖北省科技进步三等奖，在全国首先发布"互联网＋护理服务"品牌；"e 护到家"志愿服务队被武汉市委宣传部评为"武汉市最佳志愿服务组织"。

四、思考及建议

（一）打通区域健康大数据平台，智慧全程血糖管理助力医防融合提升区域糖尿病规范化防治水平

智慧全程血糖管理模式响应"323"攻坚行动糖尿病防治需求，搭建医防融合平台助力建设区域糖尿病防治网络体系，带动区域糖尿病"防、筛、管、治、研"工作水平提升。未来，需要进一步打通区域健康大数据平台，建设区域糖尿病专病数据库，挖掘多模态科研成果，为战略政策制定提供依据；基于智慧全程血糖管理中心和分中心建设，以区域核心单位牵头，各级医疗机构参与，完善区域糖尿病防治网络体系建设，实现医院与医联体单位信息互通，开展糖尿病患者协同规范化管理，远程指导基层糖尿病规范化诊疗，切实落实分级诊疗、双向转诊等重大卫生政策。智慧血糖管理平台与糖尿病专病大数据库同步成长，有望形成高级别科研成果，助力"323"攻坚区域糖尿病科学防治水平持续提升。

（二）合理收费，健全糖尿病防治工作可持续发展长效机制

近两年来武汉市中心医院开展糖尿病人群的全程健康管理模式，通过运行效果分析，初步验证此模式满足政府开展"323"攻坚行动的工作需要、满足国家医保对合理管控诊疗费用的需要、满足公立医院发挥龙头医院定位的需要、满足公众个人健康管理的需要，是一种多方共赢互惠的模式，但此模式下，医院的医护团队除开展的基本医疗服务有相应的回报以外，其他非医疗服务项目因无收费机制支持，其劳动价值无法体现，望在后续能得到物价、医保等政策支持，共同探索多方共赢的回报机制。

（丁胜　蔡威　王中京　毛冰　冯滔）

基于信息化的全院血糖
管理模式探索与实践

郑州人民医院

一、背　景

住院期间由于疾病应激以及临床干预措施如糖皮质激素、升压药、肠内外营养的应用等，导致住院患者更容易发生高血糖。虽然院内血糖异常高发，但收治在内分泌专科的患者仅占到全院患者的六分之一。与此同时，非内分泌科的患者，尤其是以外科、妇科等手术科室为代表的对血糖有严格要求的患者，因无法做到即时血糖监测，以及缺乏专科医生的网络化管理，血糖控制往往较难达到满意。

有研究显示，非内分泌专科医师普遍认为血糖管理属于内分泌科掌握的内容，因此重视度不够；传统的会诊模式，存在手工填写申请单不规范、会诊目的不明确、患者病史资料收集不全等弊端；从申请到完成会诊，其间时间不定，效率低下；传统会诊模式缺乏流程约束，数据不能随时存取，且院内会诊数据难以全面搜集，无法有效监管会诊质量。此外，非专科护士缺乏血糖管理知识及技能，专科操作不规范，会产生一些错误的教育和指导方法。

为促进全院患者血糖管理，郑州人民医院部署了血糖监测系统，该系统可实现血糖监测数据的自动上传、记录，与医院信息系统（hospital information system，HIS）无缝连接。血糖数据可自动传输到血糖管理系统，实现数据闭环，保障数据安全，内分泌科医护人员可在任何一台链接医院内网的工作电脑上查看结果，在网络血糖信息化管理的基础上联合个体化的床旁教育方式，具体根据患者的生活习惯、教育背景以及之前对糖尿病的认识和目前的疾病状况，为患者制订教育计划，了解影响其血糖的相关因素（包括食物的种类、数量以及运动量等）以及评估血糖波动情况等，协同非内分泌科临床医生做好患者的血糖监管。

二、主要做法

（一）引进美国哈佛大学附属 Joslin 糖尿病学院的糖尿病信息化管理系统和路径

郑州人民医院作为河南省首家引进该系统的大型三甲医院,通过搭建全院血糖监测网络及中心监控平台,将血糖监测系统与 HIS 连接后,能够把全院监测的血糖数据进行有效的整合,提高血糖管理的效率。该系统具备患者识别功能,能够自动通过腕带的条形码识别患者,避免出现人为的失误。同时还省略了血糖数据记录、转抄或输入医生工作站的过程,减少因转抄错误等因素所致安全隐患,大大提高了护士的工作效率。医生可在全院血糖管理终端依据分析报告快速判断患者血糖波动趋势进而及时调整降糖方案。

（二）在全院血糖管理模式下,成立糖尿病专科管理小组

郑州人民医院于 2015 年 11 月成立糖尿病教育管理小组,至此,糖尿病管理迈入新起点。管理小组由内分泌科护士长担任组长,该科教育护士作为核心成员,联合全院 48 个科室的联络员组成。各临床科主任教育、指导本科医师对住院患者进行血糖筛查,关注住院患者血糖指标。发现血糖异常患者,实时跟进并与内分泌科医师沟通,根据内分泌科指导意见,实时调整医嘱,与本科室糖尿病教育管理联络员共同负责对糖尿病患者进行正确的教育与指导,必要时请营养师会诊给予饮食指导。内分泌科负责对全院临床科室医护人员进行糖尿病血糖监测、胰岛素应用、围手术期血糖管理等相关知识的培训,并负责指导全院临床科室糖尿病患者血糖的管理,包括咨询指导会诊、提出血糖监测及个体化的降糖方案以及降糖药物的使用注意事项,并承担全院血糖监测问题的收集。

（三）院内－院外实现闭环管理

通过院内会诊配合血糖监测管理系统,及时与专科管理小组组员以及组长进行沟通,拟定个体化的治疗方案,并委派内分泌科糖尿病教育专员或医生护士参与相关科室的糖尿病患者血糖管理。患者出院后,通过标准化代谢性疾病管理中心（MMC）数据库、QQ 群、微信公众平台等方式进行联络,定期举办糖尿病教育课程,把院外糖尿病患者的教育与管理作为提高血糖控制效果的重要手段。从患者入院到出院,再到患者居家,全病程血糖数据均为自动化上传,可随时在线记录与查看,整体实现了糖尿病患者自我监测到医院内门诊、住院的无缝衔接和智能化远程管理,构建整套智能血糖闭环管理。

据此,糖尿病信息化管理系统作为院内血糖管理手段,MMC 作为院外血糖随访系统,二者进行有机结合,有力保证了糖尿病患者的全过程管理。

（四）构筑血糖预警三级体系,不漏过一个血糖异常的住院患者

内分泌科医生和护士除了接收各临床科室的血糖异常会诊申请,还通过全院血糖监测系统、血糖危急值预警系统远程查看住院患者血糖情况,主动锁定目标管理人群。只要是高于或低于血糖预警值的患者,就会在其科室医生的电脑上弹窗提示,提醒管床医生关注,如果管

床医生看到了这个预警提示,需要内分泌科进行会诊,那么只需要在 HIS 上发出申请即可,内分泌科医生将会前往会诊,这是第一层的"防御体系"。通过建立糖尿病教学管理小组微信群,高危患者在微信群内进行通报,构成第二层"防御体系"。内分泌科医生每天登录"血糖危急值预警系统",主动发现未及时干预的血糖异常的患者,主动会诊,到相关科室进行查看询问干预治疗,这是第三层"防御体系"。

(五) 建立规范的工作管理流程

1. 全院血糖管理工作流程 其他临床科室发现患者空腹血糖异常后,须立即给予完善餐后血糖、糖化血红蛋白等相关检验进行高血糖的确诊,并与内分泌代谢科医师进行沟通,必要时可邀请其会诊,随后按照内分泌代谢科医师的意见开具或调整医嘱,并跟进血糖监测结果,及时向内分泌代谢科医师反馈,确保患者血糖控制,减少不良结局的发生。

2. 内分泌代谢科血糖管理流程 内分泌代谢科二线值班医师 24 小时负责对全院血糖异常患者进行管理。当通过糖尿病信息化管理系统发现血糖异常患者或接到其他科室申请会诊或咨询需求时,须对目标患者进行风险评估、血糖监测、降糖方案等指导,并及时跟进患者血糖变化情况,适时调整降糖方案。

3. 全院血糖管理联络护士工作流程 各临床科室联络护士发现科室患者血糖异常后应立即报告管床医生,医生根据病情开展每日血糖监测,必要时邀请内分泌代谢科会诊,联络护士则通过护理干预给予正确的糖尿病健康教育。

三、主要成效

(一) 提高了患者血糖达标率,降低了医疗费用

自全院血糖管理开展以来,内分泌科已管理院内血糖异常患者 28 000 余例,得到了临床科室及患者的一致认可。对开展全院血糖管理前后非内分泌科 800 例住院糖尿病患者的管理效果进行分析,结果显示,全院血糖管理后患者实际住院时间、治疗费用明显低于开展前;开展后手术治疗的患者手术切口愈合时间及血糖异常患者血糖达标时间明显缩短,患者满意度明显提高。此外,经过管理的患者,缩短了平均住院天数,降低了低血糖发生率及围手术期并发症,降低了总体治疗的费用,患者对内分泌专科知识也可以在教育和管理中得到掌握和提高,患者的自我管理水平也大大提升。

(二) 提高了医院工作效率

郑州人民医院全院血糖管理系统的应用,首先减轻了非内分泌专科医生的负担,营造专业化血糖教育氛围,增强医患沟通,减少医疗隐患,提高患者总体满意度。其次,全院血糖管理走医疗＋互联网的创新模式,提高了医护人员的工作效率,使不同科室间的沟通变得更加顺畅,而且为住院患者的系统化血糖宣教和管理、及时发现血糖波动并调控提供了有利的平台,

是实现患者、医院、政府共同管理的现代化管理方法。移动互联网与慢病的结合也是未来慢病管理的重要方向。

四、思考与建议

对糖尿病患者来说，全院血糖管理能更有效、更稳定地将院内住院患者血糖控制在正常水平，减少患者的住院周期及总体费用，并能明显减少患者到医院就诊次数及再住院率，最终到实现院内、外的一体化血糖管理，很大程度上提高了糖尿病人群的生活质量，延长了糖尿病人群的寿命，减轻了家庭的医疗负担，同时节约了宝贵的医疗资源。对医疗机构来说，全院血糖管理提升了医疗团队糖尿病管理水平，优化了糖尿病管理流程，完善了服务体系和三级诊治网络建设，做到了院内、外糖尿病患者的全程管理和照护，使处于疾病不同阶段的高危人群和糖尿病患者均得到同质化的管理及最佳的治疗，有力提高了糖尿病整体预防与管理的水准和效率。

但现阶段仍有许多方面有待改进：①面对伴有多种并发症的糖尿病患者时，系统需要对多元化疾病进行有效管理。②如何更好地利用新的大数据分析技术建立慢病管理大数据平台。③结合人工智能及大数据处理等最新技术成果，根据糖尿病患者长期病程记录及血糖监测数据，准确给出就诊用药等提醒。④通过物联网技术、互联网技术将患者出院后的血糖变化情况实时上传，保持数据的连贯性，从而更好地实施慢性病的全过程管理。

（田勇　董其娟　姜芳　贾光耀　刘胜超）

糖尿病患者智能管理模式探索与实践

郑州市中心医院

一、背景

随着社会经济的发展、人口老龄化的加速及生活方式的改变,人群糖尿病患病率迅速上升,防控形势严峻。郑州市作为河南省省会城市,18 岁以上成人糖尿病患病率达 12.84%,高于国家平均水平,同时郑州市成年居民的糖尿病知晓率为 40.63%、治疗率为 32.62%、治疗控制率为 33.11%,其中仅知晓率略高于国家平均水平,治疗率和治疗控制率均低于国家平均水平,提示本地区糖尿病防治工作需要进一步加强。

近年来,河南省以及郑州市各级卫健、疾控部门高度重视慢性病防治工作,制定一系列政策措施支持推进相关工作的开展。在省市各级卫健、疾控部门大力支持下,目前郑州市中心医院已形成较为完善的慢性病三级防控体系,依托信息化技术手段,打造智能化糖尿病管理模式,推进糖尿病疾病诊疗向健康管理的转变,有效降低糖尿病带来的危害。

二、主要做法

(一) 优化人才队伍建设,搭建管理平台

1. **赋能学科发展,加强人才梯队建设** 以"院有特色、科有专攻、人有专长"为导向,构建完善人才引进与培养机制,建立糖尿病多学科培训体系,通过与医学高校和科研机构合作等方式,将人才培养与学科建设全方位嵌入医院高质量发展全局。统筹计划、安排糖尿病管理人员到知名医院进修学习,强化糖尿病学科学习交流,持续引进和培养高素质糖尿病专科人才,提升中青年医生的学术水平、科研技能、创新能力以及领导力,赋能糖尿病学科发展,优化人才梯队建设。

2. **开发智能管理平台,提高糖尿病健康管理效率** 2018 年,研发慢病管理信息系统,搭

建糖尿病管理专病模块,建成个人健康云服务平台,以"一个标准、一个中心、一站式服务"为理念,实现糖尿病患者院内全程高效诊疗、院外患者全方位自管的专病管理模式。2019年,河南省首家以内分泌科主导的全院血糖管理多学科团队成立,实现非内分泌科室住院糖尿病患者同病、同院、同治。根据糖尿病患者病程及其合并症、围手术期病情及手术分级、心血管安全性、低血糖风险等情况,制定个体化降血糖方案,实施血糖分层目标管理,实现患者全病程血糖动态监测和管理。

2022年成立"互联网代谢云医院"。针对肥胖与代谢疾病,依托慢病健康管理信息化系统进行智能精准连续管理,管理端嵌入在互联网医院平台中,慢病健康管理系统实现了与医院信息系统(hospital information system,HIS)、实验室信息系统(laboratory information system,LIS)和影像存储与传输系统(PACS)的对接,实现了病情日志的快速提取、连续的复查提醒、实时的互动沟通、AI智能随访、健康异常值提醒、健康管理活动通知、科普宣教、日常就诊记录查询及数据统计分析等,提高了工作效率,同时辅助产出了高质量科研成果。

3. 畅通沟通渠道,构建和谐医患关系 针对院外患者,成立医患、患患交流的平台——安德健康俱乐部,涵盖糖友、肝友、肾友、支架人生、粉红丝带、抗癌、代谢减重、脊髓空洞症等14个病友俱乐部2 000余名病友,采用同伴支持形式,帮助患者更好地管理自己健康。糖友俱乐部活动按季度举办,为更好地组织和推动开展,糖尿病健康管理团队兼具了培训者、组织者、执行者身份,编撰印发《郑州市中心医院糖尿病慢病管理手册》,支持患者实施基本的自我管理计划,提高活动的持续性和影响力,高质量提升患者生活品质。

(二)组建管理团队,提供院内院外患者精细化管理

1. 在慢病健康管理团队的基础上,组建糖尿病健康管理多学科诊疗(multi-disciplinary treatment,MDT)团队 团队成员不仅包含各糖尿病诊疗组医生和护士(糖尿病临床缓解诊疗组、糖尿病肾病诊疗组、糖尿病视网膜病变诊疗组、糖尿病神经病变诊疗组、糖尿病大血管病变诊疗组、糖尿病足诊疗组等),还包括健康管理师、临床药师、临床营养师、心理咨询师、行政辅助人员等,为糖尿病患者提供全面、连续、精准治疗及健康管理服务,最大限度保证患者安全。同时,制定一系列工作制度和流程,形成糖尿病患者筛查、诊断、治疗、监测、随访和干预等方面的标准化操作规程。同时,根据不同患者情况,制定个性化健康管理方案,以保证糖尿病患者管理的连续性和有效性。这些举措旨在为糖尿病患者提供更加全面、专业的服务,节约医疗资源,缩短诊疗时间,降低医疗成本,帮助糖尿病患者更好地掌控自己的健康状况,提高生活质量。

2. 聚焦患者需求,深耕糖尿病管理新模式 针对糖尿病患者采取"三师共管"(专科医师、全科医师、健康管理师)、"五大处方"(药物处方、运动处方、营养处方、心理处方、戒烟处方)、"六个精准"(精准预防、精准预测、精准预警、精准诊断、精准干预、精准康复)管理措施,并将危险因素筛查、风险评估、健康干预、健康指导与互联网技术有效结合,构建"患者为主、医患互动、社会支持"的糖尿病管理模式。

3. **采用多种形式延伸院外患者管理**　围绕糖尿病管理的五个关键，即"发现患者、纳入管理、规范诊疗、健康教育、跟踪随访"，通过信息平台、电话、短信、远程视频、查房、病友俱乐部活动等多种方式，为院内外患者提供咨询、指导和监测服务，并对患者的血糖数据进行定期分析和评估，提高糖尿病管理效率和质量。

(三)深化社医联动，筑牢糖尿病防护网

整合优化医疗资源，建立以社区为平台、社会慈善资源为支撑、社区组织为主力、专业医护人才为指导、社区志愿者为补充的"五社联动"机制。通过开展社区健康讲座和疾病筛查等公益活动，建立慈善社区自助终端，实现社区居民与互联网医院就诊信息互通。居民无须出社区即可通过自助终端实现在线预约挂号、视频问诊、药品配送等一系列服务，简化了社区医疗服务患者的就诊流程，同时也实现社区与医院在糖尿病等急慢危重症、贫困患者快速救治通道和健康管理通道的对接。此外，创新引入慈善社区自助终端设备和社区志愿者服务，搭建起一条社会分享、互动合作、服务居民的健康快车道，真正实现医患、社会和居民之间的多种功能互动、互惠与互赢。

三、主要成效

(一)形成标准化糖尿病防治管理模式

糖尿病智能精准管理成效显著，形成糖尿病防控标准化管理模式，撰写《郑州市中心医院内分泌科糖尿病防治中心工作指南》，涵盖糖尿病诊疗规范(12 项)、临床路径(10 个)、急性并发症应急预案(3 个)等。引入先进的血糖监测设备，建立完善的监测体系和流程，大大提高血糖监测的准确性和及时性。为患者提供更加全面、有效的医疗服务。并建立完善的糖尿病管理数据库，为学科科研发展提供更加全面、有效的数据支持，为糖尿病的研究和治疗提供更加准确的依据。

(二)糖尿病患者管理效果显著

自 2018 年以来，管理 5 155 名慢性代谢病患者，其中糖尿病患者占 92.12%。经过规范化管理治疗，管理患者平均血红蛋白从基线的 7.8% 显著下降至 6.9%，达标率从 19.49% 显著升高到 54.55%，代谢综合达标率(糖化血红蛋白、血压、低密度脂蛋白等)也从基线的 8.71% 显著升高到 21.95%，达到国内领先水平。

院内血糖管理启动至今，接受血糖管理的患者总计 6 029 例，患者出院前 3 天 TIR 达 70%；2019 年至 2022 年，围术期患者平均住院天数由 10.9 天降至 6.95 天，人均费用由 22 868.7 元降至 20 257.2 元。

四、思考建议

（一）创新与科技赋能，糖尿病管理生态正走向数字化

随着人工智能快速渗透医疗健康领域，发展数字医学，推动数字化转型，打造未来智慧医院，已成为医疗"高质量发展"体系中的重要内容。应充分发挥信息化技术优势，丰富糖尿病健康管理的手段和内容，推进预约诊疗、在线随访、疾病管理、健康管理等网络服务应用，为糖尿病患者进行健康管理提供更多便利。帮助医务人员通过大数据、物联网、信息技术对糖尿病管理人群的风险及时进行预警和干预，有效预防并发症和合并症，提高人群生活质量。

（二）政府主导，多方参与，协同共治推动糖尿病管理科技向善

强化政府在糖尿病管理中的主导地位，深度发挥医疗、科技与社会资源的协同优势，探索"政府 - 疾控 - 医疗机构 - 社区 - 居民"五位一体的糖尿病管理模式，推动包括政府、医学院校、企业、行业协会等多方机构参与，是建立糖尿病长效管理机制的重要路径。而科技创新是推动糖尿病管理高质量发展的重要支撑。

（王贺　董春花　周新歌　彭玉华　张晓珂）

糖尿病患者信息化全程健康管理模式
探索与实践

保定市第一医院

一、背景

随着经济的发展,生活方式的改变和老龄化的加速,慢性病的发病率呈逐年上升的趋势,致残率、致死率明显增高,严重影响患者的身心健康,同时给个人、家庭和社会带来沉重负担。以医院为中心的糖尿病管理模式主要在医院进行,更多的是以糖尿病诊断及治疗为主,管理形式仅仅限于医生、护理人员在患者住院期间和门诊诊疗过程中进行短暂的教育指导,存在患者自我管理能力不足等问题。保定市第一医院内分泌风湿免疫科依托于《"健康中国 2030"规划纲要》国家政策的支持,在医疗信息化发展的大背景下,开启"Online+Offline"慢病管理新模式,达到院内院外一体化、线上线下一体化,使医生便捷管理患者,患者便捷管理自己,保证院前、院中、院后连续管理,实现慢病随访管理可及、高效,促进医患共同参与慢病防治。

二、主要做法

(一)院前动态风险评估管理

部分轻症糖尿病患者或者初次发病在门诊接受治疗的患者,由于没有接受过系统的糖尿病教育,饮食、运动、用药、自我血糖监测等方面知识欠缺,居家管理存在诸多问题,往往由于复诊不及时导致病情被耽误。开展三一照护门诊,即医生看诊后,再由专业的医生、教育护士、营养师组成团队进行基本的糖尿病患者教育,提高患者自我管理能力,并教会患者使用智能检测设备及院外血糖管理 APP,患者在家中的自测血糖、健康信息将通过智能血糖仪、与糖 APP 等,与医护团队共享,同时拥有高低血糖预警功能,照护师 24 小时在线,接收预警后,及时进行干预和指导,线上动态进行风险管理,必要时安排就医,及时住院治疗。

（二）院中精细化院内个案管理

患者入院后，为患者建立健康档案，收集患者的基本信息，包括：姓名、性别、民族、文化程度、住址、联系方式、疾病诊断、既往病史、用药情况等。对患者进行个体评估，包括饮食习惯、运动情况、并发症知识、用药情况等方面，查找患者在疾病管理方面存在的问题，有针对性地对患者进行健康指导：根据患者身高体重以及劳动强度，计算每日所需热量，了解患者日常喜好，制定饮食计划；根据患者的身体情况、年龄等因素，制定个体化运动处方；根据患者具体治疗方案，制定综合控制目标及自我血糖监测计划，并指导患者用药。

1. **信息收集**　收集患者文化程度、经济情况、生活习惯、个人病史等信息。

2. **个案评估**　根据身高、体重、劳动强度，计算患者BMI、体型以及每日所需总热量。评估患者饮食习惯，根据患者每日所需总热量，采用食物交换份的方法为患者制定个体化饮食计划。

3. **健康教育**　通过食物模型教具、现场实操、交流沟通等多种方式对患者进行饮食、运动、血糖监测、药物以及心理方面健康教育。教育后评定患者掌握情况，必要时进行再次教育，确保教育效果。

4. **晨间运动和小组教育**　住院期间，为提高患者运动积极性，每日清晨交接班前，由护理人员带领患者进行运动，包括中医养生操拍八虚、打八邪、拍打肺经等，此项运动适合各个年龄段的患者，不仅锻炼了身体，还有养生保健的作用，受到患者的好评。每周五下午，对在院患者进行小课堂教育，教育小组分为六组，分别是：饮食组、运动组、药物组、并发症状组、血糖监测组、中医组，每周一个主题，对健康教育相关内容进行普及，授课过程中使用食物模型、胰岛素注射笔教具、并发症教具等，使患者在亲身体验中学到更多知识。同时在小组教育后，给予患者自由讨论和分享的时间，邀请自我管理经验丰富的老病友进行经验分享，达到同伴支持的作用，提高患者自我管理的积极性。

（三）院外信息化自主血糖管理

由于患者住院时间有限，虽然大部分问题在住院期间得到解决，但是大部分患者在出院后的血糖管理依旧存在问题，院外血糖管理系统帮助患者实时管理血糖，规范患者院外管理，效果显著。

1. **优化院外血糖管理**

（1）患者出院前，加入院外血糖管理系统，将患者基本信息及化验检查结果录入"与糖APP"系统。

（2）患者出院后，使用配套血糖仪监测的血糖数据实时上传至"与糖APP"，饮食照片和运动记录也可实时上传，专业教育护士24小时在线，针对患者情况进行一对一专业指导。

（3）系统应用人工智能和大数据等技术，处理并收集来自应用平台患者的测量数据、患者教育和随访记录。系统根据收集的数据为教育护士智能化推送最佳的随访干预时机，从而提升医疗护理的效率和效果。

2. 线上健康指导

（1）系统根据患者情况制定血糖自测计划。实时接收患者血糖数据，数据永久保存，低血糖报警及时处理。

（2）根据血糖数据以及患者的症状，调整用药剂量；分享糖尿病相关小知识，定期讲课。

（3）患者可以随时上传运动信息，同时上线运动数据统计功能，让患者日常运动情况一目了然，鼓励患者坚持运动治疗。

（4）患者饭前上传饮食记录，教育护士给予专业点评，指导患者正确饮食。

3. 线上糖尿病知识科普 科室建立微信群和抖音账号，患者出院前加入微信群并关注抖音账号。每周五科室医生在微信群内进行健康知识科普，在抖音平台直播，涉及饮食、运动、药物、并发症、血糖监测和中医保健多个方面。

4. 门诊复诊 制定年度复诊计划，包括三次季度复诊和一次年度复诊，教育护士每3个月提醒患者到医院进行门诊复诊，并为患者预约就诊时间，就诊后上传检查及化验数据，使患者拥有一份完整的病例。

三、主要成效

据统计，我国糖尿病控制率（糖化血红蛋白<7%）仅30%左右，通过"三一照护"管理的患者血糖控制率达70%以上。在血糖自测方面平均每人每周达到4次；按照护计划，完成规律的季度、年度复诊的比例达80%以上，有效提高了患者依从性。

截至2023年9月，保定市第一医院"信息化全程健康管理模式"管理患者676名。"三一照护"质控中心提供数据显示，通过"三一照护"管理的患者各项指标都有明显改善：糖化血红蛋白平均值管理前(7.97±1.91)%，管理后(6.52±1.53)%；糖化血红蛋白中位数管理前7.6%，管理后6.0%；糖化血红蛋白达标率管理前38.48%，管理后79.49%；糖化血红蛋白不良率管理前29.39%，管理后10.26%；患者BMI管理前(28.34±3.93)kg/m²，管理后(27.01±4.15)kg/m²；患者BMI中位数管理前27.3kg/m²，管理后25.6kg/m²；BMI分级异常比例在管理后明显改善。2023年6月3日，保定市第一医院作为"三一照护"中心牵头单位，向保定市第三中心医院、清苑区人民医院、徐水区人民医院、保定宝石花东方医院、满城职工医院授予"三一照护中心"成员单位的称号，将信息化全程健康管理新模式推广到下级医院。目前五家照护中心成员单位仅以门诊形式开放，医共体共计有8名医生参与糖尿病新模式的管理，共计管理糖尿病患者1 449名。

四、思考及建议

1. 不足　保定市第一医院内分泌风湿免疫科推行的慢病管理模式是以门诊及住院为起点的慢性病管理模式,在开展患者管理过程中仍存在以下不足。

（1）对于患者管理有一定局限性,患者直接就诊于三级医院,未实现分级诊疗,对于基层医院医疗资源利用率较低,院前管理部分欠缺。

（2）目前由于医院硬件及网络技术原因,患者门诊进行的检查化验结果需人工输入,可能会出现信息遗漏等问题,导致患者资料不全面。

（3）在糖尿病管理工作中发现有极高比例的患者同时合并有高血压、高血脂、高尿酸、肥胖等其他代谢性疾病,但是目前保定市第一医院尚不具备多种慢性代谢疾病一站式管理的条件。

2. 建议　为促进院内糖尿病患者的全流程管理,提出以下建议。

（1）成立保定市糖尿病专科联盟,将下级医院、基层医疗卫生机构纳入专科联盟,不断推广糖尿病管理经验,规范疾病管理流程,使广大基层单位医护人员真正掌握糖尿病的全程管理,实现分级诊疗,双向转诊,实现医疗资源利用最大化。基层医院入组管理的患者必要时可向上级医院转诊。

（2）后续加强与医院的联动沟通,引入支持线上、线下工作的信息系统和智能硬件,与院内业务系统对接实现患者信息互联互通,保证信息数据的完整全面,信息化、智能化更完善。

（3）科室预备筹建慢性病管理中心,与营养科、康复科进行合作,由专科医生坐诊,成立综合管理中心,提供一站式管理服务。

（王云霞　陈晶晶）

以患者为中心的糖尿病全程分层
管理模式的应用和推广

保定市第一中心医院

一、背景

糖尿病是严重威胁人民健康的慢性病之一,30多年来,随着城市化、老龄化以及肥胖患病率的增加,我国糖尿病患病率呈逐渐增加的趋势。目前保定地区的糖尿病知晓率、控制达标率均偏低,糖尿病管理无疑是糖尿病综合防治工作非常重要的一个环节,但糖尿病管理还存在一些难点和值得探索的问题,首先针对糖尿病高危人群的管理和重视程度不足,需要采取更有效和有针对性的管理方法引导这部分人群重视疾病并做出有效的糖尿病一级预防;其次,针对有严重并发症的疑难糖尿病病例精准化治疗程度还不够;第三,传统模式是以医院为中心,未实现以患者为中心,如何针对糖尿病患者实现全程管理,这个"全程"除体现在"病程"上以外,还应体现在让患者在医院和院外均能得到"全程"有效的管理和指导。

保定市第一中心医院内分泌科是河北省省级重点学科及重点专科,长年致力于糖尿病患者的管理,多年来始终以提升糖尿病防治和管理能力为己任,从多个方面探索经验方法,以健康促进为目标,通过普及糖尿病等慢性病健康知识,纠正群众陈旧的、错误的健康观念;筛查糖尿病高危人群,做到早发现、早诊断、早治疗,帮助糖尿病患者全程管理血糖,预防并发症的发生、发展;制定糖尿病个体化诊疗目标,提升患者生活质量及控制水平;探索糖尿病疑难危重症多学科诊治方法及模式。

二、主要做法

保定市第一中心医院内分泌科分别针对糖尿病高危人群、普通糖尿病患者、疑难危重糖尿病患者制定个性化管理方案,从而实现以患者为中心,以医患互动、资源共享为重点的糖尿病人群分层分类全程精细化管理。

（一）针对高危人群

1. 筛查糖尿病高危人群　通过下社区义诊,采用免费测量血糖、体重、腰围,询问家族史及孕产史,查体有无黑棘皮等方式对居民进行糖尿病高危人群筛查,对异常者给予健康指导及必要的就医建议。同时,加强对体检中心工作人员的培训,通过体检数据,提高工作人员识别糖尿病高危人群,如超重或肥胖、高血压高血脂患者等的能力,从而引导这部分患者到门诊接受健康指导及必要的诊治。

2. 糖尿病高危人群的管理

(1) 健康宣教:通过内分泌科及医院微信公众号定期推送科普文章、电台健康节目录制宣讲节目、制作并发放糖尿病预防知识宣传手册等多种方式开展大众科普知识宣教,提高居民对糖尿病高危因素的认知水平,使高危人群及时对高危因素进行干预或就医。

(2) 针对危险因素进行个性化干预:对于超重及肥胖、多囊卵巢等患者,通过食品展示柜及内分泌科录制的健康宣教视频进行宣讲教育,同时制定个性化轻断食食谱减重,肥胖亚专业门诊定期随访;针对妊娠期糖尿病患者,除宣教外,给予发放妊娠期糖尿病宣教手册,嘱其产后6周随访等;一级亲属有糖尿病史的人群,如住院或门诊患者亲属,给予发放科室的糖尿病宣教手册,并嘱其定期体检筛查血糖、糖化血红蛋白等指标。

(3) 针对合并症患者进行药物治疗及门诊随诊:对于高脂血症、高血压、高尿酸等指标异常患者,给予相应治疗药物同时,定期由内分泌科专科及亚专业门诊复查随诊。

（二）针对普通糖尿病患者

1. 院前管理

(1) 加强糖尿病健康知识宣教:在病房门诊设置健康教育宣传栏,供就诊患者及家属免费取阅并及时更新、随时填充相关资料;通过微信公众号发布糖尿病相关健康科普内容,让受众患者科学认识糖尿病、了解前沿内容;借助"糖尿病日"、走进"学校"等活动开展讲座,科普糖尿病慢性病内容,让更多的人群了解糖尿病。

(2) 建立有序的诊疗模式:门诊医师对患者进行定期评估,询问饮食、体重变化、是否有糖尿病症状、是否有低血糖、对现阶段治疗方案是否满意等情况,每3个月测量体重、腰围、糖化血红蛋白、肝肾功、血脂、尿常规、尿白蛋白、肌酐,每6~12个月评估糖尿病神经病变、糖尿病血管病变及糖尿病视网膜病变;与社区、县级医院友好合作,双向转诊、上下联动,建立有序的诊疗环境,确保患者得到科学合理适宜的诊疗。

2. 院中管理

(1) 评估病情:详细询问患者既往史(高血压、冠心病、脑血管病、血脂异常、脂肪肝、肿瘤等)、个人史(吸烟、饮酒、饮食习惯)、家族史(是否有相关疾病)、体格检查(身高、体重、BMI、神经系统查体等),辅助性相关检查(糖化血红蛋白、胰岛功能、尿白蛋白/肌酐、眼底、神经病变等并发症的筛查)。

（2）制定个体化健康处方：依据个体具体情况，比如年龄、病程、血糖耐受情况、并发症等，为患者量身定制饮食及运动处方，指导患者养成健康的行为习惯。

（3）护理健康讲堂：每月10号及每周一、四、五由专业护士为患者开展糖尿病教育，主要针对饮食运动误区、血糖怎么监测、胰岛素笔的使用、胰岛素的储存、足部护理、自我管理能力等多方面进行指导，每次授课时间约20~30分钟。

（4）医生健康讲堂：每周三由总住院医师开展糖尿病流行病学、临床表现、危害、并发症、治疗目标、低血糖处理等多个方面的讲解，每次授课时间约20分钟；解决住院期间患者的疑虑，让患者更进一步认识了解糖尿病相关知识。

3. 院后管理

（1）定期随访：首先由科室业务组长对出院患者进行第一次电话回访，每周选择一天的时间主要针对出院1~2周的糖尿病患者进行随访，解决出院后生活中遇到的健康问题，及时提醒患者复诊的必要性；主管医生每周二、四、六主要针对出院3个月、6个月、12个月的糖尿病患者进行多次随访，加强与患者的沟通。

（2）开设"傍晚门诊"：为上班族患者提供了更方便的就诊方式，实现分时段错峰就诊，满足不同人群就医时间需求；随访的糖尿病患者如有需要，可携带近期的血糖监测、糖尿病等相关问题来"傍晚门诊"咨询，可以面对面解决问题。

（三）针对疑难危重糖尿病患者

1. 开展新技术为疑难危重患者解忧

（1）糖尿病足矫形鞋：研发糖尿病足矫形鞋，基于人体工学、力学矫正，根据患者自身问题设计个性化矫形鞋，均衡足底压力，纠正步态，延缓糖尿病足进展。

（2）糖尿病足新型敷料：敷料是治疗糖尿病足的关键部分，随着创面愈合治疗理念及技术的变化，新型敷料具有渗出物吸收能力良好、不透水、不透菌等特点，内分泌科引进了泡沫敷料、藻酸盐敷料，他们均有刺激血管形成和伤口愈合的特点，为糖尿病足患者接受治疗提供了更多的选择。

（3）糖尿病动态血糖监测系统应用：对于1型糖尿病、血糖波动大的2型糖尿病、妊娠期糖尿病的患者，动态血糖监测能更好地为患者提供实时血糖数据，为糖尿病患者调整降糖方案提供了重要的依据，同时联合皮下胰岛素泵降糖治疗，既解除了患者血糖波动产生的紧张焦虑，又能够更快、更精细、更安全地使血糖达标。

（4）注射用醋酸奥曲肽微球治疗糖尿病合并肢端肥大症：肢端肥大症会导致胰岛素抵抗，15%~38%的患者会出现糖耐量受损和糖尿病。注射用醋酸奥曲肽微球对于不能接受手术或者虽然手术但是疾病仍处于活动过程中的患者提供了新的选择。

2. 建立多学科诊疗及全院血糖管理诊疗模式

（1）糖尿病足涉及多学科多领域，秉承"以患者为中心"的理念，住院期间根据患者病情选择合适的降糖方案，维持代谢的稳定，降低心脑血管事件，应用敏感抗生素积极清创，同时在完善相关检查后会联合整形外科、血管外科、骨科、感染科等多学科的专家共同会诊，制定最为专业，同时又能被患者及家属接受认可的诊疗方案，降低了糖尿病足患者的截肢率。

（2）全院血糖管理：对于住院的其他科室的危重及手术患者，血糖管理至关重要，内分泌科通过专人佩戴及调整胰岛素泵实现对全院其他科室危重患者及手术患者良好的血糖管理，降低了手术风险并缩短了患者手术等待时间，也为危重患者治疗提供了更好的血糖保障。

三、主要成效

1. 通过下基层义诊和科室微信公众号定期增加视频科普宣传，一方面使得宣传的健康知识更容易理解接受，从而提高了群众健康素养和健康自我管理技能；另一方面，也强化了保定市第一人民医院与基层医院的联系，实现了危重症患者的双向转诊。

2. 通过科室定期电话回访传达糖尿病饮食及血糖监测、复诊知识，提高了老患者对疾病的认识度，增强了他们的自我管理能力。随访住院患者出院6个月的血糖达标率从43%升至68%，低血糖的发生率由35%降至18%。

3. 夜间门诊开诊至今，受到患者的好评和认可，上班族糖尿病患者不必再担心请假的问题，实现了看病上班两不误的模式，同时减少了老年糖尿病患者白天排队拿药开检查的时间，夜间门诊充足的时间，使得医生解释病情更加详细，出院半年内患者的门诊复诊率由45%提高到67%，一定程度上延缓了并发症的进展，避免了医患矛盾及纠纷。

4. 每年成功举办"糖尿病足与慢性创面论坛会"，邀请多学科专家共同学习分享最前沿的知识技术理念，提高基层医生对糖尿病足的认识，对糖尿病患者进行早期转诊及治疗。内分泌科为每个糖尿病足患者提供个体化的治疗方案，同时也在不断解锁新技术、新项目，在传统诊疗的基础上不断创新，多学科联合诊疗下，已逐渐形成糖尿病足筛查、预防、创面治疗、健康随访的诊疗体系，糖尿病足的截肢率由13.2%降低到5.6%，让糖尿病足患者不为"糖"担忧不为"肢"困扰。全院血糖管理的开展，降低了外科手术住院患者术前等待时间及术前术后血糖高导致的感染风险。

四、思考及建议

1. 保定市第一中心医院在糖尿病的预防及降糖方面不断探索，取得了一定的成绩和效果，但同时还存在一些不足之处，包括对糖尿病高危人群的随访不够，对糖尿病院外的管理还不够细化，与基层医院的沟通配合还不够深入；在糖尿病管理中现代化网络新技术运用较少，导致随访的效率和有效性还有待提高；对于管理措施有效性及效率缺乏更为精确的评估方法等。

2. 从以医院为中心,到以患者为中心的模式;从仅重视糖尿病患者,到重视高危人群及糖尿病患者分层全程管理模式,这样的转变,使得糖尿病的三级预防做得更加有的放矢。展望未来,糖尿病防治可以实施新的策略:①畅通拓展多种渠道继续开展健康宣教,提高广大民众对糖尿病的认知,提高就医意识;②加强以血糖控制为主的多种代谢危险因素共同管理的综合管理模式,重视高危人群,对已经存在血糖、血脂、尿酸、血压异常等多种心脑血管代谢危险因素的糖尿病患者,应实施多个危险因素共同管理、共同控制、共同达标的综合管理;③发挥互联网、微信群与移动医疗优势,定期提示和督促糖尿病患者改善生活方式,记录并评估个体饮食与运动情况,追踪记录各项监测数据,实现远程监测与指导,最终实现对血糖等多种危险因素的全面控制。

(李宝新　周雪　姚明言　李妍　李瑞雪)

构建 CSII 虚拟病区，
助力住院患者血糖精准管理

温州医科大学附属第一医院

一、背景

近年来,随着信息技术的发展与成熟,"互联网系统管理模式"逐步在国内外医院试点创建。为了改善非内分泌科糖尿病患者血糖控制状态,促进糖尿病患者围手术期愈合及疾病恢复,提高院内血糖管理团队工作效能,温州医科大学附属第一医院自 2017 年起,依托医院信息管理平台,完善院内血糖管理项目,目前已经建设配套信息系统,实现住院患者血糖分级预警、集束化干预、全周期随访等智能管理体系构建。

二、主要做法

(一) 组建多学科联合专业团队,开展院内高血糖管理

根据血糖管理目标及要求,在医院医务处总体部署下,以内分泌科专业医护为主导,实施多学科联合的糖尿病患者管理模式。成立"院内围手术期高血糖管理团队",团队成员包括内分泌科医生、营养师、运动康复师、心理咨询师、信息工程师及糖尿病专科护士、各护理单元糖尿病护理质控员。

(二) 聚焦重点人群,优化院内高血糖管理工作流程

以骨科开展项目过程为例,由所在专科邀请高血糖管理团队会诊,经过专业评估,把符合持续皮下胰岛素输注(CSII)治疗指征的骨科围手术期高血糖患者纳入内分泌科高血糖管理项目组,即纳入医院信息系统(hospital information system,HIS)"血糖管理患者列表"中。经医务处授权,内分泌科医生可直接在"血糖管理患者列表"直接点击进入住院医嘱管理,开具控糖医嘱,并且结合云桌面系统,实现 24 小时远程监控患者血糖波动,实时调整患者治疗方案。在"监测 - 评估 - 调整"精准闭环管理的流程中,高血糖管理团队人员分工合作,协助患者完成术

前准备、术中管理、术后康复及出院后的专业随访等围手术期全程患者管理模式,以此模式管理围手术期患者、危重症患者、肠内外营养人群及使用激素的患者等重点人群。

(三)建设血糖管理可视化总控台,实现住院患者血糖分级预警

随着信息化技术的发展,医院信息系统可以精确筛选患者的病史、诊疗经过、管理现状等信息,为医院质控部门评估医疗服务品质提供了技术保障。信息处在大数据基础上构建血糖管理可视化总控台:动态显示全院范围内住院的糖尿病患者血糖管理现状的功能,血糖监测方案落实评价、血糖分级预警、血糖危急值发生、低血糖危急值正确处理监控以及 CSII 强化控糖患者列表。

血糖监测方案落实及评价方面,"患者个体化监测方案模块"根据 HIS 系统内患者的血糖监测医嘱,生成血糖监测任务,在血糖仪终端定时提醒护士进行血糖监测,血糖结果即时上传平台,实现末梢血糖个性化监测方案落实情况的自动评价。"血糖波动标准天图谱"方便"医 - 护 - 患"三方在平台查询患者的血糖波动情况。

血糖分级预警系统通过动态分析当前在院患者血糖水平分级,异常血糖患者所在专科、院区分布,血糖危急值发生以及低血糖危急值处理是否正确等信息,实现医院质量管理部门及"院内血糖管理团队"全面及时了解各科室收住患者的血糖管理品质。

住院患者血糖分级预警的构建,以末梢血糖水平为指标,不同血糖水平的患者被分为红、橙、黄等不同预警级别人群,进而采取不同的集束化管理措施。

红色预警人群(血糖 ≥ 30mmol/L 或 ≤ 2.2mmol/L)由系统启动危急值闭环管理:在患者血糖 ≤ 2.2mmol/L 时,立即启动低血糖危急值闭环警示系统,从住院医生工作站、护士站、血糖监测终端及医院 APP 平台,四个渠道同时发出预警信息,提醒医护正确及时处理危急情况,并通过监控血糖复测时间、血糖值、医疗、护理文书记录情况确保患者在 20 分钟内得到正确处置,保证低血糖危急值正确处理率 95% 以上以及住院患者的安全。

橙色预警人群(17.7mmol/L ≤ 血糖 <30mmol/L 或 2.2mmol/L< 血糖 ≤3.9mmol/L)由双方主管医护沟通确定控糖方案,需要胰岛素泵 3C 疗法[一种结合了动态胰岛素持续注射系统(CSII)、动态血糖智能监测系统(CGM)和糖尿病信息管理(Carelink)的综合性糖尿病治疗技术,旨在提供更加精确和个性化的血糖控制,从而帮助糖尿病患者更好地管理病情]强化控糖的患者,纳入 CSII 虚拟病区,通过虚拟病区患者管理模块、胰岛素泵移动终端管理模块(personal digital assistant,PDA)、持续血糖监测系统(CGMS)等智慧化手段,实现内分泌科医护主导的线上结合线下的闭环管理。

针对黄色预警(11.1mmol/L ≤ 血糖 <17.7mmol/L 或 3.9mmol/L< 血糖 ≤5.6mmol/L)或空腹血糖高于 5.6mmol/L,餐后血糖高于 7.8mmol/L 的糖尿病前期患者,系统 AI 运算,精准、个性化推送宣教内容给患者手机,病区糖尿病质控护士评估患者糖尿病管理知识掌握程度。

（四）构建 CSII 虚拟病区，实施"精准化"管理及患者健康宣教

持续皮下胰岛素输注（CSII）是通过胰岛素泵持续皮下注射胰岛素来强化降糖的一种治疗方案。经血糖分级预警系统筛查，橙色预警患者经院内高血糖管理团队医生评审，被纳入 CSII 虚拟病区管理。由于需要胰岛素皮下泵强化治疗的患者分散居住在不同病区，为了确保患者安全，实现不在同一个物理区域的医疗物资、患者医嘱处理、健康宣教同质化管理，信息科创建 CSII 虚拟病区，模块包括专科仪器设备管理、患者医嘱管理及健康教育管理。

CSII 虚拟病区对血糖仪、胰岛素泵、持续血糖监测系统（CGMS）进行精准管理。如末梢血糖即时检测（POCT）闭环管理流程，胰岛素泵保管、运维设置巡视等。

末梢血糖 POCT 闭环管理流程从血糖仪标准化质控开始，对使用中的血糖仪，24 小时无质控记录，则弹框提示质控。质控结果上传后，系统匹配质控液及试纸批号信息，研判质控结果是否合格。系统会针对不合格质控信息，弹框分析可能产生的不合格原因，并引导临床护士进行整改后的再次质控操作。连续 3 次出现不合格质控信息后，系统会锁定血糖仪。通过这种严格的质控措施，确保使用中的血糖仪质控 100% 合格。

胰岛素泵运行管理模块：护理人员根据手持 PDA 提示，巡视散在院内其他科室的糖尿病患者，落实专科控糖方案，对胰岛素泵运行情况进行巡视、评估患者控糖依从性情况。

"精准化"糖尿病患者管理及教育：系统筛选患者诊断、控糖医嘱，通过所在病区的智护屏、电子床头屏有针对性地向患者推送糖尿病宣教视频（包括自我血糖监测操作、饮食教育、运动教育、足部护理等系列作品），患者根据需要选择性接收并反复学习，患者可按提示逐步完成胰岛素笔、胰岛素泵、胰高血糖素样肽 -1（GLP-1）等药品的操作培训。依托国家标准化代谢性疾病管理中心"MMC 控糖助手"小程序，提高糖尿病患者自我管理依从性。利用手机小程序的饮食热量计算、运动步数监控等功能，为糖尿病患者制定个性化自我管理策略，并通过平台，定期向患者推送健康信息。同时，客观监测患者健康行为执行情况，以帮助研判疾病进展。

三、主要成效

1. **受益患者群体逐步扩大**　2017—2018 年内分泌科高血糖管理团队为骨科、肝胆外科等围手术期的糖尿病患者制定了个性化降糖、营养方案，患者血糖达标率大大提高，住院天数缩短。收效显著后，管理患者人群逐步扩大到胃肠内外营养、危重症患者、激素应用患者等人群。

2. **患者血糖显著下降**　"院内高血糖管理项目"中专业医护团队分工协作，为使用持续血糖监测系统（CGMS）、持续皮下胰岛素注射（CSII）联合降糖的患者提供专业支持和精准管理，确保双 C 模式的降糖方案安全落实在患者身上，实现全院糖尿病患者血糖管理同质化。2022 年，院内高血糖管理团队纳入管理患者 514 人，包括围手术期糖尿病患者、激素应用、胃肠内外

营养者以及危重症高血糖患者。患者空腹血糖下降 33.7%,餐后血糖下降 33.93%,低血糖发生率下降 36.71%。平均住院日下降(2.7±0.3)天、同病种住院费用、出院后再入院率均有下降。

3. 提高隐匿糖尿病患者的发现 2023 年 1 月 1 日—6 月 30 日,本预警系统发现隐匿的糖尿病患者 9 666 例,占同期住院患者的 9.8%。对新发现糖尿病患者开展系统糖尿病教育,糖尿病自我管理行为量表调查显示患者的饮食管理、运动管理、足部护理等 6 个维度的自护能力得分均明显提高。

四、思考及建议

本项目通过对患者血糖等信息进行分级预警后,将不同预警级别的患者纳入不同干预策略集群,对不同糖尿病人群开展相应的血糖管理。方便临床内分泌医生、糖尿病专科护士全面、快捷、准确评估患者病情转归。在开展精准化健康教育方面,系统通过筛查患者诊断、控糖医嘱等健康数据,结合智护屏、电子床头屏等设备,对患者实施精准糖尿病个体教育。开辟一种全新主动介入干预的院内高血糖管理模式,提高了血糖管理工作效率。

目前,在糖尿病管理方面存在不同级别医疗机构的组织架构、内分泌专业医护人力配备、专业设备等的不同,因此糖尿病管理模式不能生搬硬套,需要根据各级医院的信息化水平、收治患者的具体情况,有选择性地实施相应的管理模式,必要时可根据患者的双向转诊情况,创新智能信息服务模块。本项目组开发的糖尿病患者管理平台,信息科可实现软件支持及对接服务,建立从三甲医院到社区诊所的糖尿病患者的智能管理模式,实现信息监控服务于临床和患者的管理模式。

(卢雪琴 王红霞 谷雪梅 魏怜恤 朱虹)

院前院中院后管，医防融合显担当

重庆大学附属三峡医院

一、背景

据万州区疾控中心统计，2016 年万州区估算人群糖尿病患病率为 10.37%，给个人、家庭和社会带来沉重的负担，加强糖尿病的防治工作迫在眉睫。但调查表明，仅有 1/4 的糖尿病患者糖化血红蛋白（HbA_{1c}）达标（<6.5%）。这主要是由于医院缺乏对患者进行院前（门诊）、院中、院后一体化、精细化管理，患者很难接受到专业的指导和教育。针对糖尿病管理领域存在的问题，重庆大学附属三峡医院在内分泌科开设糖尿病教育门诊，同时成立了多学科（营养科、心理治疗科等）糖尿病教育管理组，通过创建"医生 - 护士 - 患者"三位一体管理模式、建立"门诊 - 住院 - 院外"三大教育体系、开发利用糖尿病专用管理软件、实施院内多学科联动和区域医联体协同举措等办法，开创了"流程科学、资源节约、操作性强、效果良好、满意度高"的糖尿病一体化管理模式，为"区域综合性医院和基层医院提高糖尿病教育管理综合水平，降低和控制辖区糖尿病发病率，延缓和减少并发症发生，推动区域慢性病管理迈上健康规范持续轨道"奉献了医学智慧，在创新实践中造福了广大群众。

二、主要做法

（一）组建教育团队，打造专业品牌

2007 年 6 月，内分泌科开设糖尿病教育门诊，按照集爱心、耐心、细心、奉献精神于一体的"三心一精"要求，配置专职教育师 2 名、糖尿病专科护士 8 名，组建糖尿病教育团队——"天使家族"。团队通过学习达成共识，通过分工协作明确职责，创造性地开展糖尿病宣传教育。

2013 年 5 月，在内分泌科的积极倡导和推动下，重庆大学附属三峡医院成立了多学科参

与联动的"全院糖尿病教育管理组",组员由各相关科室抽调骨干护士组成,开展为期一年的专科培训。目前,已成功举办三期,培训结业人员达130名。

为推动区域糖尿病宣传教育管理工作均衡发展,重庆大学附属三峡医院与万州19家社区、乡镇医院组成"医疗联合体"。内分泌代谢科12名医生分别负责对接1~2家医联体单位,每2~3个月轮流到医联体单位参与查房、坐诊、开展培训及推广适宜技术项目、举行糖尿病巡回义诊等活动。同时,医联体单位制定轮转计划,定期选派具备培养潜质的卫生专业技术骨干到内分泌代谢科进修、轮训,提高基层医疗单位服务能力。建立双向转诊,医联体单位将因条件所限不能救治的糖尿病危重症患者转往内分泌代谢科,为需要上转、下转的患者,提供"一站式"转诊绿色通道。将下转或出院的糖尿病患者加入国家标准化代谢性疾病管理中心(MMC),依托互联网管理平台,提供免费图文问诊,医生、护士有问必答,以及"护士到家"服务,满足无法到院患者上门就医的需求。

糖尿病教育管理团队的组建和强化,为糖尿病健康教育宣传提供了强有力的人才和组织保障。

(二) 实施三大教育,提升管理品质

1. 创新就诊模式,强化门诊教育,改善就医体验 在糖尿病门诊传统就诊模式"挂号 - 医生接诊 - 离院"中,患者没有足够的时间和空间接受糖尿病健康知识教育,陷入宣传缺失、被动治疗的误区。2016年4月,医院开发的糖尿病管理软件正式上线,使糖尿病宣传教育迈上新台阶。利用该管理软件,内分泌科创新推出集"护士接诊、检查记录、教育评估、治疗方案、目标计划、自我监测、院外随访、预约就诊"于一体的就诊模式。内容涉及初发糖尿病患者的首次教育,提供饮食运动药物咨询,指导血糖自我监测、注射胰岛素和食物交换份法等技能,提供血糖试纸和胰岛素笔用针头等用品,提供糖尿病专用教育手册,指导口服葡萄糖耐量试验(OGTT)和胰岛素释放试验检查,建议患者参加病区小讲课等全方位、多层次综合教育。其目的是让患者获得系统、科学的糖尿病健康知识,增强患者主动配合、积极治疗和自我监测的主观能动性。

据统计,新模式推行以来,已有1 500人次被纳入系统管理,人均接受个性化教育指导的时间接近30分钟,患者就医体验相对满意度从80%上升到99%,就诊及治疗的依从性提高了20%,患者平均血糖达标率从原来的24.5%提高到55.2%。

2. 打造治疗特色,规范住院管理,提高治疗效率 对于住院治疗的患者,内分泌科通过特色治疗、病区教育、规范管理等办法,为糖友建立人性化、系统化、科学化的健康管理体系,提高了治疗效率、缩短了住院时间、节约了医疗资源。

(1) 将住院患者纳入"四线四段"管理:四线即"主管护士—主管医生—专职教育师—主任和护士长"四条线路;四段即"入院第1~3天—住院阶段—出院前一天—出院当天"四个阶段。

每条路线,明确有关责任人的职责,每个阶段,制定详细的方案和内容,达到"执行有力、配合高效;治疗规范、管理科学"的效果。

(2) 对住院患者开展特色教育:每周一至周五举行5次"健康小课堂",每年举办255次。内容紧紧围绕糖尿病治疗的"五驾马车",精心设计成10个课题,制作成30~60分钟的教学幻灯片,由专职教育师和专科护士轮流授课。截至目前,参与听课的病友及家属超过1.2万人次。

(3) 对住院患者开展个性化教育:由主管医生根据患者个体特征,开具个性化的饮食运动处方;建立床旁教育记录,由临床护士、专职教育师、护士长互相监督执行,由专职教育师进行个性化的生活方式及自我管理指导。

(4) 实行"出院预约"制度:患者出院前一天,主管医生下达"出院预约"医嘱,主管护士必须对患者进行出院指导,并将患者纳入门诊及院外管理系统,然后反馈给主管医师,患者方可顺利出院。

3. 拓展服务范围,加强院外管理,注重社会效益　糖尿病是全社会关注的焦点,医院通过建立"糖友与糖友互动、患者与家属齐心、医院与社会共融"的长效机制,实现"全方位服务,全社会参与"的糖尿病综合管理目标。

(1) 定期举办"健康大讲堂"。自2001年以来,重庆大学附属三峡医院内分泌科每月定期举办糖尿病系列知识大讲堂。目前已举办了160期,接受教育和培训的市民达到2万人次。

(2) 每年开展两次糖友"自我管理技能达人比赛",评选优秀的自我管理达人,通过激励机制,激励糖友养成良好的饮食运动习惯,提升自我管理、自我约束的能力。

(3) 创建"爱泵家园俱乐部"。2012年,内分泌科首创"爱泵家园俱乐部",围绕"抗糖路上爱相伴"的主旨,为糖尿病患儿建立档案,关注儿童及青少年的生长发育及心理健康。俱乐部每季度举行一期活动,开展形式多样的户外拓展,引入趣味横生的健康游戏,并邀请专家与患儿及家属面对面交流,糖尿病患儿的依从性及血糖达标率较基线水平有明显提高。目前已成功举办11期,参与人数达500人次。

(4) 参与"血糖管理三人行"。2014年,重庆大学附属三峡医院与中国医师协会联合实施"血糖管理三人行"管理项目,针对起始基础胰岛素治疗的患者,进行为期3个月的跟踪随访和教育,通过自动化提醒,在入组的第1、2、4、6、8、10、12周,以"医生 - 护士 - 患者"三位一体模式,对患者进行持续有效的教育指导,促使患者血糖尽早达标。目前成功举办24期,已对2 000余人完成3个月追踪,参与患者空腹血糖达标率从35%提高到72%。

(5) 建立定期随访和后续教育制度。对所有纳入系统管理的门诊及住院患者进行电话或短信随访;定期深入街道、社区、乡镇及老年大学举行大型义诊活动;编写发放《糖尿病患者阅读手册》《笑着乐着玩转糖尿病》等科普书籍;指导并督促患者写好"糖尿病患者血糖监测日记";创建糖友QQ群、微信公众平台、分病种微信群、大医生云诊所等公众管理平台,定期推送糖尿病防治知识。

社会化管理的推行,最大化地实现了糖尿病健康教育的社会效益,彰显了公立医院的社会责任。

三、主要成效

(一)成效明显,屡创佳绩

重庆大学附属三峡医院糖尿病一体化管理模式取得了显著的成效。糖尿病健康管理系统月录入患者超过 50 人,每月有效追踪患者达 200 多人次,糖尿病教育门诊就诊人次从 2007 年的 900 余人次,上升到 2015 年的 5 900 多人次。

2013 年,医院通过中华医学会糖尿病学分会"糖尿病教育管理单位"认证;2015 年,医院获得"全国糖尿病健康教育管理示范单位"荣誉;同年,由中国健康促进与教育协会、中华医学会糖尿病学分会联合主办的评选活动中,医院获得"糖尿病教育特色门诊"称号,在全国排名第 15 位;2016 年,获得国际糖尿病教育管理论坛优秀奖,在全国排名第 4 位;2017 年,被国家卫计委授予"优质护理服务表现突出病房"称号。

(二)患者点赞,多方共赢

糖尿病教育管理是一个系统工程,医院通过"门诊 - 住院 - 院外"的畅通串联、"医生 - 护士 - 患者"的三维管理,推动了医疗资源的有效利用和深度整合,提升了医护人员的职业技能和综合素养。自 2014 年以来,医联体单位各级医院接受内分泌代谢科糖尿病相关培训的医护人员达 500 余人次,通过进修、专业技术培训、学术交流等形式,使区域各级医联体单位糖尿病健康教育管理同质化,促进了各科室、各医院、各区域的友好协作和互利共赢,提高了医院的影响力和美誉度。患者及家属借助系统的健康管理平台,掌握了健康知识,培养了良好习惯,提高了防治技能,减少了住院次数,节省了医疗费用,增强了生活信心。通过普及健康知识,市民树立了"科学预防,健康生活"的正确观念,彰显了"传递爱心,惠及大众"的核心价值,为社会和谐发展注入了正能量。

四、思考及建议

糖尿病教育管理还面临着非常严峻的挑战:庞大的患者数量与有限的教育工作者之间存在的巨大悬殊,教育有效但不能够做到全面覆盖,患者的连续追踪效果评价仍有困难,基层医疗单位尚未形成可持续发展的教育管理体系,糖尿病患者的信息化管理还没有实现无障碍共享。

　　糖尿病患者在不同时期有着不同的关键需求,因此,在关键时期提供关键支持,真正满足个体化、分级化需求,是医务人员努力的目标和方向。

　　重庆大学附属三峡医院将加强与医联体单位融合,将医院管理考核延伸到成员单位,定期进行糖尿病诊疗及健康教育等考核,并指导落实整改措施。同时,加大慢病防控力度,培养更多专业人才,扩大宣传教育广度,提升检查诊治水平,控制辖区糖尿病的发病率,降低糖尿病并发症的发生率,为三峡库区群众的健康保驾护航。

（赵永红　骆滤　张艳　熊鑫）

"全人群覆盖、全病程管理、全因素分析"的糖尿病防控新模式

中南大学湘雅二医院（国家代谢性疾病临床医学研究中心）

一、背景

为贯彻践行健康中国战略,推进落实糖尿病防治行动,落实分级诊疗政策,中南大学湘雅二医院国家代谢性疾病临床医学研究中心发起国家糖尿病标准化防控中心(Diabetes Prevention and Control Center,DPCC)建设项目。在湖南省卫生健康委员会和湖南省医保局大力支持并推动下,DPCC已在全省14个市州全面推广开展糖尿病医防融合暨糖尿病标准化门诊建设。DPCC旨在将先进的诊疗技术与互联网、物联网、大数据等手段相结合,构建以人民健康为中心的分级诊疗、上下联动的医疗团队协作管理,开创"全人群覆盖、全病程管理、全因素分析"糖尿病标准化防控新模式,实现"全人群精准筛查—同质化确诊评估—差异化分级诊疗—可持续健康管理"全流程闭环管理。

二、主要做法

(一) 健全工作机制

2020年5月在岳阳市平江县启动试点建设,建立"政府主导、部门协作、专家指导、机构落实、居民参与"的糖尿病防控工作机制。通过组建糖尿病工作领导小组,加强卫健行政组织监管和医保部门协作保障;通过组建专家委员会,建立专科团队下沉基层赋能机制;通过健全绩效考核机制,促进基本公共卫生服务和基本医疗服务的融合互补。

(二) 优质资源下沉

结合基层糖尿病管理的现状和实地调研情况,中南大学湘雅二医院国家代谢性疾病临床医学研究中心根据多年临床技术沉淀和学术研究成果积累,制定糖尿病标准化防控体系规范方案,包括《DPCC工作实施方案》《DPCC标准建设方案》《DPCC信息化建设方案》及《DPCC

技术指导方案》，将规范化的糖尿病"筛、防、管、治"防治流程和技术资源下沉至基层，提高基层"村筛、乡管、县治"的能力。

（三）加强信息化建设

中南大学湘雅二医院国家代谢性疾病临床医学研究中心自主设计研发 DPCC 管理平台，目前已完成与湖南省基本公共卫生 3.0 系统的全面对接，与基本公共卫生服务由"信息共享"到"业务融合"的全面对接，实现"简化、优化、信息化"，为基层医疗机构糖尿病防治工作提供强力信息平台支撑。同时，平台通过 5G 互联网物联网技术，实现与检验检查设备实时传输，确保公卫和诊疗数据真实可靠。对接市县级医院，自上而下形成集筛查、门诊、随访、健教、居民为一体的糖尿病全病程管理和数据实时共享机制。

（四）建设标准门诊

各县市区二级及以上医疗机构以内分泌科为基础建设 DPCC 糖尿病专病门诊，乡镇卫生院和社区卫生服务中心以全科门诊为基础建设 DPCC 糖尿病门诊，村卫生室和社区卫生服务站建设血糖监测点。各级医疗机构完成标准化门诊的人员队伍、门诊场地、基础设备、信息网络建设，基于糖尿病防控标准体系规范，建立"筛查 - 诊断 - 转诊 - 管理"全流程防控体系，实现糖尿病标准化、规范化、同质化的防控管理。

（五）落实关口前移

启动面向 35 周岁及以上常住居民糖尿病筛查行动，建立分级分类管理模型，及早发现潜在的糖尿病患者和糖尿病高危人群，并纳入管理。启动糖尿病患者并发症筛查行动，每人每年至少开展一次心、眼、肾、足、神经等并发症规范筛查，降低并发症发病率。联动公卫医师、全科医师、专科医师按照规范管理流程分类提供定期随访、健康教育、门诊检查等服务，提高管理覆盖范围，落实以预防为中心的慢病管理策略。

（六）规范分级诊疗

按照紧密医疗联合体架构，根据防控需求，明确各级医疗机构的糖尿病防治工作职责。医护人员完成 DPCC 管理平台规范化诊疗培训课程和考试，并根据学习情况授予不同等级称号，实现医护人员糖尿病管理能力的不断提升。应用分级诊疗功能——"线上绿色转诊通道"，为糖尿病患者提供快速便捷的双向转诊服务，实现糖尿病患者的"小病不出乡，大病不出县"的就医新格局。

三、主要成效

（一）关口前移，医防融合成效显著

通过早筛早防、防治结合，发现潜在的糖尿病患者，降低糖尿病患者并发症发病率，减少高危人群进展为糖尿病患者的风险。截至 2023 年 6 月 15 日，全省面向 35 岁及以上常住居民

的筛查已达 132.6 万人次,新发现糖尿病高风险人数 67 万人,血糖异常者 31 万人,新发现糖尿病患者 1.5 万人,新发现糖尿病前期人数 1.3 万人。并将糖尿病高风险、糖尿病前期及低血糖人群、糖尿病患者均纳入 DPCC 管理,实现对每个人的全病程、全生命周期管理。

(二) 赋能基层,防治能力显著提升

应用 DPCC 标准化诊疗线上培训,由中南大学湘雅二医院专家老师及区域分中心医院对基层开展线下赋能,提升基层医疗服务能力,确保基层糖尿病管理和诊疗同质规范运行。截至 2023 年 6 月,已完成 3 384 名基层医护人员的糖尿病规范诊疗培训,并在各市、区、县以讲课培训、门诊带教、住院查房和病例讨论等形式开展专科团队下基层帮扶活动 20 余场,极大带动基层能力提升和糖尿病的全专协同共管。其中,平江县基层糖尿病诊断准确率从 2021 年的51.5% 提升到 2023 年的 69.7%。

(三) 助力医改,分级诊疗有效落地

基于 DPCC 标准防控架构体系,基层中心糖尿病诊疗同质规范运行,基层首诊、双向转诊、急慢分治、上下联动模式有效落地。截至 2023 年 6 月 15 日,DPCC 标准化门诊服务达 20.2 万人次,其中基层医疗机构 DPCC 糖尿病门诊量达到 15.8 万人次,占比达到 78.2%,通过 DPCC开展双向转诊 4 631 人次,其中急危重症患者转诊达 1 371 人次,占比 29.6%,基层诊疗能力逐渐提高,患者主动就医意愿增强,以糖尿病为主的慢病就医新格局初步形成。DPCC 作为湖南省株洲市醴陵市真抓实干重点项目,荣获湖南省 2022 年深化医改真抓实干督查激励表彰。

(四) 夯实公卫,工作管理提质增效

各地卫健行政部门将 DPCC 融入公共卫生服务,进行数据融合、业务融合以及考核融合。加强数据质量监督和数据真实性、准确性保障,将 DPCC 纳入公卫绩点考核体系中。完善过程性考核指标和效果性考核指标双重考核机制。以 DPCC 为抓手落实医防融合,湘潭市岳塘区获湖南省 2022 年县市区公卫考核排名全省第一。岳阳市平江县 DPCC 工作开展 3 年以来,全县糖化血红蛋白经治疗后达标率由 2021 年 72.9% 提升至 2023 年 79.8%,远高于全国平均水平。同时开展"进学校、进机关、进企业、进社区、进家庭"相关糖尿病健教宣传活动,民众自主健康管理意识增强,公共卫生服务满意度显著提升。

四、推广应用

DPCC 建设项目在健康中国战略规划下、在湖南省医防融合政策指导下,在岳阳市平江县启动试点工作。历时一年余,基于平江县医防融合所取得的成效和试点经验,在各级政府及卫生部门的大力支持下,2021 年 11 月 3 日,湖南省卫生健康委和湖南省医疗保障局联合印发《湖南省国家糖尿病标准化防控中心和标准化门诊建设试点方案》,将平江县 DPCC 试点经验逐步向全省推广应用。

中南大学湘雅二医院国家代谢性疾病临床医学研究中心组建DPCC项目组，指导并支持各县市区卫生健康部门和医院开展DPCC建设项目。按照"建设标杆，以点带面"策略在湖南省14个市州分别进行标杆县（市、区）DPCC建设，进而带动全市州各县（市、区）工作开展。2023年5月6日，永州市以祁阳市作为DPCC标杆县（市、区），通过组织现场学习会发动永州市2区9县全面启动DPCC建设应用，印发工作实施方案及考核方案，并将此项工作纳入永州市政府民生实事项目中。

截至2023年5月，按照《DPCC工作实施方案》和《DPCC标准建设方案》，已有累计62家二级及以上医院开展DPCC建设，其中19家二级及以上医院已建成，覆盖了128家乡镇卫生院、社区卫生服务中心及下辖的3 128家村卫生室、社区卫生服务站。

五、思考及建议

DPCC建设项目始终坚持以人为本、健康优先的思想，将健康管理融入公共政策制定实施的全过程，推进慢病防控观念"以治疗为中心"向"以人民健康为中心"转变。在进行项目推广应用过程中，结合地区卫生事业发展规划，融入公立医院高质量发展、深化医药卫生体制改革、紧密型医联体建设进行项目落地，建立糖尿病标准化防控模式。

同时，在后续工作中，DPCC将持续致力于将优质医疗资源高效、便捷下沉基层，以糖尿病防控工作作为突破口和着力点，在关注糖尿病患者血糖控制的同时，逐步提高血压、血脂达标率，实现糖尿病患者血糖、血压、血脂全达标。在组织建设方面逐步健全区域"医疗、医保、医药"改革联动机制、夯实县域紧密型医联体和城市医疗集团的内涵建设、完善慢病防治管理体系，将主动健康融入实际健康管理和诊疗服务工作中，帮助基层医疗机构不断提高服务意识和管理能力，提高居民就医满意度。

（周智广　王臻　时夏捷　李霞　皮林华）

"DPCC+ 主动健康"糖尿病
防治管理坪山样板

南方医科大学坪山总医院

一、背景

近年来,深圳市的糖尿病患病率呈上升趋势。为了应对这一挑战,深圳市积极开展糖尿病防治工作,加强基层医疗机构的糖尿病诊治能力,推广健康生活方式,提高糖尿病患者的管理水平。

南方医科大学坪山总医院统筹管理深圳市坪山区人民医院和下属的 28 家公办社区健康服务中心(站)(以下简称"社康中心")。医院于 2021 年成为深圳市糖尿病中心联盟医院,2023 年以深圳市首个市级分中心身份加入"国家糖尿病标准化防控中心(DPCC)",已建立成为全国 DPCC 城市版示范单位"DPCC 坪山中心",实现"国家中心 - 区域中心(坪山中心) - 社康中心"多中心联动。同时,2020 年,医院以承担国家重点研发项目"健康管理应用示范区建设及应用示范效应评估"子项目为契机,启动坪山区主动健康示范区建设项目及相关研究工作,碧岭街道和石井街道成为坪山区主动健康示范区创新实践点,开始了"互联网 + 五师共管"的慢病管理创新服务模式建设。

二、主要做法

(一) 依托 DPCC 平台,建立糖尿病标准化管理路径

DPCC 组织架构体系由"国家代谢性疾病临床医学研究中心(长沙)"(国家中心)、深圳市第二人民医院(省级中心)、深圳市坪山区人民医院(市级中心)、医院下属社康中心(基层中心)组成。基于 DPCC 市级中心承担的职责和特点,按照 DPCC 标准建设方案进行人员、设备、场地、网络、软件及药品等的配置和建设。通过标准化的专病门诊建设,结合标准化的诊疗管理

161

路径,践行"全人群覆盖、全病程管理、全因素分析"的糖尿病标准化防治管理新模式。

(二) 医防融合,促进糖尿病一体化管理

以深圳市整合型优质高效医疗卫生体系框架为依据,建设以代谢病学科为纽带,以医防融合为抓手的智慧型一体化糖尿病医联体。拟构建特殊分级培训体系,建设糖尿病筛查预防、规范诊疗和健康管理服务体系。主要的工作模式为一个中心 +N 个基地,以"强基层,增技能,重实效,利百姓"为原则,构建"防治中心 - 联盟医院 - 社康中心"一体化、全流程的慢病防控网"深圳样板"。

(三) 人才培养,实现糖尿病"同城同质"诊疗

坪山区通过实施糖尿病社区分级培训体系,不断培养临床型和研究型社康糖尿病管理人才,实现"同城同质"诊疗,使分级诊疗真正落地坪山。同时,注重科研项目的开展,与高水平科研机构合作,开展医防融合坪山社区研究,培养医教研复合型人才。将 DPCC 与深圳糖尿病中心(SDC)模式相结合,打造坪山版"三级分诊"模式,构建深圳东部代谢病学科高地。

(四) 探索创立"互联网 + 五师共管"社区慢性病管理新模式

"五师共管"是指通过全方位健康信息收集,信息平台进行人工智能健康风险评估和辅助健康管理,结合专业的"五师"团队("医师 + 护师 + 药师"、营养师、健康管理师、运动康复师、心理咨询师),并根据患者的需要请专科医生参与,一起开展个性化健康规范干预,打造线上线下的慢性病精准健康服务体系。本模式使糖尿病人群主动学习、主动监测、主动干预,全面提升社区糖尿病管理效果。

(五) 充分利用互联网技术,从社康端、医院端、管理端、患者端四方强化糖尿病闭环管理

1. **社康端**　社康医生在社康系统"重点人群管理"模块中查看居民"健康分数"和"风险等级",监测糖尿病患者人群整体健康状况,便于快速发现、关注极高危和高危患者。

2. **医院端**　医院设置双向转诊服务台、全科门诊,在深圳市社区卫生信息系统中增加上、下转诊模块,推动医院和社康机构的基本信息、电子病历及相关数据互通共享,简化糖尿病患者上转医院门诊就诊、住院及下转社康中心慢病管理流程。

3. **管理端**　结合医疗机构分布和居民居住地网格位置信息,可查看到坪山区网格地图监测六个街道管理人群的风险指数和分布情况,并对重点人群根据风险等级、健康评分进行管理,明确标注患者与区域内各医疗机构距离,方便慢性病急诊急救时快速精确定位并转诊。

4. **患者端**　患者可从"i 主动健康"小程序查看个人健康分数及风险等级以及在坪山区的整体排名,了解个人健康风险因素及变化趋势,观看健康课堂,选择适合食谱等。小程序为个人管理自己的健康提供了便利的工具。

三、主要成效

(一) 打造 DPCC 坪山中心

南方医科大学坪山总医院内分泌与代谢病科经过与国家代谢性疾病临床医学研究中心(长沙)、区卫生健康局、医院及下属社康中心多次协商,逐步开展医院信息系统(hospital information system,HIS)与社康中心、国家中心的数据对接,DPCC 标准化诊疗学习,糖尿病义诊活动等工作。现阶段 DPCC 坪山中心已完成与国家中心、社康中心的网络对接,建设了科学的标准化诊疗阵地,包括标准化诊疗场地的建设、糖尿病及其并发症筛查检测仪的配备,应用了规范的标准化管理体系。南方医科大学坪山总医院下属的 28 家社康中心,也设立了"DPCC哨点",形成社康 - 医院 - 国家中心的有力衔接。内分泌与代谢病科已在六联社康中心、汤坑社康中心、沙湖社康中心开设糖尿病专科门诊,定期对各社康中心进行糖尿病管家培训、考核,保证社康糖尿病诊疗技术、随访管理符合 DPCC 中心标准;完成了数据信息化上下级传输,实现了对区域患者的分级诊疗、上下联动。

(二) 建立糖尿病分级诊疗体系

糖尿病专科门诊已在医院成功建立,现末梢血糖监测仪、快速糖化血红蛋白检测仪、眼底照相机、肌电图、内脏脂肪测定及无创性动脉硬化检测仪等设备均已完成配套,并经过监测,已达标准,门诊每日接诊糖尿病患者 10~30 人次。每日完成当日接诊糖尿病患者信息录入并将各项指标数据上传国家 DPCC 系统,包括患者复查情况、药物调整及复诊时间等多种数据。2022 年,门诊接诊 426 人次,目标完成率 94.67%(目标为接诊 450 人次),门诊随访 414 人次。2023 年,门诊接诊 12 925 人次,目标完成率 1 077.08%(目标为接诊 1200 人次),门诊随访 12 253 人次。2023 年,门诊在管糖尿病患者 1 601 人,回访 2 893 人。

(三) 合理利用信息化工具,构建"防治中心 - 联盟医院 - 社康中心"一体化、全流程管理"坪山样板"

医院逐步形成了糖尿病标准化防控"坪山样板"。患者来院就诊后,先由护士在DPCC "雅智 APP" 内录入患者一般情况,包括姓名、性别、年龄、身高、体重、腰围、臀围、血压、脉搏等基本情况,医生接诊后,在详细询问患者情况后,完善相关检查及检验以评估血糖控制及糖尿病并发症情况,后续根据患者病情制定具体治疗方案,再转诊入相应社康中心,并在DPCC 平台中录入其检查数据、治疗方案及随访日期。患者成功转入社康中心后,由社康中心慢病管家对糖尿病患者进行慢病管理,对患者日常用药及血糖监测进行指导。患者可以通过"雅智 APP"患者端进行糖尿病相关信息的学习,加强糖尿病患者自我主动健康的意识。若患者血糖控制不佳或出现并发症,再由慢病医生将患者转入内分泌科糖尿病门诊进行下一步具体诊疗。从而对患者完成全程的闭环管理,实现"上下联动,分级诊疗"的防治模式。

2022 年 10 月起,社康中心承担了深圳市慢性病防治中心的三高共管项目,给慢性病患者实施常态化体检,共免费体检 1 500 人,大幅度地提高了高血压、糖尿病患者的并发症筛查率和治疗率。

2022 年 11 月 14 日,社康中心免费给社区的高龄老人赠送血压计、血糖仪及智能手环,进一步实现社区糖尿病老人的线上线下、精准智能数字化个性化管理。碧岭社康中心试行"五师共管"措施:①患者完成相关培训和健康评估后佩戴智能血糖仪入组管理;②要求患者在家自测指尖血糖,数据将通过智能血糖仪自动传输到信息平台和家属微信中,无智能血糖仪者则手动录入自测的血糖结果;③患者本人及家属、信息平台、五师团队同时获得患者的检测结果;④健康管理师通过信息平台进行大数据分析和利用 AI 技术对患者的危险因子进行监控与预测、智能分组,及时干预并反馈至主管医生;⑤五师团队定期组织患者运用信息平台进行线上线下的健康干预活动(健康讲座、糖友和家属交流会、知识和技能竞赛);⑥主管医生实时动态掌控患者的病情,对需要服务的患者进行有针对性的诊治和健康管理。

2023 年以来,社康中心开展了糖尿病患者动态血糖监测项目,让血糖控制不稳定的患者能够在自己手机上随时查看自己的血糖波动情况,不断调整自己的饮食与运动,逐步提高血糖控制达标率且能避免低血糖的发生;同时也可以让医生全面掌握患者的血糖控制情况,从而更合理地对症用药,目前已有 33 人使用了硅基动感连续血糖监测设备。

社康中心通过一年的主动健康干预试点,2 型糖尿病患者的血糖控制率从 2021 年的47.3% 提升到 2022 年的 50%,规范服药率从 49.2% 提升到 73.30%。每天运动比例从 26.1%上升到 37.3%,均衡饮食比例从 84.2% 上升到 96.3%。

2023 年 2 月,碧岭社康中心的《"互联网 + 五师共管" 提升社区慢性病管理质量》项目获评为广东省卫生健康委基本公共卫生服务项目典型案例。

四、思考及建议

回顾医院创建 "DPCC+ 主动健康" 糖尿病防治管理模式过程,主要优势如下。

(1) 建立标准化管理机制:DPCC 坪山分中心接受国家中心、省级中心指导,按照统一标准对糖尿病患者进行诊断、检查,确定治疗方案,患者对医院糖尿病防治工作认可度更高。

(2) 建立社区合作网络:医院与下辖 28 家社康中心合作,共同开展糖尿病的防治工作,实现对糖尿病患者的全程管理和跨机构的医疗服务衔接。患者可就近在社康中心接受糖尿病标准化管理,患者依从性更好。

(3) 依托信息化系统提高患者管理效率:建立慢病管理数据库,实现患者病历、检查结果、用药情况等信息的共享和追踪,医护人员通过信息化系统可以及时获取患者的健康数据,并进行个体化的干预和管理。患者通过信息化设备上传日常健康监测结果,学习糖尿病相关知识,主动参与自身糖尿病管理。

（4）建立多学科协作机制：内分泌科、心脏科、营养科等专科的医生和护理人员、定点社康团队通过共同制定治疗方案、定期团队会诊等方式，为患者提供全面、综合的医疗服务。在目前取得的工作成效基础上，下一步拟推进社康中心糖尿病专科门诊建设，在医院下辖社康中心全面铺开社康中心"DPCC 哨点"，加强社康 - 医院 - 国家中心的联动。未来，拟将"DPCC＋主动健康"糖尿病管理模式向市级、省级推广，为其他慢性病管理和健康管理工作提供借鉴。

在建设"DPCC＋主动健康"项目的进程中，尚存在一些困难：一是 DPCC 中心工作主要由国家中心、省市级中心专家、医生主导，未纳入国家级、省市级公共卫生项目绩效考核，与政府联动有待加强；二是部分基层医生对参与"DPCC＋主动健康"项目工作积极性不高。建议在目前定期进行患者管理效果评估和工作成果评价的基础上，将 DPCC 中心工作纳入国家级、省市级公共卫生项目绩效考核，出台相应考核标准，推出相应激励机制，提高医务人员积极性和服务能力，提高糖尿病防治工作的质量和效果。同时，加强与国家中心、省级中心科研和创新合作，积极参与糖尿病的科学研究和创新项目，探索新的防治方法和策略，建立科研团队，与国内外相关研究机构进行合作，共同推动糖尿病防治工作的科学化和前沿化。

（张志彬　冯琨　周志衡　李准　谭家泽）

基于标准化代谢性疾病管理模式的
糖尿病全程优质管理

宁波大学附属第一医院

一、背景

为了应对我国糖尿病等代谢性疾病日益严峻的现状,中国医师协会发起建设并推广国家标准化代谢性疾病管理中心(National Metabolic Management Center,MMC),构建新型代谢性疾病诊疗模式,为糖尿病或其他代谢性疾病患者提供一站式诊疗服务,实现院内高效精细化诊疗,院外患者全方位自我管理。

2018 年,在前期成立肥胖俱乐部、牵头成立浙东地区首家规模最大的糖尿病专科联盟的工作基础上,宁波大学附属第一医院申请成立并运营 MMC 宁波分中心,是甬城首家区域标准化代谢性疾病管理中心,以内分泌学科为基础,联合眼科、营养膳食科、手足外科等学科,为患者提供更加专业的疾病诊疗及生活方式指导,为改善宁波市糖尿病防治工作成效作出了积极贡献。

二、实施

(一) 优化糖尿病患者院内就诊流程

糖尿病患者在宁波大学附属第一医院实现一站式诊疗,就医过程中的所有相关环节都集中在 MMC 分中心内(图 2-2)。患者在候诊区等候的同时,糖尿病专科护士利用患教电视宣教疾病知识。另外,实验室检查、血糖检测、动态血糖仪安装、糖尿病并发症筛查等集中在同一区域内。在一个中心内患者实现"医生看诊开单—付费—检查化验—医生读报告开方"的一系列诊疗服务,大大节省患者在科室间奔波的时间和体力,为患者提供愉悦、轻松的就医体验。

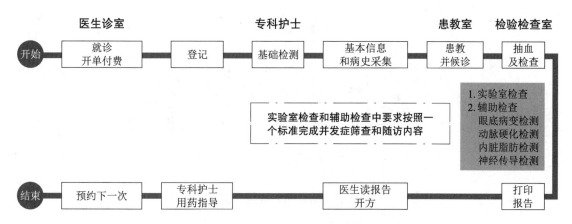

图 2-2　院内标准化诊疗流程

(二)完善糖尿病并发症筛查及随访

依托 MMC 综合管理平台,参照 MMC 相关检查标准操作规程(SOP)及随访要求 SOP 为糖尿病患者提供标准化一站式的糖尿病并发症筛查、转诊和随访管理的服务,最终达到通过早期干预降低患者的并发症发生率和提升糖尿病的防治水平的目的。具体措施如下。

1. **整合现有及最新的糖尿病相关检测设备**　在宁波大学附属第一医院方桥新院区使用MMC 代谢一体机,将之前需要放在多个诊室的设备集成在一个诊室中,避免患者多科室来回奔波,节省患者时间,一站式完成检测。

2. **降低医护人员的劳动强度,制定医嘱模板**　所有医嘱设定模板,方便坐诊医生开具糖尿病患者相关化验检查医嘱,既保证了检查化验开单的准确性又节省医患双方时间。

(三)院外延伸管理

通过使用 MMC 数据管理和应用平台及配套的 APP 和 MMC 管家微信公众号,帮助患者实现提醒吃药、提醒复诊、提供医患交流平台、提供预约门诊等功能,即时上传随访数据等服务。利用 MMC 手机 APP,患者可随时随地查看院内诊疗记录,医生也能及时获取患者的院外数据。整合院内院外管理,形成多场景综合管理,真正实现糖尿病多角色全病程的精准随访和管理,有效地连接其他中心和家庭。对依从性较差、未按时监测健康数据或进行随访的患者,通过电话或短信提醒等方式联系患者询问原因,告知其自我监测和定期随访的重要性,协助其建立良好习惯,提升治疗依从性。

(四)MMC 宁波分中心牵头推行 MMC "1+X"模式

在宁波市卫生健康委、市疾控全力支持和医院领导高度重视和部署下,MMC 宁波分中心积极牵头推行 MMC "1+X"模式,以期建成以宁波大学附属第一医院为区域中心医院"1",带动该区的基层医院及社区卫生院发展为"X"的"1+X"网络,通过标准化管理和物联网,实现对糖尿病、肥胖及其并发症的早期干预和治疗,真正实现分级诊疗和双向转诊的院内院外慢病管理模式(图 2-3)。

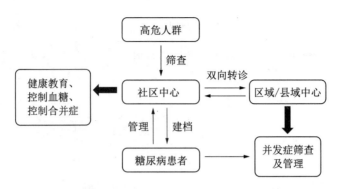

图 2-3　糖尿病分级管理方法

三、成效

（一）患者各项指标均有明显改善

目前 MMC 宁波分中心已管理患者超 10 000 人，每月新增质控患者近百人，每月开展并发症筛查数量超过 400 例，半年随访率约 56.8%，糖化血红蛋白（HbA$_{1c}$）从初始时的 8.21%下降至 6.61%，血糖达标率（HbA$_{1c}$<7%）亦从 32.25% 升高至 72.13%，血脂达标率（LDL-C 控制<100mg/dL 或 LDL-C 控制<2.6mmol/L）从 26.34% 提升至 51.53%，平均总胆固醇（TC）从 4.62mmol/L 下降至 4.15mmol/L，平均高密度脂蛋白胆固醇（HDL-C）由 1.18mmol/L 上升至 1.20mmol/L，平均低密度脂蛋白胆固醇（LDL-C）从 3.14mmol/L 下降至 2.66mmol/L。

（二）学科医疗服务能力提升

2018 年开办 MMC 宁波分中心以来，学科加快推进规范化的诊疗培训，医护人员掌握 MMC 标准化工作流程，提高了代谢性疾病管理水平，有效提升科室医疗服务能力，门诊和住院业务量提升明显，内分泌科门诊人次数由 2016 年的 39 564 人次升高到 2021 年的 85 661 人次，住院人次数由 2016 年的 1 014 人次升高到 2021 年的 1 457 人次。

（三）获得的荣誉

1. 2018 年中国医师协会内分泌代谢科医师年会暨"国家标准化代谢性疾病管理中心（MMC）专题会"会议上，宁波分中心的《"一站式"MMC 服务实现门诊患者"最多跑一次"》荣获金点子一等奖。

2. 借助医疗数据平台共享，应用标准化、规范化、现代化的疾病分级诊疗机制，MMC 宁波分中心发挥宁波市慢病管理的工作优势，开展的"分级诊疗背景下基层全科医生培养模式的探索与实践"项目，荣膺 2018 年度首届全国医管经典案例奖。

3. 在 2019 年 5 月召开的 MMC 首届全国年会上，宁波大学附属第一医院在"全国 MMC 区域中心综合管理质量排名"位列全国第五，显著高于全国平均水平，医院内分泌科主任励丽应邀接受专访，分享 MMC 先进经验。

4. 2020 年 MMC 宁波分中心获得"2020 国家标准化代谢性疾病管理中心十佳中心奖"金奖,2022 年成为"省级管理中心""示范中心"。

四、复制推广情况

(一) MMC "1+X" 模式推广

宁波大学附属第一医院作为糖尿病规范化培训基地,培养基层全科医生骨干 1 500 多人,在基层 MMC "1+X" 模式建设过程中提供经验分享、技术支持、团队培养及科研合作。2019 年宁波首家 MMC 基层代谢中心在江厦街道社区卫生服务中心落户成功,自建设以来,其糖尿病门诊量、规范管理达标率逐年稳步提升,学科建设、科研水平显著提高。2020 年 11 月,姚江分中心正式启动。目前宁波市已有 32 家区域标准化代谢性疾病管理中心,其中区域 12 家,县级 12 家,社区 8 家。MMC "1+X" 模式进一步规范基层糖尿病管理,提高效率,同时作为慢病一体化诊疗的抓手,为宁波市"两慢病一体化门诊"建设积累了重要的基础和经验。

(二) 省内外同行参访

MMC 宁波分中心多次接待省内外同行参访,交流分享糖尿病全程优质管理经验,全国政协常委、政协教科卫体委员会主任袁贵仁、副省长成岳冲等多位领导带队来宁波调研时,充分肯定 MMC 宁波分中心功能完善、分区明确的"一站式"诊疗模式。

五、思考及建议

(一) 利用信息化手段提高糖尿病患者自我管理能力

依托 MMC 强大的信息平台,践行"一个中心,一站服务,一个标准"的核心思想,为糖尿病患者提供全程优质的疾病管理。一站式的标准化检查,精确诊断,使糖尿病患者依从性更高、复诊率高、满意度高,提高糖尿病患者自我管理效能,从而达到实现治疗目标率高,并发症筛查管理规范有效,减少患者的医疗费用支出,减少医保投入,减轻社会疾病负担的目的。

(二) 加强糖尿病患者院内院外管理教育

糖尿病患者管理教育不仅包括院内教育还包括了院外教育,其质量高低关乎整个糖尿病的防治工作成效。目前 MMC 为专业机构医护人员进行糖尿病患者的院外管理提供了各种资源和条件,医护人员可运用 MMC 院外管理软件这一平台加强糖尿病患者院外管理教育。在一站式服务的理念指引下,使用互联网和物联网技术,使医护管理和患者自我管理有效融合,从而实现糖尿病全程优质管理。

(励丽　钱旭君　陈苗　范学兰)

现代科技融合传统中医，
智慧中医赋能慢病管理

北京中医药大学房山医院（北京市房山区中医医院）

一、背景

以糖尿病为代表的代谢性疾病不仅是当前的常见病、多发病，而且是严重影响健康、致死致残率高的一类疾病，已成为社会公共问题。2015 年底，在中国工程院院士宁光教授推动下，中国医师协会同国家代谢性疾病临床医学研究中心，发起了在全国范围建设"标准化代谢性疾病管理中心（MMC）"项目，依据"一个中心、一个标准、一站服务"的理念，为数量庞大的 2 型糖尿病、妊娠糖尿病、高尿酸血症、肥胖、甲状腺疾病、骨质疏松症等代谢性疾病患者提供全新的综合诊疗管理服务。借助 2.0 软件平台，通过短信提醒、AI 电话召回、公众号提醒、APP 推送等多种随访工具帮助提升科室患者的随访率；借助 AI 语音拨打服务，有效地节省人力和时间，提升慢病管理成效；同时借助医生端 APP，实现院内、院间协作，为患者提供个体化、高效、优质的管理。

在"中西医并重"的国家战略指导下，中医药纳入国家糖尿病防治体系，逐步形成了我国特有的现代医学与传统医学协调发展的糖尿病防治模式。糖尿病的中医药治疗遵循辨证论治原则，在协同降糖、改善症状和体征、防治并发症、提高生活质量及三级预防中发挥重要作用。但由于医疗资源总量不足、优质资源匮乏、分布不够合理等原因，中医药防治模式还缺少规范性，目前亟须发展一套行之有效的创新模式。借鉴 MMC 西医对疾病进行规范精准的检测、诊断、治疗、随访等方式，自 2022 年 10 月以来，北京中医药大学房山医院进行中西医管理模式的融合，建立了中西医结合糖尿病等慢病的信息化管理平台，以糖尿病为代表，构建中西医结合代谢性疾病管理研究中心。

二、具体做法

（一）融入中医辨证诊断

除通过连接医院信息系统（hospital information system，HIS）等院内系统实现实验室检查、多项目及 CRF 问卷量表等 400 余项数据自动采集外，北京中医药大学房山医院将中医四诊仪、体质辨识信息构建其中，结合体质辨识，为患者提供标准化西医诊断、规范化中医辨证。依据中医糖尿病辨证阶段，实施中医辨证施治的分层分期管理。

（二）融注中医特色服务

精准的诊断，结合个性化的疾病问卷，收集患者全路径数据，构建患者全病程数据库，融注中医特色服务，为慢性病患者提供综合的治疗方案（中草药、药膳、代茶饮、非药物治疗等），配合八段锦、五禽戏等养生运动，融合预防、诊断、治疗、保健四位一体，构建特色的全程管理模式。

除传统辨证论治外，非药物疗法的标准操作规程（SOP）构建是本中心的治疗特色，针对糖尿病不同并发症，开具不同的非药物疗法，如糖尿病合并焦虑抑郁实施耳穴疗法，糖尿病合并神经病变，施以晚蚕沙外熨疗法，胰岛素抵抗或糖尿病合并便秘，实施中药膏膜治疗。

（三）线下、线上一体化管理

通过"MMC2.0 数字管理平台"，同患者的连接方式可以从线下延伸至线上。社区患者可在"网上社区"自主上传血压、血糖、血脂等检测数据，且能实时同步到医护端，通过设置测量提醒、预警提醒便捷自我管理；支持在线查询报告，在线问诊管理医生；查看个性化管理方案（含食谱、饮食、运动等）；还能在小程序上收到医院的复诊提醒、医护关怀及同质化的科普知识等。医生通过医护端"医生工作室 APP"可以及时了解患者体征数据的变化，以便做到对院外患者的科学管理，并为患者制定科学的院外康复计划（比如患者用药、饮食、康复训练），双方还能实时"在线沟通"。医患双方通过"MMC2.0 数字管理平台"打破了时间和空间的壁垒，构建了双方共享、共获益的医患网上社区。

（四）院内、院外资源整合

北京中医药大学房山医院借助 MMC "1+X" 模式及北京市名中医身边工程团队，以慢病管理的分级诊疗、上下转诊和院内院外联动管理为目标，让标准化管理走出院内，走进社区卫生服务中心，使区域中心医院的优势医疗资源得以下沉，通过数字化的智能管理随访平台及网上社区，使社区卫生服务中心在随访效率、疾病管理等方面得到规范引导。目前已与两家社区卫生服务中心构建共享网上社区。

三、成效

1. **人才培养**　北京中医药大学房山医院 MMC 通过召开学术会议、非药物疗法项目专题培训、春苗计划师带徒、接收参观学习与进修等途径，目前已为 2 个社区卫生服务中心培养了同质化中西医结合 MMC 管理人才。

2. **非药物疗法 SOP 的构建**　通过专家指导、文献查阅、应用反馈等方式，不断优化非药物疗法的 SOP，目前已形成规范的非药物疗法 SOP。

3. **管理成效**　中心成立 1 年半以来，医护人员通过多样化、多举措的中西医结合 MMC 管理模式，为患者提供情志、饮食运动、非药物疗法干预、用药方案调整等身心健康干预指导，使患者的各项健康状况大幅改善。目前纳入 MMC 管理的 1 580 余名糖尿病患者，其中视网膜病变率 37.93%，动脉硬化阳性率 80.69%，内脏脂肪型肥胖占 59.79%。半年的糖化达标率（<7.0%）由基线的 36.25% 上升至 61.36%，血压达标率由基线的 49.52% 上升至 59.6%，代谢综合达标率由基线的 9.37% 上升至 20.43%。个体化的中医非药物治疗极大地提高了患者的生活质量，提升了治疗效果，其中开展中药膏摩 960 余人次、助眠穴位贴敷 2 300 余人次、便秘穴位贴敷 1 800 余人次、耳穴治疗 1 600 余人次、晚蚕沙外熨 450 人次、针刺 2 800 余人次。中西医结合全程慢病管理的新模式，智慧赋能医疗服务质量提升，提高了后疫情时代患者的生活质量。

四、复制推广情况

中西医结合 MMC 管理模式以数字化、网络化、智能化促进行业转型升级，可为推进中医药现代化、推动中医药事业和产业高质量发展、更好地保障人民健康提供有力的技术支撑，值得进一步推广应用。在 2023 年 MMC 健康中国行 - 北京站活动中，中心负责人孙鲁英教授分享中西医结合 MMC 的运行经验，和与会的权威专家一起，共同探讨内分泌代谢领域的热点及学科前沿问题。2023 年 6 月 9 日，第十一届糖尿病、肥胖和高血压从辩论到共识大会（CODHy China）的 MMC 专题会上，中心负责人介绍了房山医院通过中西医结合以及 MMC2.0 系统打造慢病管理的新模式。为进一步推动我国内分泌代谢疾病的规范化诊疗和健康管理，在"MMC 健康中国行 2024"活动中，中心通过分享管理经验与成效，共同探讨了提升 MMC 中心医疗服务能力的问题。

五、思考与建议

生活方式的改变，可以使糖尿病的控制率从 15% 左右提高到 45% 左右。这个效果是可持续的，因为它不完全依赖于药物。因此，在慢病管理过程中，健康宣教及患者生活理念的改变非常重要。慢病管理中,医生不仅是用药物去治疗患者,更应该推荐一种方法。另外,区域中心、县域中心及"1+X"建设应整合资源,实现 MMC 与自身优势的长效融合,不断满足患者全方位、多层次的慢病需求。

(刘萍　孙鲁英　张红)

基于中西医结合的"三师共管"模式
在糖尿病患者管理中的应用

南安市中医院

一、背景

2012年,在国家中医药管理局和福建省中医药管理局的支持下,厦门市首创"三师共管"模式,由专科医师、基层全科医师、健康管理师组成管理团队开展糖尿病患者管理,实现了医院与社区上下联动、有效引导患者下沉社区、使医疗资源分布更优化的目标。随着该模式的不断发展和调整,也逐渐衍生出了一种中西医结合的"三师共管"模式,即由内分泌专科医师、中医师、健康管理师组成"三师团队"进行糖尿病管理。多年来,泉州南安市中医院积极参与糖尿病防治工作,特别是引进了"三师共管"糖尿病诊疗模式后,在糖尿病管理中取得了良好的效果。

二、主要做法

(一)组建团队,完善方案

2022年6月,泉州市南安市中医院正式引进"三师共管"模式,设立了"三师共管"门诊,组织相关人员认真研究并做好充足的准备,设计了符合医院实际情况的"实施方案"。第一,在人员配置方面根据内分泌科目前的门诊量和住院人数,综合服务人口数量,组建了由7名内分泌专科医师、7名中医师和2名健康管理师构成的管理团队,并以团队为单位分配了服务对象。第二,再次规范内分泌科的门诊和病房建设,规范糖尿病患者的工作流程,特别重点规范糖尿病患者在院内和居家的诊治与管理。第三,细化入组对象的随访次数、中医药参与程度、随访内容等工作,进行严格规范的指导。

同时,针对南安市人口组成中大部分为农村居民,80%左右的糖尿病患者分布在乡镇,但是乡镇卫生院严重缺乏中医药人才的实际情况,医院探索实施以"片区管理形式",对管辖的5个乡镇实施定制版"三师共管"模式。由南安市中医院骨干人员(主要是中医师)担任定制版

"三师共管"团队的负责人,乡镇卫生院人员担任团队成员,结合当地公共卫生的慢病防治工作开展,全面规范诊疗和管理该地区的糖尿病患者。

(二) 工作流程

对于入组的糖尿病患者,开展"三师共管"模式,具体就诊流程如下。

(1) 导诊台根据挂号分诊。

(2) 内分泌科专科医师对糖尿病患者的代谢指标控制情况及相关并发症进行评估,必要时进行相关检查,最后根据患者病情开具处方、制定现代医学诊疗方案。同时若有疑似糖尿病患者,内分泌专科医师对其进行筛查、诊断,做到"早发现、早诊断、早治疗"。

(3) 中医师对患者整体审查,结合中医辨证论治,不仅要关注患者的外在症状,并且考虑患者的内在心理;不孤立地看待检查指标,还结合患者的整体状况进行诊治,最后制定中医诊疗方案,以求形神共养,心身共治。

(4) 健康管理师对糖尿病患者进行相关健康宣传教育,指导患者科学规范地监测、控制血糖,并利用多层次的现代化通信手段对患者进行规律的随访管理。

(三) 融合信息化及智能化管理

患者离开诊室后的持续血糖监测是糖尿病管理的一大难题。"三师共管"团队利用智能化的现代化网络手段对患者进行规律的随访管理,提高了糖尿病患者的管理效果及就诊效率。对于就诊的糖尿病患者,健康管理师会指导患者使用血糖管理软件(线上 APP 系统)。软件系统可实时记录患者院内就诊时的检查报告、病历信息及用药情况等,并记录患者院外自我血糖监测情况及饮食运动情况等,相关信息可汇集云端供"三师"及时查看。患者还可通过线上 APP 系统,利用文字、语音或者图片等信息与"三师共管"团队人员及时交流病情,再通过线上看诊,这种融合多层次的信息化及智能化的管理,可有效地提高患者的就诊有效率,增强糖尿病管理效果。为了保证更好地覆盖管理范围,保证工作的可持续性,南安市中医院和厦门地区使用统一的信息系统和 APP。

三、成效

1. **科室发展迅速**　南安市中医院引进该模式后,同比 2023 年和 2022 年第一季度,内分泌科门诊量增加 43.8%,门诊和住院收入分别增加 58.1% 和 18.7%,业务量的增长直接促进学科的快速发展,得到院部的大力支持,科室人员的业务水平进步明显。

2. **管理对象的服务质量明显提高**　截至 2023 年 5 月,医院共入组患者 368 名,规范管理率 85.87%;血糖达标率由入组时的 21.73% 提升至 51.63%;生存质量特异性量表积分平均改善幅度达 18.21%;中医症状积分平均下降 34.78%;"失眠 - 功能性胃肠病 - 情绪障碍"症状群持续改善,其相应量表积分降低幅度达 57.88%;中药使用率由原先的 13.59% 提高至 61.96%,

中医适宜技术使用率由原先不足 10% 提高至 29.89%;整体就诊满意度 92.66%。

四、复制与推广

在"三师共管"模式创始人杨叔禹教授的努力推动下,该模式已经在相关试点医院推行并积极向社区基层推广,并取得明显成效。目前,已在福建、广东、甘肃、安徽、上海、江苏等地不同等级的医疗机构推广使用。

五、思考与建议

(一) 规范"三师共管"模式,明确中医药的地位

"三师共管"模式不同于其他诊疗模式,它是在国家中西医并重方针指导下,中医师参与的具有中西医并重特色的服务新模式。内分泌专科医师、中医师、健康管理师联合诊疗模式实现了针对患者的全面个性化的特色服务。该模式强化了中医师的工作重要性,使中医师有效参与基层的糖尿病管理,充分体现了中医特色的糖尿病管理模式,发挥了中医"大方脉"的辨证论治优势,发挥了中医药在基层慢病管理中的作用,结合其理论和现实价值,受到了国家中医药管理局的高度赞可,并已纳入《国家糖尿病基层中医防治管理指南(2022)》。在实施过程中,应规范"三师共管"模式,"三师"组成不可更换。中医强调整体观及辨证论治,可有效地针对患者整体症状及病情制定个体化方案,改善患者症状,且其"治未病"思想在"未病先防"及"已病防变"等方面具有重要体现,这在该管理模式中发挥了至关重要的作用。

(二) 进一步探索明确"三师共管"模式的适用范围

目前,厦门市已经在糖尿病、高血压的管理中应用"三师共管"模式,成效明显。未来应积极思考并把握"三师共管"模式的适用范围,积极思考并实践其他的慢性病是否能在"三师共管"模式管理下取得满意疗效,以期发挥相应管理模式优势,提高优质资源的使用效率。

(三) 注重人才培养,建设专业团队

"三师共管"专业团队的建设是"三师共管"模式运行的关键。精湛的医术是提高患者疗效的重要手段,无论是源远流长的中医文化,还是不断进步的现代医学科技,都要求医学人才不断学习,及时掌握新的诊疗方案,提高自己的专业知识及文化素养。而在基层工作中,不管是中医师,还是内分泌医师、健康管理师,都面临专业人员匮乏的难题,也就制约着各种各样好模式、好制度的落实推进。如何更好地培养出优质的人才并建设专业团队,是下一步推广过程中必须考虑的另一个重要的基础问题。

(洪清华　粘为东　叶艺东)

构建医院 - 社区 - 家庭联动的
糖尿病足中医健康促进新模式

深圳市中医院

一、背景

"糖尿病足"是糖尿病患者最常见的并发症之一,50岁以上糖尿病患者中,糖尿病足发病率高达 8.1%。此外,有调查数据显示,糖尿病足患者的年截肢率为 5.1%,年死亡率高达 14.4%,而我国糖尿病足筛查率仅为 32%,不少患者错过最佳干预时期,导致截肢等不良结局,大大加重了患者家庭及社会负担,成为当前重大的公共卫生问题之一。糖尿病足是一种多因素共同参与和相互作用的慢性疾病,虽然目前无根治措施,但其是可以通过早期预防达到有效遏制的。深圳市中医院充分发挥中医药特色优势,基于中医"治未病"核心理念,从未病先防、既病防变、瘥后防复,构建医院 - 社区 - 家庭联动的糖尿病足中医健康促进新模式,取得了显著的成效。

二、主要做法

医院 - 社区 - 家庭联动的糖尿病足中医健康促进新模式主要从组建中医特色多学科诊疗(MDT)团队、建立糖尿病足(DF)智能防治及随访平台、构建立体化中医健康教育体系及开展糖尿病足(DF)中医特色防治及筛查服务包签约制等 4 个方面着手。

(一)完善组织架构,组建中医特色 MDT 团队,做到人员保障

成立医院 - 社区 - 家庭糖尿病足健康管理工作组 MDT 团队。组建由分管院领导担任组长,相关职能部门和 6 个临床业务科室共同参与的糖尿病足中医健康管理小组。医院在基础设施、人力资源、建设经费、保障措施等方面给予大力支持;同时,院办健康教育室、内分泌病科、信息部门、外科、中医营养科、介入科等多学科协作,联合医院下属多家社康中心,以医院为核心,组建多学科团队,以社区为枢纽,筛查在基层,重症转诊医院,愈后回社区,以家庭为基础,

签约家庭医师服务协议,通过人员、资金、信息、设备制度五个维度,充分发挥中医药特色优势,以中药内调外治、中医膳食、中医适宜技术、中医功法组合拳,借助"互联网+",构建糖尿病足防治健康促进新模式,让糖尿病足患者得到全方位管理。

(二) 建立糖尿病足(DF)管理平台,为糖尿病足筛查提供设备和信息化支持

内分泌科添购感觉阈值检测仪、四肢多普勒、动态血糖监测仪、胰岛素泵等糖尿病足患者检测与治疗设备,并设置专门糖尿病足筛查室及专职筛查人员,监测患者的足底感觉指标、皮肤、治疗情况,根据病情进行分级管理,实现个体化、信息化的动态管理和随访。建立糖尿病足(DF)管理平台,从筛、查、诊、治、防等方面线上线下进行全方位管理。

(三) 优化糖尿病足立体化中医健康教育的标准化作业流程,制定糖尿病足(DF)中医特色防治方案

一是组织专业人员制定门诊、住院及社区糖尿病足患者中医健康教育流程与要点,优化标准操作规程(SOP)和糖尿病足 MDT 管理和会诊流程,实现规范化、标准化、全方位的中医健康教育及防治。

二是制定中医特色糖尿病足防治方案。

(1) 构建中医健康促进宣教体系,开展形式多样的中医特色健康促进行动,科室公众号增加糖尿病足模块,推送糖尿病足的中医健康教育相关知识和电子健康教育处方;糖尿病俱乐部举办糖尿病足的中医防治系列讲座(每周小讲堂、每月大讲堂等)、开展主题义诊、中医养生功法教学(八段锦、五禽戏、太极拳),在医院社区循环播放糖尿病足中医健康科普视频;发放中医防治宣教手册("知足常乐"手册、养生运动手册、中医膳食手册)。

(2) 中医 MDT 团队研讨中医特色糖尿病足防治方案:①基于内生毒邪(糖毒、热毒、瘀毒、浊毒)理论进行辨证论治;针对气阴两虚夹瘀型,予活血降糖饮益气养阴活血化瘀;气虚血瘀夹湿型,予荷芪散补气活血祛湿;老年兼有肾虚患者,予滋肾降糖丸益气养阴、滋肾壮骨。②中医外治法,分期论治,根据肿疡期、成脓期、溃后期给予院内制剂复方二妙液外敷泡洗清热化湿、生肌愈红膏化腐生肌等辨证施治。③其他中医适宜技术,如活血温经散外敷温经散寒、足三里穴位注射、温通散沐足等,可活血通络、调节脏腑功能。

(四) 实现糖尿病足筛查服务包签约制

通过人员、资金、信息、设备、制度五个维度,借助"互联网+"建立糖尿病足慢病管理平台,建立患者专项档案。制定糖尿病足筛查与防治双向转诊流程,医院组织专家定期下沉各社区,提高基层诊疗水平;社区选派医务人员到上级医院进行糖尿病足筛查培训考核,确保医院社区高危足筛查及管理方法统一,快速会诊转诊;拟定糖尿病患者签约家庭医生服务协议,设计个性化服务包。家庭医生团队,协助家庭居民进行健康评估和制定健康管理计划,签订简约服务协议,家庭医生在接诊时或通过电话、短信等方式与居民预约就诊时间,提供"一对一"的健康管理服务,包括定期体检、健康评估、个性化的健康计划制定等,提供相应的建议和指导,同

时提供转诊、复诊、住院等方面的指导和帮助。

三、项目成效及创新点

(一)改善医患知信行,取得良好的社会和经济效益

项目构建了医院-社区-家庭联动的糖尿病足中医健康促进新模式,首先在宏观层面构建了以医院为核心、社区为枢纽、家庭为基础的多方协同合作、职责分工明确的中医健康促进模式;其次在微观层面组建了以患者为中心的多学科合作团队,发挥中医药特色优势对患者进行全方位管理,是有机整合医疗资源,促进医疗资源的合理化分布与利用的一大探索。项目实施后,通过品质管理工具进行可持续的循环与改进,形成了规范管理流程,发挥项目合理性、创新性和可推广性。项目从选题到执行、改进,遵循了课题研究型品管圈的十大步骤:主题选定、活动计划拟定、主题明确化、目标设定、方策拟定、最佳方策追究、方策实施、效果确认、标准化、检讨与改进。项目实施后的成效显著,医院社康中心所在社区的糖尿病患者糖尿病足筛查率由 32% 上升至 62%;社区医生糖尿病足知识技能水平得到较大幅度的提升;糖尿病足患者社区规范随访率上升至 82%。

(二)利用管理工具,形成了规范管理流程

项目实施期间逐步总结形成《糖尿病足筛查与防治双向转诊流程图》《糖尿病并发症筛查工作制度》《糖尿病患者家庭医师服务签约协议实施方案》《门诊、住院及社区糖尿病患者中医健康教育与健康促进标准化制度》《糖尿病足患者中药换药标准化流程》等系列标准操作规程(SOP),完善的制度流程使管理更加精细化,大大提升了项目的可推广性。该项目在全国医院品管圈大赛及亚洲医疗质量改进与创新优秀案例大赛中分别荣获一等奖和二等奖。

(三)充分发挥中医药在糖尿病足防治中的特色优势

利用中医"治未病"理念,建立规范化、标准化、全方位的中医健康教育流程及防治方案,组建糖尿病俱乐部,注重中医特色健康教育的形式多样性。此外,设计了足底查装置,便于糖尿病患者进行自我足部检查,尽早发现足部病变,取得 1 项实用新型专利和 1 项外观专利,发表论文 1 篇。同时,采用的先进信息化系统,通过糖尿病足防治管理平台实现了糖尿病患者糖尿病足情况的动态管理,为糖尿病足的综合干预提供技术支持。

四、复制推广情况

深圳市中医院作为深圳市中医糖尿病专科联盟理事长单位、深圳市医防融合中医药项目组牵头单位、社区糖尿病亚专长护士培训基地,在各联盟单位及社康中心推广应用医院-社区-家庭联动的糖尿病足中医健康促进新模式,取得了良好的社会和经济效益。

五、思考及建议

医院 - 社区 - 家庭联动的糖尿病足中医健康促进新模式基于中医"治未病"的核心理念，充分发挥了中医药特色优势，利用现代化信息技术手段与方法，借助完善的医院 - 社区 - 家庭网络，促进了医疗资源合理化分布与利用。然而，社区全科医师和护理人员较紧缺，工作繁杂，业务水平参差不齐，未来仍需要进一步加强同质化培训，优化信息化建设，最终实现糖尿病患者的精细化闭环管理。

（彭思萍　黄淑芬　张琳琳）

信息化建设助推糖尿病管理

高平市人民医院

一、背景

近年来,我国成人糖尿病患病率显著上升,2018 年 18 岁及以上人群糖尿病患病率已达到 11.2%。伴随着糖尿病患者自我血糖管理意识的不断提高,传统管理模式下基层糖尿病管理的难度越来越大,全病程的规范化有效管理成为糖尿病患者的普遍需求。

为防治慢病,关爱健康,高平市医疗集团坚持"以人民健康为中心"的新健康理念,成立慢病管理中心,各乡镇卫生院成立慢病管理分中心,积极建设慢病精细化信息管理平台,主动从防、筛、诊、治、康、管六个方面加强糖尿病管理。引进全院血糖管理系统,打破科室及县乡村壁垒,建立上下联动、多学科协作的管理模式。以信息化系统建设为抓手,形成糖尿病患者及高危人群就诊、健康管理等信息内部运转机制。为患者提供更加专业的指导,帮助其更好地控制疾病。这些措施的施行,有效地解决了糖尿病患者依从性差、管理规范不足等问题,获得多方一致认可。

二、主要做法

(一)全面加强防病体系建设

1. 全科团队参与,专科个体管理　在县域紧密型医共体建设的基础上,高平市人民医院在原家庭医生签约服务团队基础上组建了"守护健康,医路同行"医务服务团队,由市人民医院各科室医生组成十二个全科团队,各乡镇卫生院医生分别组成协作团队,村卫生室医生组成村医团队,每个全科团队对口两个乡镇卫生院,并一对多捆绑对口帮扶村医。医务服务团队的三级医师形成院前、院中、院后全覆盖管理。村医对新发现的糖尿病高危人群和血糖控制良好的患者进行定期宣教随访;乡镇卫生院医生对糖尿病高危人群进行诊断性筛查、定期随访,接收下转糖尿病患者;人民医院医生对上转血糖控制不佳的患者和定期复查的患者进行诊疗,控制平稳后进行个性化健康指导并下转。

2. 线上直播宣传,线下巡诊义诊　为了提升医务人员和广大居民对糖尿病的认识,信息科定期组织健康大讲堂,邀请专科医生讲解糖尿病防治知识。慢病管理中心每周六组织下乡巡回义诊,义诊过程中免费为居民测量血糖,组织健康讲堂,普及健康知识,培训村医,提升筛查高危人群的能力。

3. 优化管理平台,规范初筛流程　根据《高平市医疗集团慢病管理筛查管理制度》,市人民医院、乡镇卫生院均设立慢病筛查绿色通道,为前来就诊的居民进行糖尿病初筛,选择 7 项高危因素[①年龄 ≥ 50 岁;②超重且中心型肥胖前期:体重指数(BMI)≥ 24kg/m² 且男性腰围 ≥ 85cm,女性腰围 >80cm;③吸烟者;④家族史:父母任一方患有高血压、糖尿病、冠心病、脑卒中、慢阻肺及肾病任一种疾病;⑤血压水平(130~139)/(85~89)mmHg;⑥ 6.1mmol/L<空腹血糖(FBG)<7.0mmol/L;⑦血清总胆固醇(TC)≥ 5.2mmol/L]中符合 3 条以上者作为筛查对象,对筛查对象做口服葡萄糖耐量试验(OGTT)并在慢病管理平台上进行标记,针对高危人群进行健康宣教。确诊为糖尿病患者的,及时推转就医治疗。

此外在健康主题日活动现场、义诊活动现场,也会对居民进行初筛和登记。

(二) 全面提升规范诊疗能力

1. 紧密协作,开展全院血糖管理　高平市人民医院引进全院血糖管理系统,与血糖仪连接,将血糖数据实时上传至管理平台,肾脏内分泌科医生护士可以登录全院血糖管理平台,每位医生对口管理几个科室,如果患者的血糖值超过设定值,平台会发出提醒,管理这个科室的医生前往患者所在科室,与主治医生共同商量控制血糖。尤其外科患者,在手术前必须测量血糖,血糖超过正常值便会发起会诊,经过会诊血糖降至正常水平,患者才能进行手术。

2. 慢病主导,优化信息管理流程　由于全院血糖管理系统与慢病精细化管理平台尚未联通,需要慢病管理中心及时将住院期间肾脏内分泌科发现的糖尿病患者核实后在慢病精细化管理平台上手工标记起来,并把患者名单转发给各乡镇慢病联络员。慢病精细化管理平台有提醒功能,在高平市医疗集团内新确诊糖尿病患者,平台会自动提醒乡镇、村卫生室,将其纳入管理,未及时纳入的,集团慢病管理中心会电话督促完成。

(三) 全面开展院外跟踪管理

1. 打通数据孤岛,实现多平台互联互通,共享共用　慢病精细化管理平台与基本公共卫生系统、医院信息系统(hospital information system,HIS)、实验室信息系统(laboratory information system,LIS)、影像存储与传输系统(PACS)互联互通,数据实现同步更新、共享共用。糖尿病患者的血糖、糖化血红蛋白等化验数据均可被管理医生查阅。慢病管理平台上可进行糖尿病数据分析,每位居民的健康档案栏右下角能直观地看到血糖折线图,反映患者血糖动态及控制情况。

制定好随访计划后,会提醒医生进行随访管理,随访数据都会在平台上记录,可以相互查看,实现了精准化、连续化管理。

2. 开放线上平台,糖尿病患者自主参与,共同管理　糖尿病患者可以通过高平市医疗集团公众号进行签约,签约后可与签约医生线上问诊,上传检验检查数据,在医生帮助指导下管理好血糖。

公众号上的健康学院有各种血糖管理知识,帮助患者提高自身健康管理能力,提升做自己健康的第一责任人的意识。

此外,为了提高糖尿病患者的依从性,高平市医疗集团于 2023 年 6—7 月为 191 名糖尿病出院患者进行免费的血糖、糖化血红蛋白、尿微量白蛋白 / 尿肌酐等复查,取得了积极效果。

三、管理成效

(一) 防筛结合

截至 2023 年 10 月底,"守护健康 医路同行"医务服务团队开展了 102 场义诊活动,惠及 6 000 余人次。各糖尿病筛查门诊累计筛查标记糖尿病高危 1 777 人。

(二) 诊治结合

2023 年共对全院 21 000 余名住院患者进行了血糖监测,595 名糖尿病患者纳入人民医院医生血糖管理,并把名单反馈给各乡镇卫生院、村卫生室纳入共管。规范用药依从性不断增强,糖尿病患者血糖控制达标率稳步提高,患者健康素养与定期监测血糖、规律服药和合理饮食等自我管理能力持续提升。

(三) 康管并重

高平市人民医院所有住院患者都纳入了全院血糖监测管理。截至 2023 年 12 月,慢病精细化管理平台在管糖尿病患者 13 290 人,随访 56 695 人次。糖尿病规范管理率达 85.17%,血糖达标率 80.72%。

四、复制推广情况

高平市医疗集团成立慢病管理中心,开展全院血糖管理后,先后有山西运城、临汾、晋城、长治,河南洛阳、卢氏县,陕西山阳县,山东沂南县等地医院前来交流学习。

五、思考与建议

目前糖尿病规范化管理主要依靠患者自觉求医、复诊,综合医院由于病例数量过多而无暇管理,社区卫生服务中心和乡镇卫生院因缺乏临床专科技术支撑而力不从心,影响了糖尿病管理效果。下一步相关建议如下。

（一）畅通机制,适度激励,上下联动,协作共管

建章立制,加强县级医疗机构与乡镇卫生院、村卫生室的联系,成立糖尿病管理团队,相互赋能,提升筛查、诊断、治疗、转诊、健康宣教等能力,上下联动、协作共管。通过适度的激励,调动并保持医务人员积极性,主动将糖尿病患者纳入管理。

（二）搭建平台,优化流程,互联互通,提高效率

搭建不局限于糖尿病的慢性病规范化管理平台,持续优化流程,利用信息化手段辅助医生筛查、随访、转诊等,提高糖尿病管理效率,保持管理服务的连续性。

（三）抽调骨干,组队管理,持续赋能,明确标准

抽调骨干力量,组建糖尿病规范化管理团队或组织,配备相应场地、设施、设备等,对照中心建设标准,不断优化糖尿病管理流程,提升基层医疗卫生机构糖尿病综合管理能力。

（四）精选内容,加强宣传,选准人群,定向健教

全面宣传可以起到广而告之的作用,但收效往往有限,要做好糖尿病管理宣传,就必须选对人群。对糖尿病患者、患者家属、高危人群以及以上三类人员身边人的健教更能起到积极效果,应重视并充分利用身边人效应,鼓励引导该类人群参与血糖管理的健教宣传,进而引起更多的共鸣和主动参与。

（郭斐斐　赵奇　姬雪梅　李俊军　李军）

糖尿病诊疗"一站式"管理
医共体迈入"精准化"控糖

杭州市临安区中医院

一、背景

临安位于浙江西部,区域面积 3 118.7 平方公里,东西跨 100 公里,山区面积占 90%。全区 63.5 万人,农村人口约 20 万,其中 65 岁以上农村老人约 5.8 万人。据调查,2003 年,临安区糖尿病知晓率为 23.9%、治疗率为 25.7%、控制率为 32.1%、诊断率为 30.4%,呈现"四低"特征。临安区中医院糖尿病专科 20 年来一直致力于糖尿病慢病防治工作,借助互联网构建门诊、病房、医共体高血糖"一站式"管理模式,引领全院及医共体迈入精准化控糖,降低并发症,提高糖尿病患者生存质量。

二、主要做法

(一)门诊高血糖"一站式"管理

1. **糖尿病"一站式"就诊** 临安区中医院糖尿病专科于 2001 年起陆续成立糖尿病工作室、糖尿病俱乐部、糖尿病研究室、糖尿病名医工作室。糖尿病工作室现位于门诊三楼,设患教室、血糖监测室、并发症筛查室、普通门诊、专家门诊、中医诊疗室,是以中西医结合治疗糖尿病为特色,集糖尿病筛查、诊治及并发症防治于一体的"一站式"管理的专业工作室;糖尿病俱乐部主要对患者进行"一站式"宣教工作;糖尿病研究室主要负责科研创新工作;糖尿病名医工作室主要培养后继力量。

糖尿病患者至血糖监测室进行血糖血压等监测,根据糖化血红蛋白区分住院、门诊。新患者建立糖尿病健康档案,入会(糖尿病俱乐部),入群(糖尿病微信群),并完善馒头餐试验或 OGTT,以及并发症的筛查。患者可根据自身需求选择普通门诊和专家门诊,就诊后医生根据病情确定中西医诊疗方案,至中医治疗室进行耳穴埋豆、穴位贴敷、隔物灸、中药泡脚等中医非药物传统治疗；至患教室进行饮食、运动、胰岛素注射、自我血糖监测等的宣教。结束就诊后患者居家进行自我血糖监测，如有异常进行微信线上咨询，必要时及时复诊，形成闭环管理(图2-4)。目前糖尿病专科有糖尿病微信群 6 个，每个群设群助理 3 名，对患者提出的问题进行线上解答工作。

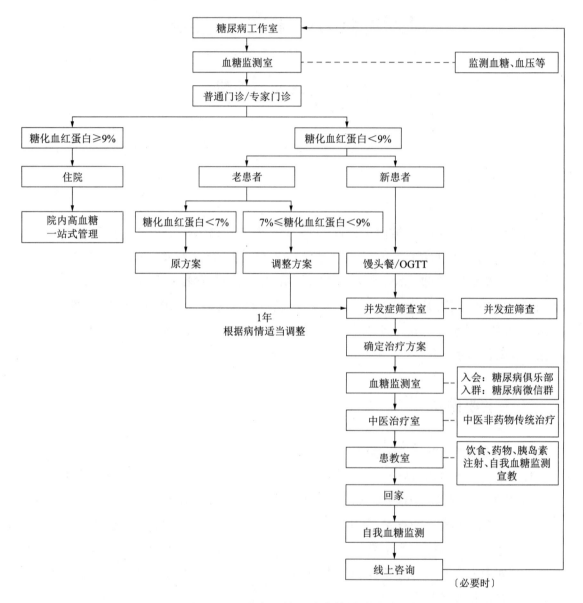

图 2-4　门诊高血糖一站式管理流程图

2. 并发症"一站式"筛查　糖尿病工作室拥有免散瞳眼底照相机、简易血管多普勒、内脏脂肪测量装置、简易肌电图筛查等设备，定期对糖尿病患者进行视网膜病变、肾病、周围神经病变等并发症筛查。

(二)院内高血糖"一站式"诊疗

开展院内高血糖患者"一站式"管理(图 2-5),首诊医师发现患者存在院内高血糖后,按照全院血糖管理委员会组织架构联系相应的院内高血糖管理小组成员,之后由糖尿病专科医生、糖尿病专科护士、中医护理人员等对患者进行全程跟踪管理,参照 2017 版《中国住院患者血糖管理专家共识》为住院高血糖患者制定具体降糖方案。出院后到糖尿病工作室建立健康档案,开启门诊"一站式"管理。

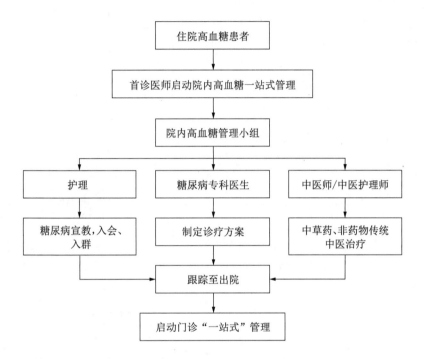

图 2-5 院内高血糖一站式管理流程图

(三)医共体高血糖"一站式"服务

"医共体'一站式'血糖管理"(图 2-6)是"门诊 / 院内高血糖'一站式'管理"的院外延伸。糖尿病专科设医共体微信指导群 1 个,每 2 周安排 1 次医共体医护人员进行线上或线下培训,年培训人员达 300 余人次。

医共体首诊医师发现患者血糖异常升高后,首先完善糖化血红蛋白等指标检测。如果糖化血红蛋白≥9%,通过医共体转诊系统转诊至临安区中医院住院治疗,启动院内高血糖"一站式"管理流程;如果 7%≤糖化 <9%,首诊医生通过医共体微信指导群联系临安区中医院高血糖管理小组成员确定降糖方案,并由糖尿病专科医生、护士对医共体医护进行全程跟踪指导。

糖尿病患者出院后由专科医生发起申请,将患者转诊至医共体进行延续管理;医共体管理的糖尿病患者,如出现病情异常,可通过微信指导群进行咨询,亦可由社区医生转诊至临安区中医院,实现社区、医院双向转诊。2022 年医共体向上转诊住院 200 人次,出院向下转诊

1 200人次。通过培训,以及"一站式"全程跟踪指导,患者依从性增加、信任度提升,更有效确保了医共体区域内患者精准降糖。

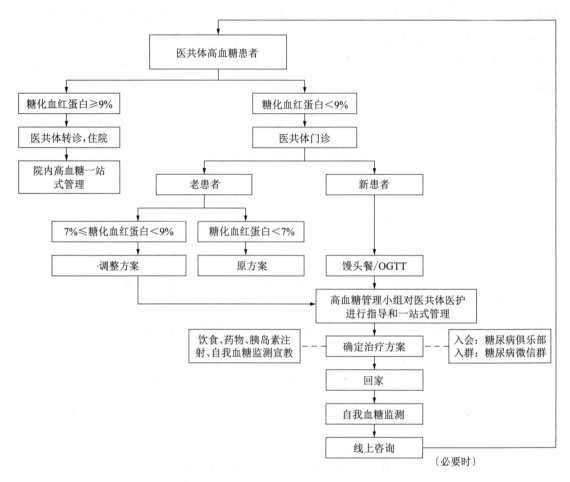

图2-6　医共体高血糖一站式管理流程图

（四）俱乐部"一站式"宣教

糖尿病俱乐部负责制作宣传单、制定授课计划、收集调查问卷,以及统计分析数据,通过各种类型活动对门诊、住院患者进行"一站式"宣教。目前俱乐部拥有会员8 000余人,每年针对全区人员开展2次大型患教活动(2020—2022年因新型冠状病毒感染疫情暂停3年),授课老师为省市级知名专家,内容涉及内分泌科、肾内科、营养科、神经内科、心血管科、中医科、中医护理等多个学科,20余年来共组织50余场,参与活动的患者累计达到13 500人次。每周开展2次门诊小型宣教,授课老师为主治及以上医生,内容多为糖尿病药物使用原则、低血糖处理、谨防并发症等,年服务2 000余人次。每周开展1次病区患教活动,授课老师为护理人员,宣教内容以饮食、运动、胰岛素注射、穴位按摩、经络拍打等为主,年服务1 000余人次。同时,糖尿病俱乐部设计糖尿病饮食、运动数字原则图谱方便患者记忆;录制糖尿病足部穴位按摩、糖尿病视网膜病变眼部穴位按摩、糖尿病周围神经病变经络拍打等视频,分别被杭州"学习强国"平台、浙江"学习强国"平台录用。

三、成效

(一) 推动了糖尿病知识普及

2023 年对糖尿病俱乐部成员进行调查显示:糖尿病知晓率从 2003 年的 23.9% 提升至 80.3%、治疗率从 25.7% 提升至 75.2%、控制率从 32.1% 提升至 82.1%,男性吸烟率从 52.0% 降至 15.2%,低盐摄入达标率从 26.2% 提升至 67.0%,运动时间达标率从 46.7% 提升至 83.2%,运动频率达标率从 45.8% 提升至 73.9%,胰岛素使用依从性达标率从 46.5% 提升至 83.2%,口服药物使用依从性达标率从 48.6% 提升至 82.6%,主动测血糖成员比例从 9.7% 提升至 74.6%,糖化血红蛋白达标率从 12.1% 提升至 56.2%,全年低血糖门(急)诊就诊人次从 247 人次 / 年降至 120 人次 / 年,平均血液透析年龄从 58.0 岁提升至 62.1 岁,成员对血糖、血脂、血压等的控制目标,糖尿病饮食、运动频率,药物使用的规范性和依从性,低血糖的处理,自我血糖监测等的认知均得到明显提升。

(二) 加快了内分泌专科建设

临安区中医院糖尿病专科是浙江省糖尿病重点专科。自 2018 年至 2022 年,糖尿病专科业务数据逐年提升,糖尿病优势病种(糖尿病、糖尿病肾病、糖尿病周围神经病变)占总出院人数比从 32.29% 上升至 62.88%,专科门诊量从 23 476 人次 / 年上升至 40 654 人次 / 年,出院人次从 1 257 人次 / 年上升至 1 950 人次 / 年,住院患者的中医(饮片)治疗率从 78.51% 上升至 98.26%,门诊患者中医(饮片)治疗率从 3.56% 上升至 28.21%。

(三) 提升了科教研技术创新

糖尿病研究室将临床验方(六味糖克汤、九味糖肾汤)转化为科研成果,共获得厅局级课题立项 2 项,区级课题 3 项,发表二级以上论文 40 余篇。糖尿病专科共承办 4 项国家级继教项目,主办 3 项杭州市级继教项目,培训人员覆盖多个省份,共有 2 000 余名学员完成学习及考核任务,完成率、满意率均达 98% 以上。

(四) 构建了全方位人才梯队

糖尿病专科为全院培养输送了大量人才,培养了杭州市名中医 1 名,浙江省医师协会优秀医生 1 名,杭州市新世纪"131"人才 1 名,杭州市中医药高层次人才 1 名,临安区"812"人才 3 人,临安区医坛新秀 1 人。糖尿病名医室 2021—2023 年共培养中医师承人员 2 人,中医基层师承人员 6 人,接收来自临安区各镇街社区卫生服务中心师承及进修人员 40 余人,提升了专业诊疗水平。

（五）弘扬了中西医科普宣讲

糖尿病专科重视中西医糖尿病知识宣讲，培养了一大批科普宣讲员，有临安区金牌健康讲师、杭州市金牌健康讲师；在杭州市内分泌学会宣讲比赛、浙江省中医药学会中医特色技术中获奖，更有宣讲员在全国性的中华医学会内分泌分会宣讲赛中获得第一名的好成绩。

四、复制推广情况

（一）院内拷贝复制

糖尿病专科的"一站式"诊疗服务早在20年前就已具雏形，后期全速发展。临安区中医院参考该模式并推广至临床、肿瘤中心、卒中中心、创伤中心、胸痛中心、体检中心、职工报销、诊间结算预约等均设立一站式服务。"一站式"服务不仅方便患者，而且减少就诊时间，提高就诊效率，一定程度上减轻了看病难的现实问题。糖尿病俱乐部"一站式"宣教已深入临安人民内心，妇产科也设立"花样年华"俱乐部传播科普知识，以达到"未病先防，既病防变，瘥后防复"的目的。

（二）媒体报道宣传

糖尿病俱乐部"一站式"患教受到各大媒体关注。糖大夫、健康临安、临安区融媒体中心、临安电视台等相继报道《糖尿病俱乐部：网络直播加健康大讲堂，为更多糖友讲糖》《做好慢病管理，助力2030健康中国》《后疫情时代、新控糖征程》等，通过各大网络平台将糖尿病知识、管理经验推广辐射至区、市、省，甚至全国。经过20年的洗礼，糖尿病专科已成为临安人民心中的自有品牌，收获了临安人民心中的好口碑。

（三）专业领域共享

近年来，全省数十家医院到临安区中医院参观、学习、交流，各参观医院高度肯定了糖尿病管理工作。同时，糖尿病专科团队还通过线上会议与省内外内分泌领域专家共享糖尿病慢病管理经验，仅2023年就对接了吉安、赣州、建德等地的60余家浙皖赣医院，各医院相互取经、取长补短，共同努力提升糖尿病慢病管理。

五、思考和建议

临安区中医院糖尿病管理模式已较成熟，但仍需不断完善活动形式，丰富活动内容，比如建立糖尿病专科微信公众号、科普视频公众号等，开展健康教育科普活动。

目前血糖测量仍为传统的手工誊写方式，数据上传仍为手工录入，存在耗时耗力、过程烦琐，容易出现错抄、漏记、错记、漏测等弊端，缺乏一个信息化血糖测量系统。下一步可建立全方位智能血糖管理系统，通过与各医疗机构的医嘱系统、检验检查系统、电子病历系统、家庭健康 APP 等无缝对接,获取患者居家自测血糖、基本信息和相关诊疗数据信息,并将各医疗机构的数据信息按既定标准整理规范后上传至智能血糖管理系统。患者出现异常情况直接弹出预警信息,专科医生化被动会诊为主动干预,处理后结束预警,形成闭环管理。

(潘菲　张灵建　王瑾　赵瑞玲　李建国)

基于连续血糖监测的智能化精准全院
血糖管理辅助决策系统及其应用

高唐县人民医院 北京智能决策医疗科技有限公司

一、背景

院内血糖管理,即医院层面通过更新血糖监测设备、组建全院血糖管理团队等方式,将对糖尿病患者的血糖管理,由内分泌科转向全院有血糖管理需求的各个科室。其主要是通过信息化技术,将住院患者信息管理系统与血糖监测数据管理系统相结合,从而使内分泌专科医生和护士及时通过管理系统了解患者的血糖情况,使所有科室血糖异常的患者均能及时接受专业血糖管理,包括糖尿病教育、监测及治疗方案的制定与调整。

住院患者血糖情况复杂,其主要疾病的治疗与血糖管理需要兼顾,同时患者可能还存在脏器功能异常,如肝功能损害、肾功能不全等,限制了降糖药使用。这些复杂的情况对院内血糖管理提出了精准化、智能化和获得快速准确反馈以调整治疗并确保安全的要求。为此,高唐县人民医院设计实施了"基于连续血糖监测的智能化精准全院血糖管理辅助决策系统及其应用"项目,在多学科团队(MDT)模式下进行全院血糖管理,为住院患者血糖管理提质增效。

二、智能化精准全院血糖管理辅助决策系统

(一) 信息系统用技术架构

在对多来源数据,包括来自医院信息系统(HIS)、电子病历(EMR)、实验室信息系统(LIS)、医院集成平台的数据提供的患者的基本信息、慢性疾病病史信息、诊断信息、用药信息、饮食信息等,以及来自动态血糖监测仪(CGM)的血糖监测数据进行汇总和打通的基础上,临床决策支持系统(CDSS)通过分析形成360°全方位的患者画像,包括本次住院的主要病情、住院期间血糖情况及其变化、既往的慢病管理情况、住院期间的诊疗与病情变化等,帮助医生全面地了解患者状况,提高糖尿病诊疗和管理的个性化和精细化水平。同时,CDSS系统还包括了个

性化血糖目标设置、全面血糖分析与报告、预警和危急值报警、低血糖及感染等风险预测和用药推荐等功能。

(二) 组织架构

采取 MDT 的模式进行全院血糖管理,主要的管理组织架构如图 2-7 所示。在医院主管部门的管理和指导下,由内分泌科医护团队提供主要的治疗和护理建议,总体把控项目开展、分析、处理、跟踪等相关医疗行为,并定期培训全院医生的血糖管理相关知识。同时,由护理部组建血糖护理组,负责建立血糖监测的质量评价制度与体系并组织操作人员培训及考核;由检验科组成血糖质控组,负责完善管理质量评价制度与体系;由信息科组成系统维护组,负责CDSS 平台的网络维护、数据整合及溯源;由医学装备部组成血糖仪准入组,负责建立及落实血糖仪及配套耗材准入制度并组织血糖仪及配套耗材的使用培训;由药剂师、营养师、运动康复师、心理治疗师等组成辅助综合管理组,负责配合相应医疗行为实施。各部门分工协作,对患者的病情进行全面的管理。

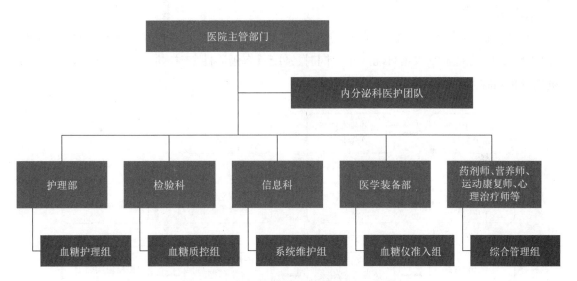

图 2-7　院内多学科血糖管理组织架构

(三) 核心执行路径

提倡"以患者为中心"的诊疗原则,由内分泌科医生制定降糖方案和饮食方案,住院科室医生治疗本科室疾病,实现不同科室医生的协同合作。由糖尿病专科护士提供专业指导和实施护理措施,指导科室责任护士进行血糖监测和执行医嘱方案。同时,其他部门的人员为全院血糖管理提供全方位支持。在诊疗和护理的全过程中,CDSS 系统都可以为医护人员提供标准化的患者数据支持和个性化的诊疗建议,见图 2-8。

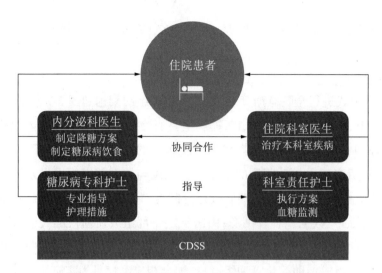

图 2-8　院内多学科血糖管理核心执行路径

（四）业务流程

参照《院内血糖管理信息系统建设与应用专家共识》，实现了多科室及全院信息化流程管理（见图 2-9），支持检测数据自动上传。同时，系统具有延展性，支持进一步延伸升级至跨医疗机构管理和院外管理。

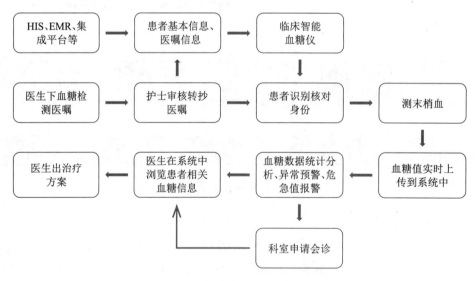

图 2-9　信息化管理业务流程

（五）实施场景

开展项目前，针对项目成员进行了统一的管理流程和系统使用培训，在一个月的试运行期后，进行总结，并对流程进行优化，项目于 2023 年 9 月 1 日正式开展。截至 2023 年底，已累计管理全院就诊糖尿病患者超过 850 人次。

三、成效

基于连续血糖监测的智能化精准全院血糖管理辅助决策系统实现了主动、快速、有效的血糖监测和管理,使降糖方案更加精细、合理,真正体现了以患者为中心的治疗理念,有效提高了糖尿病患者的护理质量。具体而言,体现在以下几方面。

(一)产出了规范化的全院血糖管理体系、辅助决策系统等关键技术

形成了院内血糖管理的标准化培训与考核流程,加强了非内分泌医务人员对血糖管理的认知度和主动血糖管理的意识,提高了血糖管理的技能水平。形成了不同科室间的合作模式,实现了多学科协作的综合血糖管理。同时,改进和完善了辅助决策系统,在关键决策点为临床实践提供决策支持,从而减轻了医护人员工作量,提高了血糖管理规范化和精准化程度。

(二)全院血糖管理质量提升、关键指标得到显著改善

1. **血糖检测率**　项目开展前,入院全部患者的血糖检测率在60%~70%之间;项目开展后,入院患者的血糖检测率已超过80%,有效筛选了管理人群。

2. **血糖管理率**　项目开展后,约15%的住院患者纳入全院血糖管理。在需要血糖管理(既往明确诊断糖尿病或空腹血糖≥7.0mmol/L或随机血糖≥11.1mmol/L或糖化血红蛋白≥6.5%)的人群中,管理率超过95%。

3. **血糖达标率**　回顾性分析表明,项目开展前,入院需要血糖管理患者的血糖达标率约35%;项目开展后,血糖达标率提升超过10%。

4. **低血糖发生率**　项目开展前,入院糖尿病患者的院内低血糖发生率在1%~3%之间;项目开展后,低血糖发生率稳定控制在1%以下。

5. **住院天数**　项目开展后,糖尿病患者的平均住院日较项目开展前减少1.6天,达到内分泌科糖尿病患者平均住院日7.3天,非内分泌科糖尿病患者平均住院日8.0天。患者的平均住院医疗费用减少超过450元/人次。

(三)积累了规范化血糖管理数据,形成糖尿病规范管理数据库

CDSS系统运行中,积累了全方位、规范化的患者血糖管理数据,包括患者入院情况、管理方案及管理效果等,这些数据被用于对CDSS系统的辅助决策方案进行改进,从而进一步提高管理效果。同时,数据库可为临床研究提供数据支持。目前已产出一个"基于连续血糖监测的低血糖预测的深度学习模型"。

四、复制推广情况

1. 将院内管理模式拓展至院外居家管理,由患者居家进行血糖测量,通过应用程序上报

至医生端,方便医生实时了解患者血糖波动情况并及时提供治疗建议。自2023年9月1日至2023年底,已累计管理全院糖尿病患者超过850人次;预计2024年后每年纳入院内院外一体化管理糖尿病患者超过2 000人次。

2. 将全院管理模式拓展至跨医疗机构管理,探索区域内多家医疗机构采用本模式,在系统上实现跨医疗机构的血糖数据共享、跨医疗机构的血糖远程会诊,并实现区域内患者血糖数据的分析、统计与科研等功能。目前开展合作的三家县域医疗机构县级综合医院已完成同质化数据标准化治理,预计每年汇总区域糖尿病患者数据超过30 000人次。

3. 将全院血糖管理模式推广至其他医院及地区。截至2023年底,已与聊城、曹县、泗水、鄄城、成武等区县积极开展经验交流,探讨系统落地与模式推广的可能性,其中两家医院已于2023年11月和12月开始复制应用。

五、思考及建议

1. **更好的住院血糖管理依赖于提高非内分泌科室医护人员的血糖管理意识**　对于非内分泌科室的患者而言,控制血糖不是其住院治疗的首要目的,因此医护人员可能对血糖的波动没有足够重视。提高医护人员血糖管理意识是重中之重,开展培训、使用系统主动提醒血糖问题等,都是可能的改善途径。

2. **智能化的患者管理依赖于技术手段的更新**　既往的血糖管理,受时间精力所限,可能未能充分实现个性化管理。且管理主要针对已发生的症状,对未来的风险预测不足。通过智能化的技术手段,可以帮助医护人员收集多来源数据进行计算分析,节省医护人员精力,提升管理效率和质量。

3. **数据打通可能是信息化的重要要求**　对患者的全面精准管理有赖于对不同来源数据的理解和整合,包括院内信息系统的数据及血糖监测仪器设备的数据,因而对数据互通提出了较高的要求。

4. **血糖管理需要以患者为中心**　以患者为中心的管理,意味着对患者的病情进行全面的综合评估,意味着针对患者的情况,制定个性化的诊疗方案,也意味着打通院内和院外进行全病程管理,提供更全面、连续的医疗服务。

5. **每个人都是自己健康的第一责任人**　需要引导糖尿病患者主动参与到自己的健康管理中去。这不仅包括遵循医疗团队的建议和指导,还包括积极主动地学习和了解糖尿病相关知识,掌握自我管理的技能和策略,并通过医患共同决策,主动参与制定和执行个性化的管理方案,以达到长期、稳定的糖尿病管理效果。

6. **血糖管理需要强调一体化管理**　糖尿病患者需要进行长期的血糖管理和治疗。血糖管理不仅仅是在院内进行,还贯穿于患者的社区医疗服务和日常生活。通过一体化管理,实现住院和门诊之间、医院和社区之间、社区和家庭之间的衔接,才能确保患者在各个环节都能获得连续、协调、长期的血糖管理服务。而这种一体化管理,有赖于上述五点内容的支持。

(曹怀敏　陈晓媛　曹勇　胡煜　王博)

糖尿病餐桌健康管理模式

重庆市沙坪坝区中医院

一、背景

糖尿病是一种日益严重的全球性健康问题,不仅给患者带来了躯体和精神痛苦,同时对家庭和社会生活产生重大影响。对糖尿病患者进行健康管理,可在一定程度上改善患者的不良饮食习惯、增加患者运动量、培养良好的生活方式。目前,国内外已经提出多种糖尿病健康管理模式,如同伴教育模式、应用健康顾问模式、强化健康教育模式、授权教育模式、社区"5+1"分阶段糖尿病达标管理模式、三师共管模式等。然而,这些模式缺乏实用性工具来具体实施,管理方法不够深入患者家庭生活。因此,糖尿病餐桌健康管理模式应运而生。糖尿病餐桌健康管理模式是将餐桌作为饮食、运动、教育的管理平台,优化糖尿病患者的饮食、运动、教育方案,帮助患者养成良好的生活习惯、增强自我血糖管理能力、提高糖尿病患者血糖控制达标率,最终提高生活质量。

二、实施

将控糖五步法与餐桌相融合,即通过餐桌实现糖尿病饮食、运动、教育、血糖监测与管理等功能。

(一) 控糖五步法

将餐桌作为健康管理平台,首先要建立一套有效的健康管理方案。通过总结人们日常生活习惯,重庆市沙坪坝区中医院用老百姓熟悉的嘴、掌、手、足、操,形成了相应的血糖管理方法,即嘴控糖尿病、掌控糖尿病、手控糖尿病、足控糖尿病、操控糖尿病,简称控糖五步法。该法简单易懂、容易记忆、便于执行。

1. 嘴控糖尿病 作为餐桌健康管理的重点,主要包含糖尿病教育、糖尿病饮食及药物治疗。

(1) 通过餐桌上的图文进行引导,提醒患者注意事项。通过扫描餐桌设置好的二维码关注血糖管理小程序,在小程序里可以学习各种知识,同时还可进行血糖指标储存与管理。

(2) 提出了一套简单实用的饮食方法——六字饮食降糖法,作为餐桌健康管理的精髓。六字饮食降糖法就是糖尿病患者按照"慢、细、量、汤、菜、饭"六个字的饮食原则及进食顺序,实现控制升糖指数,减轻糖负荷,从而达到降低餐后血糖波动的效果。

"慢"指患者进食速度要慢,20~30 分钟吃完一顿饭,最少 20 分钟,最好 30 分钟,这样可以减轻胰腺的负担,让其分泌胰岛素降糖有个缓冲时间。同时,进食速度减慢也可以通过进食中枢的调节,产生饱腹感,减少摄入总量。

"细"指将蔬菜、肉类及水果切成丝或者丁等比较细小的形态,这样既有利于减慢进食的速度,又能控制总摄入量。

"量"指三餐定时定量,在血糖控制稳定的状态下,每餐摄入相近的食物总量,保持血糖平稳;三餐定时,可以让胰腺规律分泌胰岛素,减轻胰腺负担。

"汤、菜、饭"是指吃饭的顺序遵循先喝汤、再吃菜、最后吃饭的原则。

1) 汤是清汤,如小菜豆腐汤、西红柿蛋汤等各种菜汤及药膳汤,要求半菜半汤,不能把水和茶当成汤。汤中应含有丰富的蛋白质、纤维素、维生素等,既提供了需要的营养素和水分,又不升高血糖,还有利于控制糖负荷。

2) 对菜的要求相对宽松,蔬菜和肉类的食材切细一点,不要放太多油盐,不要勾芡,不要煎炸,最好采用清炒或蒸煮的烹饪方式。

3) 当菜吃了一半后,剩下的另一半下饭吃,以九分饱为度。

4) 请注意:"汤菜饭"血糖减半,"汤泡饭"血糖翻番,饭后喝汤血糖翻番。饭后 1 小时内不饮水,饭后 1~2 小时可以饮水 50~100ml,饭后 2 小时再正常饮水。

(3) 通过餐桌的指引,时刻提醒患者按时服药,口服药物治疗方案按照专家意见执行,监测血糖,根据血糖情况适时调整。

2. 掌控糖尿病 通过扫描餐桌上的血糖管理二维码,即可建立与医生之间的联系,同时还能实现记录血糖、管理血糖。

3. 手控糖尿病 将餐桌作为抗阻训练的设备,完成肱二头肌、肱三头肌、三角肌、胸大肌、背阔肌等肌肉群的训练,可参照图文手册或视频进行训练指导。

4. 足控糖尿病 将餐桌作为抗阻训练的设备,完成股四头肌、股二头肌、腓肠肌、臀部肌肉等肌肉群的训练,可参照图文手册或视频进行训练指导。

5. 操控糖尿病 扫描桌面上降糖操的二维码,即可跟着视频跳操,实现操控糖尿病。

(二) 多功能餐桌

为更直观地展现糖尿病餐桌健康管理模式,重庆市沙坪坝区中医院还研发了一套糖尿病治疗用多功能餐桌。其不仅具备餐桌的基本功能,同时还可以实现教育与运动康复的功能。

另外,还制作了餐桌康复训练视频,可以扫描二维码跟着学习。

（三）应用

为了让糖友们更好地运用餐桌健康管理实现自身健康,重庆市沙坪坝区中医院成立了糖尿病代谢专科门诊,通过全院会诊、门诊诊疗、社区义诊进行糖尿病餐桌健康管理模式的应用与推广。同时,采用线下讲座培训、线上直播等形式进行宣传推广,2021—2023年期间,累计举办线下讲座培训7场,共计160人次参与;线上培训43场,其中专业平台直播30场,共计11 009人次参与,视频号直播13场,共计306人次参与。另外,采用短视频形式进行知识点分享,浏览量达3 000余次。

三、成效

2021—2023年期间,通过沙坪坝区中医院全院会诊参与糖尿病餐桌健康管理应用人数达597人,且取得非常显著的成效,降糖效率提高,缩短围手术期时间以及住院天数;在门诊就诊患者4 322人,亦采用餐桌健康管理模式进行院外血糖管理,患者血糖及糖化血红蛋白达标率显著提高,延缓或轻度逆转慢性并发症,同时减少降糖药物的使用,部分患者甚至实现了糖尿病逆转。

通过对糖尿病餐桌健康管理的应用观察,并对其效果进行评估、总结,先后发表3篇文章《糖尿病患者饮食治疗依从性及健康教育效果分析》《基于糖尿病餐桌健康管理模式的研究与应用》《餐桌健康管理模式在骨科围手术期糖尿病患者血糖管理的应用》。同时,作为第一参与人的刘智平教授在国内外杂志发表糖尿病相关文章5篇。糖尿病治疗用多功能餐桌获得发明专利(专利号:ZL 2018 1 1572390.4),另外还申请了两项实用新型专利,即带有升降式卧床的健身餐桌(专利号:ZL 2019 2 2000827.3)和卧式举重健身桌(专利号:ZL 2019 2 2001830.7)。

四、复制推广情况

糖尿病餐桌健康管理模式在重庆市丰都县中医院、沙坪坝区童家桥社区卫生服务中心、沙坪坝区磁器口社区卫生服务中心、沙坪坝区覃家岗社区卫生服务中心等医疗机构进行应用,取得了良好的效果,获得了患者的好评,提高了血糖管理达标率。

五、思考及建议

糖尿病餐桌健康管理模式是一种全新的健康管理理念,初步临床应用实践验证了其可行性及有效性。融合运动功能的餐桌,虽然能很好地解决日常需求和锻炼工具一体化,节约空间,提升效率,但是产品的生产、优化、推广因资金等问题受到极大的限制;较高的产品成本也使患者接受度受到影响。另外,六字饮食降糖法和降糖操也需要进一步优化完善。下一步,沙坪坝区中医院将联合中医专家,结合药食同源理论,研发适合糖尿病患者的药膳汤;编排更多类型的操课,以满足不同人群的运动需求;同时,急需更大的平台进行糖尿病餐桌健康管理模式的推广应用,以造福糖尿病患者。

（林春强　米光辉　苑晓明　吴丹　陈秋荣）

糖尿病足简易负压吸引技术

西安医学院第一附属医院

一、背景

糖尿病足是糖尿病最严重的并发症之一。全球范围内,糖尿病领域 30% 的医疗费用被用于糖尿病足的治疗。国外文献报道,糖尿病患者的足部溃疡发生率高达 15%,下肢截肢率达到非糖尿病患者的 10~30 倍。我国 50 岁及以上糖尿病患者中,糖尿病足年发病率为 8.1%,1 年死亡率为 14.4%,总截肢率为 19.3%,每年约有 28 万人因糖尿病足截肢。糖尿病足致死致残率高,治愈率低,严重影响国人的身体健康和生活质量,不仅给患者造成痛苦,而且增添了巨大的经济负担。如何快速、有效、经济地治疗糖尿病足创面,是糖尿病足医生所面临的巨大挑战。

负压封闭吸引技术(VSD)是一种处理浅表创面和用于深部引流的有效治疗方法,对糖尿病性溃疡、烧伤后感染创面、骨科创伤感染等慢性难愈性创面具有良好治疗效果,是目前得到全世界范围肯定的促进足溃疡愈合的方法。尽管此项技术在创面治疗中有很大优势,但其缺点也比较明显。一是价格昂贵,大于 3 000 元 / 套;二是规格单一,容易出现浪费材料;三是间隔一周换药,间隔换药时间长,不利于伤口观察,尤其是糖尿病足创面,创面变化比较大,需要及时换药;四是 VSD 材料需要与创面周围正常皮肤缝合在一起,增加患者痛苦。自 2019 年以来,西安医学院第一附属医院在多次试验的基础上,自主研发了一套简易负压吸引技术,不仅操作简单便于医护人员掌握,而且极大地节约了患者的治疗花费(收费仅 60 元 / 次),同时也改善了糖尿病足的治疗效果,具有较高的推广价值。

二、简易负压吸引技术

对糖尿病足患者在给予全身抗感染、改善循环、控制血糖及清创换药的基础上,给予简易负压吸引治疗。

1. 负压吸引治疗糖尿病足的机制 负压环境可引流渗液,为创面提供湿性愈合环境;密封环境可隔绝外界细菌,减少创面感染;负压环境可为创缘提供血运支持,增加局部血流量,提高创面周围组织氧分压,刺激血管生成及生长因子释放;负压环境可减轻创面水肿,促进肉芽生成,加快创面愈合;负压环境可减少创面边缘横向张力,缩小创面面积。

2. 负压吸引对糖尿病足创面适应证 ①治疗糖尿病足坏疽,对于干性、湿性、混合性创面均有效;②对血供较好的创面、有窦道的创面,应用简易负压吸引技术能够促进肉芽组织生长,覆盖暴露的肌腱和骨质,效果显著;③可作为其他创面修复方法(血小板凝胶、生物基质材料、自体皮瓣移植等)治疗前的基础治疗;④可作为自体移植、植皮等治疗后的辅助治疗,以提高植皮成功率;⑤对于血运重建失败或者重建后血流仍不满意的糖尿病足,负压吸引可以作为一种辅助愈合措施,但治疗时需要使用比常规压力更低的压力以防加重缺血。

3. 负压吸引技术的禁忌证

(1)绝对禁忌证:清创后仍有活动性渗血或暴露的血管,负压可能会导致失血过多,必须在渗血或出血停止后开始负压治疗;创面周围存在暴露器官及创面存在有焦痂的坏死组织;未治疗的骨髓炎和化脓性关节炎等,负压有可能形成脓肿而加重感染;怀疑恶性创面。

(2)相对禁忌证:溃疡未经有效清创,坏死组织仍较多或生物膜未清除,影响负压引流效果;深部组织感染未彻底清除,及存在未处理的死骨及游离骨;合并痛风创面及合并凝血障碍创面。另外,对于有肌腱外漏的慢性糖尿病足创面,慎重使用此项技术,以避免加重肌腱损伤,甚至导致肌腱坏死。

4. 简易负压吸引技术流程 简易负压吸引技术所需材料简单,包括一次性吸痰管、一次性塑料薄膜、无菌纱布及负压引流管、负压引流瓶等。完整流程包括清创换药—负压吸引—创面置管—连接 VSD 接口—检查压力/是否漏气。操作非常简单,经过较短时间的培训,医护人员均可熟练掌握。

5. 简易负压吸引技术改良 对于分泌物较多的情况,创面因渗出物黏稠,容易导致负压吸引管阻塞,而且单纯负压治疗时,创面敷料一直是处在不清洁的状态,这可能会降低其治疗效果。因此,西安医学院第一附属医院对自制的简易负压吸引装置进行了改良,在原有负压引流基础上,加入溶液输入管,在特定的时间段内进行灌液的循环冲洗,即为持续灌洗负压吸引,既能防止吸引管阻塞,又能保持敷料清洁。另外,对于同一个患者有多个创面需要负压吸引时,可以通过增加一个三通管,连接多个负压吸引管,同时对多个创面做负压吸引,更加经济实用。

三、成效

西安医学院第一附属医院自开展糖尿病足简易负压吸引治疗项目以来,已累计治疗 500 余名患者,开展负压吸引 2 600 余次。该技术治疗效果好,不需要缝合,在保持患者足部创面清洁、减少感染风险的基础上,也减少了糖尿病足患者伤口愈合时间(平均缩短 20 余天),缩短了糖尿病足患者住院时长(平均 15 天),减少患者花费人均 20 000 元(使用一次为患者节约近3 000 元,每一次住院节约 6 000~60 000 元)。经对出院患者严密随访发现,患者足部均恢复良好。良好的治疗效果及低廉的价格得到医生及同行的高度评价,使得患者及家属的满意度大幅提高。

四、复制推广情况

1. 西安医学院第一附属医院专家多次到周边县区基层医院,进行糖尿病足诊治及开展简易负压吸引技术理论与技术指导,把糖足病的新理念、新技术向周边基层医院推广,获得了基层医生及患者的好评。

2. 来自陕西省宝鸡市第三医院、西安市高陵区中医医院、西安 630 医院、甘泉县人民医院、渭南市中心医院、渭南市第二人民医院、延安大学附属医院、汉中三二〇一医院、商洛市中医医院、鄠邑区中医医院,还有甘肃、宁夏及山西、广东等医院的内分泌科医生前来西安医学院第一附属医院进修学习糖尿病足相关诊疗及负压吸引技术。西安医学院第一附属医院每季度开展 1~2 次糖尿病足特色教学查房,对各地学员进行糖尿病足及简易负压吸引技术的床旁指导。

3. 西安医学院第一附属医院牵头成立了陕西省国际医学交流促进会创面与糖尿病足专业委员会、陕西省糖尿病足联盟,以引领西北地区糖尿病足诊疗技术发展,培养更多有经验的掌握糖尿病足诊疗及负压吸引技术的医生,更好地服务糖尿病患者。同时,建立了微信群帮助指导外院糖尿病足诊治,以及将简易负压吸引技术操作录制视频上传至糖尿病联盟微信群,供大家学习使用。

4. 西安医学院第一附属医院每年申报糖尿病足诊治培训国家继续教育项目,对西北五省参会医生进行糖尿病足诊疗及简易负压吸引技术的培训。同时邀请全国各地知名医院(中国人民解放军空军特色医学中心、上海交通大学医学院附属瑞金医院、南京鼓楼医院、四川大学华西医院、中国人民解放军东部战区总医院及北京中医药大学东直门医院等)知名糖尿病足病专家教授前来授课,他们对西安医学院第一附属医院的简易负压吸引技术也高度认可,纷纷带回各地使用推广。

五、思考及建议

西安医学院第一附属医院作为陕西省国际医学交流促进会创面与糖尿病足主委单位,以及陕西省医师协会批复的陕西省糖尿病足与创面联盟牵头单位,有义务及责任将更好的创面修复技术向基层以及外院推广。下一步,西安医学院第一附属医院将继续加大宣传,依托学会开展糖尿病足溃疡创面培训班,使更多基层医务人员掌握此技术,为更多的糖尿病足患者服务。另外,该项负压吸引技术还可被用于压疮等多种皮肤创面,甚至血气胸、肺叶切除、多种消化道瘘及重症胰腺炎的引流治疗,未来可在皮肤科、烧伤科及外科等科室进一步推广应用,以改善患者预后并减少医疗花费。

(李亚 张敏 马卫国 邵小娟 张帅)

健康守护·与爱同行
——探索 1 型糖尿病管理

北京大学人民医院

一、背景

1 型糖尿病(T1DM)是儿童期最常见的威胁生命的疾病之一,发病率正以每年约 3% 的速度增长(世界范围)。相较于更为常见的 2 型糖尿病,T1DM 群体由于起病年龄早、需要每日接受多次胰岛素皮下注射治疗,常常会承受不该有的"污名化",终身躲在"孤岛",隐藏自己的这一身份,不能享受很好的医疗照顾并被社会边缘化。

长期有效的糖尿病自我管理教育是维持良好血糖控制、降低并发症发生风险的关键。自 20 世纪 20 年代胰岛素治疗广泛应用不久,国外就有为 T1DM 儿童专门建立的夏令营,作为糖尿病自我管理教育的重要组成部分之一,以满足患 T1DM 群体的医疗和社会需求。

近年来有研究提示,我国 T1DM 的发病率呈现出上升趋势,且考虑到我国人口基数大,T1DM 群体的绝对人数不容小觑。为改善 T1DM 管理现状,我国也做出了很多努力,包括建立专家中心和地方准则、教育和支持基层医务人员、教育和赋权 T1DM 患者、政府提供更多资金支持、消除病耻感和歧视等。鉴于我国国情与欧美国家间存在诸多差异,如何规范化建立适合我国国情、文化、医疗现状的 T1DM 夏令营,仍然是目前我国 T1DM 综合管理中尚未解决的问题。

二、实施

(一) 模式开发

借鉴美国糖尿病学会关于 T1DM 夏令营规范化管理立场声明的相关内容,北京大学人民医院内分泌科纪立农教授团队开发了一套适合我国 T1DM 群体的夏令营模式。参加夏令营的成员是来自全国各地的 1 型糖尿病糖友及其家属。

夏令营为期 3 天,活动内容包括:开营致辞;榜样的力量,由 1 型糖尿病的糖友介绍自己在糖尿病管理中的经验;大咖面对面,由行业内的专家介绍糖尿病管理领域的知识和最新进展;营养配餐,由营养师和医生护士为糖友们提供精致的营养餐并同步讲解;"美好食光",由纪立农教授和张明霞护士长带领着营友们共进午餐。

标准化 T1DM 夏令营模式内容涵盖:夏令营组织者及成员管理及培训体系、糖尿病相关医疗问题标准化处理流程、其他医疗情况相关问题标准化处理流程、夏令营规章制度(糖尿病管理流程、胰岛素注射及胰岛素泵治疗方案、血糖监测及血酮检测、饮食及加餐的安排、运动内容及组织、低血糖的处理、高血糖及酮症的处理、合并感染的评估及治疗、应急药品清单及使用原则、医疗废物处理方案、心理问题应急预案、应急医疗保障体系、营地安全保障方案、营员隐私保护方案)。

(二) 筹办第一届线下"甜蜜夏令营"

2019 年,北京大学人民医院内分泌科纪立农教授团队举办了第一届"甜蜜夏令营",成员由来自全国各地的 30 个 1 型糖尿病糖友家庭组成,主题是"勇攀高峰",寓意在"甜蜜夏令营"医护团队以及社会志愿者的社会支持、1 型糖尿病糖友的同伴支持以及糖友家属的家庭支持下,一起攀登跨越 1 型糖尿病管理困境的山峰。

在前期筹备阶段,通过北京大学人民医院内分泌科的 T1DM 微信公众号"与糖共舞"发布并预告夏令营内容及活动安排,增加 T1DM 群体的关注度及社会关注度,以覆盖更广泛的受众。同时,邀请专业团队设计并录制夏令营宣传片,包括夏令营开场视频、美食制作、营地采风、榜样的力量、真相大揭秘、主题曲等,在夏令营之前、之中和之后在公众号和各个媒体平台播放,增加了夏令营活动的社会影响力。在夏令营活动现场同步播出时,完美的视频制作和视觉冲击也增加了现场观众的感受度。

在夏令营活动过程中,始终将每一位营员的感受放在第一位,从策划、组织、实施的每个环节努力做到细节化呈现,力求在一个温馨、放松、支持、有爱的环境中让每一位营员得到最好的体验。夏令营的口号"甜蜜夏令营,健康伴你行"亦会贯穿夏令营活动的始终,提升营员参与度及活动主题感。夏令营不同类型教育环节采取主题化命名方式,赋予不同活动内容以内涵及意义,让互动内容既有新意,又在统一的主题下进行。

(三) 线上、线下有机结合

2020 年,COVID-19 全球大流行使得 T1DM 的医疗管理和线下"甜蜜夏令营"的举办充满挑战。针对 T1DM 群体相对年龄层较低,更易接受新媒体、社交平台模式支持下教育的特点,北京大学人民医院内分泌科率先开创了全球第一个网络直播模式下的 T1DM 线上"甜蜜夏令营",主题为"甜蜜的云端相见"。线上夏令营广泛的受众能够更好地让夏令营精彩内容惠及 T1DM 群体,在疫情期间也避免了可能的感染风险,得到了广大糖友及家属,以及社会志愿者的大力支持。

随后,2021—2023年,采用线上和线下夏令营相结合的方式,先后举办了第三届(主题为"甜蜜在一起")、第四届(主题为"甜蜜的家庭")和第五届(主题为"甜蜜的关系")"甜蜜夏令营"。线上夏令营采用互动式直播的方式,在线下夏令营进行的同时,实时通过录播、转播的方式同步相关内容,并由T1DM志愿者分享自己的参与体会,更能吸引线上参与者全程参加夏令营。同时,每一期的夏令营还会注重主题色的选择、邀请函的发送、主要话题的设置以及赋予不同内涵的分组竞技,从细节上把控整个夏令营的主旨与整体性,让夏令营从整体构架到局部设计上成为一个整体,从而提高参与者的融入感及体验感。

三、成效

自2019年夏令营启动以来,通过线下、线上、线下+线上的方式,先后有100万余人线上观看了直播并互动,71个家庭线下参加了夏令营活动,覆盖面广,促进了T1DM患者自我管理知识和能力的提升。

纪立农教授团队回顾了T1DM夏令营的相关临床研究,并总结分享了创办"甜蜜夏令营"的经验与展望,相关内容发表在2021年11月的《中国糖尿病杂志》中。

四、复制推广情况

大规模的线上及线下举办T1DM夏令营在国际上也属于开拓之举,纪立农教授团队同时总结了这种依托新媒体模式,提高夏令营覆盖广度的方式,并于2022年1月在国际期刊Journal of Diabetes上正式发表这一中国经验,向世界传递中国声音。

在2022年举办的国际糖尿病联盟(IDF)世界糖尿病大会上,北京大学人民医院纪立农教授被授予"糖尿病教育和综合管理(EIC)奖",成为IDF大奖设立以来第一位获得此殊荣的亚洲学者。在里斯本大会现场,纪立农教授以如何提高糖尿病医疗质量为主题进行了专题讲座,将中国T1DM患者的管理经验传递给了全球的T1DM管理者,推广至全世界。

五、思考及建议

2023年5月,世界卫生组织(WHO)第75届世界卫生大会上通过了里程碑性的决议,要求到2030年,100%的1型糖尿病(T1DM)患者可获得负担得起的胰岛素治疗和自我血糖监测。对于1型糖尿病患者而言,实现这个目标有助于避免因无法充分获得T1DM患者所需基本管理而导致的可预防性死亡。"甜蜜夏令营",从医护支持、家庭支持和同伴支持的不同角度,为广大1型糖尿病患者提供了一个平台,让他们可以从夏令营活动中学习到科普知识,交流 1 型糖尿病管理的经验,解决 1 型糖尿病管理的困境和迷茫,同时还可以了解到最前沿的 1 型糖尿病管理信息,为 1 型糖尿病患者战胜糖尿病提供了信心。同时,医务工作者和志愿者们在 T1DM 实践支持中获得的诸多发现,对于改善临床糖尿病管理也提供了宝贵的经验和启迪。

(纪立农教授团队)

第三篇

社区卫生服务机构篇

多措并举早筛查，构筑糖尿病健康管理压舱石

中山火炬高技术产业开发区社区卫生服务中心

一、背景

第七次全国人口普查数据显示中山火炬高技术产业开发区内常住人口为 289 518 人。截至 2022 年 2 月，开发区社区卫生服务中心纳入基本公共卫生服务项目管理的 2 型糖尿病患者仅 4 688 人，规范管理率堪堪及格，但患者依从性不佳。故而，2022 年，中山火炬高技术产业开发区以参与中国健康知识传播激励计划"示范区改变糖尿病项目"为契机，以开发区企业的职工、65 岁以上老年人以及社区居民为对象，以糖尿病筛查及分类管理、糖尿病防治健康宣教、健康行为促进为手段，探索出了一条多举措筛查糖尿病并开展精细化管理的全流程服务模式，为进一步推进糖尿病患者管理工作奠定了基础。

二、主要做法

（一）多举措筛查糖尿病

1. 结合区域特点，开展职业人群筛查专项行动　中山火炬高技术产业开发区充分发挥慢性病综合防控示范区建设和新型冠状病毒感染疫情防控工作搭建起的企业网格，借助集团公司力量，首先对辖区内 2 400 余家企业进行摸底，主要了解企业内 40 岁及以上非糖尿病患者职工的家族史情况。之后，根据不同企业及不同工种的工作时间，灵活设定筛查时间，由企业职工根据各自方便时间进行预约。

糖尿病筛查由中山火炬高技术产业开发区社区卫生服务中心主导，由企业安排之前预约的职工，在换班还未吃早餐的间隙进行筛查，以使筛查活动不影响企业的正常生产。筛查现场首先采用空腹指尖血初筛，在排队间隙对职工进行健康宣传，对指尖血糖 ≥ 6.2mmol/L 的职工现场抽取静脉血复测并填写调查问卷。若静脉血糖 ≥ 7.0mmol/L 则由社区卫生服务中心医

护人员进行电话通知与结果解释并鼓励面对面随访,如果确认患有糖尿病则将其纳入社区管理,从而建立起从糖尿病患者的筛查、确诊登记到纳入管理的闭环。

2. 制定社区绩效,开展社区千人筛查专项行动　在辖区范围内开展"千人筛查"专项行动。依托由卫生部门统筹,各社区共同组建的中山火炬高技术产业开发区公共委员会,制定各社区协助发现新增糖尿病的指标任务,并制定了绩效考核机制。在下辖 7 个社区内设置筛查点,提前计划,由社区居委会充分发动 40 岁及以上非糖尿病患者群体前往筛查点进行血糖筛查。现场首先采用指尖血初筛,对指尖血糖 ≥ 6.2mmol/L 的居民再进行免费的静脉血筛查。

3. 做实基本公卫,开展健康体检筛查行动　中山火炬高技术产业开发区社区卫生服务中心依托基本公共卫生服务对 65 岁及以上老年人居民进行的健康体检,按自愿参与原则,进行免费空腹血糖筛查,对于血糖异常者再及时进行复查,如果确诊患有糖尿病,则将其纳入糖尿病管理,并为该患者提供个性化健康指导。

(二) 精准开展糖尿病管理工作

依托传统媒体和新媒体,广泛开展糖尿病防治知识宣传,同时利用辖区已建成的健康支持性环境,营造健康氛围。对各专项行动筛查出的糖尿病患者和高危人群,依托国家基本公共卫生服务进行分类管理。将确诊的糖尿病患者纳入慢性病管理;将高危人群纳入糖尿病高危人群管理,定期随访、监测血糖、开展健康教育等。

1. 线上线下开展糖尿病宣教　各社区开展糖尿病防治专题讲座,结合全民健康生活方式日和糖尿病日等主题日,利用设置展架、有奖抢答等方式开展线下宣教。此外,发挥"火炬疾控 - 健康小卫""火炬发布"等公众号、视频号的影响力,制作糖尿病防治科普小视频,在辖区中小学现场播放。利用示范区微信公众号平台,定期发布糖尿病防治科普知识,每周至少更新 3 次。

2. 营造健康氛围,促进健康行为　在健康主题公园中定期更换健康教育宣传栏,除增加糖尿病防治知识外,同时沿着健康步道选取合适的位置,集中增设糖尿病防治健康元素,打造亮眼的健康角。在各健康社区的长者饭堂中,设置健康角,增加健康小册子、海报等科普材料,制作糖尿病患者饮食台卡,以普及糖尿病教育知识。

3. 家庭医生团队管理模式　探索构建由公卫医师、全科医师、护士共同组建的家庭医生团队健康管理模式,为糖尿病患者提供连续性、个性化的全生命周期诊疗服务,并辅以非药物干预、家庭成员筛查、并发症筛查干预等综合管理措施,以提升患者的依从性和获得感,逐步织牢"糖友网",提高管理率、控制率和治疗率。

4. 开展糖尿病患者自我管理小组活动　在七个社区组织开展糖尿病患者自我管理小组活动,线下通过小组讨论、呼吸训练、饮食推荐、运动推荐等方式介绍,再辅以线上由火炬高技术产业开发区社区卫生服务中心中医师录制的糖尿病穴位保健操视频,糖尿病患者跟练并在微信群里打卡跟练,医务人员主动收集患者反馈情况。

三、成效

(一) 增加发现途径，提高糖尿病在管率

中山火炬高技术产业开发区通过企业职工筛查、社区筛查等方式，累计指尖血初筛 5 362 人，其中血糖异常 756 人，异常率 14.10%，静脉血血糖异常 276 人，异常率 36.50%，最终确诊患有糖尿病并纳入管理 251 人，纳入管理率 90.94%。通过 65 岁及以上老年人体检筛查空腹血糖 8 436 人，其中血糖异常 1 232 人，异常率为 14.6%，最终新发现并纳入管理糖尿病患者 1 109 人，纳入管理率 90.02%。截至 2023 年 10 月中旬，在管 2 型糖尿病患者人数由 2022 年 1 月的 4 048 人升高到 4 735 人，上升了 16.97%。

(二) 激发了社区的积极性，提高糖尿病知晓率

社区绩效的制定，激发了社区的积极性，促使其主动对所辖社区居民积极开展社区健康教育、社区咨询活动等多种内容，为社区发现新增糖尿病开辟新途径。通过专题讲座、健康主题日宣传、糖尿病患者自我管理小组、线上公众号宣传等多种线上线下的宣传方式，中山火炬高技术产业开发区糖尿病患者的知晓率大大提升。2023 年火炬高技术产业开发区电话调查结果显示：辖区居民糖尿病知晓率为 46.64%，知晓治疗率为 31.34%，治疗控制率为 42.91%。

(三) 营造健康氛围，提升企业和群众满意度

在企业及社区糖尿病筛查现场，群众积极主动地上前询问糖尿病的危害及防治知识，群众宣传效果良好。"广东卫生健康""火炬发布""中山火炬慢性病防控与健康信息"等公共主流媒体也对火炬区"示范区改变糖尿病项目"进行了宣传报道。企业、社区和患者都认为此种送筛查到企业、到家门口的服务方式非常便捷。有很多前期未进行筛查的企业甚至主动联系社区卫生服务中心要开展此活动。

四、思考

糖尿病的宣传、筛查、防治与纳入管理是基层医疗机构一项长期、持续的工作，在服务中必须考虑整个环节的流畅性与便捷性，需要以群众为中心，在活动开展的地点、时间选择上需要针对不同人群开展个性化服务。

中山火炬高技术产业开发区"示范区改变糖尿病项目"还处于起步阶段，很多内容和手段也还需要更多的实践去探索，在糖尿病的发现和纳入管理方面仍然还有许多探索的空间。火炬高技术产业开发区将继续保持干事创新的精神状态，不断创新内容与方法，一步一个脚印，采取更多惠民生、暖民心的举措，不断给群众带来更优质的医疗服务，为百姓构筑健康压舱石，不断增强群众的获得感、幸福感和安全感。

（林培森　张慧玉）

"5+6"模式精细化、片区化管理控血糖

厦门市集美区杏滨街道社区卫生服务中心

一、背景

厦门市集美区杏滨街道下辖日东、三秀、马銮、西滨、康城、前场、锦园、锦鹤 8 个村 / 居委会。根据 2022 年统计数据,服务人口共计 17.34 万人,其中户籍人口 6.6 万人,流动人口 10.7 万人,65 岁及以上老年人 9 897 人,在管糖尿病患者 3 036 人。辖区人员流动性大,老年人居多,居民健康意识薄弱、依从性差。为了提升糖尿病患者在社区的有效控制率、减少患者并发症和大血管事件的发生、提高患者存活率、提高患者生活质量,杏滨街道社区卫生服务中心自 2016 年开始,结合工作实际,充分发挥八大村居乡村医生的作用,通过分级诊疗和家庭医生签约服务,探索出了一套糖尿病精细化片区化管理模式,有效促进了社区糖尿病患者的规范化管理和控制,提升了居民健康水平。

二、主要做法

2014 年,在厦门市卫生健康委"糖友网""高友网"的"三师共管"服务模式引领下,杏滨街道社区卫生服务中心充分发挥基层社区医疗机构在慢性病防治、健康管理中的作用,以糖尿病患者需求和利益为导向,全面推广"糖友网"的"三师共管"服务模式,并与厦门市糖尿病研究中心协作将糖尿病患者进行精细化、规范化、分级管理。经过两年多的摸索,辖区糖尿病患者从筛查到管理逐渐规范化、系统化、精细化,血糖控制满意率明显提高,得到了厦门市卫生健康委和集美区卫生健康局的肯定和表扬。2016 年起,在厦门市卫生健康委、集美区卫生健康局的支持下,杏滨街道社区卫生服务中心在前期管理模式的基础上,建立了社区居委会、卫生服务站、卫生服务中心、上级医院等各方参与的"5+6"糖尿病管理架构,以家庭医生服务团队为主导,实行基层首诊、分级诊疗、上下联动,多种形式、多种方法、多种角度、多种途径的管理模式,在锦

215

鹤、前场两个村/居委会进行试点,取得了较满意的效果。2017年起在辖区全面推广"5+6"的糖尿病精细化综合管理。

（一）5种诊疗模式

1. **乡村医生"动态筛查"** 八大片区乡村医生,充分发挥村级网点的作用,深入村居,对居民进行血糖血脂的检测,对检测数值进行记录,筛选高危人群进行动态随访及健康生活方式指导,对疑似新发糖尿病居民进行首诊、登记建档,并转诊社区治疗。

2. **家庭医生"分片管理,固定门诊"** 八个家庭医生团队对应管理八大村/居委会,患者与家庭医生进行"1（全科医生）+1（健康管理师）+N（专科医生,根据签约居民不同的疾病,与之建立联系）"签约,对签约的患者建立准确、完整的糖尿病管理档案。家庭医生每周固定门诊对签约患者进行看诊,制定个性化的治疗方案,并且对签约患者按血糖控制情况分标（红标代表血糖、糖化血红蛋白控制超标的糖尿病患者;黄标代表血糖、糖化血红蛋白控制在标准线临界的;绿标代表血糖、糖化血糖蛋白控制正常的）进行面访,以全面了解患者血糖、血脂、血压、体质指数等健康状况并进行分级干预。对于行动不便、卧床的糖尿病患者,家庭医生团队还提供入户诊疗服务。

3. **"全专"结合"糖尿病专病门诊"** 借助医联体协作网、社区全科医生与医联体专家"师徒结对",以及医联体专家下沉社区带教等多种机会,开设糖尿病专病门诊并固定单独诊室。通过"以点带面"的带教和学习,以及制定"全专"和"糖尿病专病门诊"的规范诊疗路径,不仅每个家庭医生团队的糖尿病诊疗水平得以提升,而且也带动整个社区卫生服务中心糖尿病专病诊疗水平的提升。

4. **医联体分级诊疗** 家庭医生在医联体协助下进行三师共管的分级诊疗。一师（专家医师）,通过医联体专家团队下沉社区,每周固定在糖尿病专病门诊坐诊,接诊家庭医生团队中血糖控制不良、病情复杂的转诊患者,调整其诊疗方案。二师（全科医师）,全科医师进行日常糖尿病诊疗。针对两次以上血糖控制不良或病情复杂的糖尿病患者,通过医联体转诊平台转至上级医院专科或者在糖尿病专病门诊接受治疗,病情稳定后再由家庭医生团队进行后续诊疗和慢病管理。三师（健康管理师）,由健康管理师对糖尿病专病门诊的患者进行个性化、系统化、专业化的临床用药、饮食、运动、糖尿病并发症识别及应急处理等方面的相关健康指导。

5. **个性化家庭病床诊疗** 对上级医院出院下转、行动不便或长期卧床居家的糖尿病患者,提供家庭病床诊疗服务。家庭病床团队由家庭医生、健康管理师、康复治疗师和社区工作人员组成,为患者提供上门诊疗、康复治疗及护理服务等,帮助糖尿病患者控制血糖、建立健康的生活方式、提高其自我管理行为。对血糖控制不良或病情加重的糖尿病患者,通过医联体转诊平台转至上级医院专科治疗。

（二）6种协同融合管理

1. **医护协同** 每周家庭医生团队中的护士与家庭医生一起,深入社区,对管辖区域内的居民进行免费血压和血糖测量、健康宣教、膳食干预、运动指导和心理疏导,促进患者进行自我健康管理。对门诊未随访到的患者,护士通过预约方式进行上门或电话随访,并将随访结果及时反馈给相应的家庭医生。

2. **医药协同** 在糖尿病专病门诊中配备临床药师,通过健康宣教,对患者进行个性化临床用药指导,促使患者合理用药。

3. **医防协同** 各村居乡医及公共卫生人员每月定期将辖区内糖尿病患者的管理结果及时反馈给家庭医生团队,并协助其对辖区内的糖尿病患者及新发患者进行规范化的管理。

4. **体卫融合** 厦门市卫生健康局和体育局每年都会联合举办一次运动建议处方师的培训,培训合格颁发运动建议处方师证书。由取得运动处方证书的家庭医生根据糖尿病患者的身体情况制定糖尿病运动处方,指导患者进行适量的有氧运动。同时,社区加强运动建议处方师的培训,通过体卫融合促进糖尿病患者自我健康管理,更好地控制血糖,降低并发症的发生率。

5. **医社融合** 社区卫生干事负责发动居民定期参加家庭医生团队在社区开展的健康宣教活动,组织片区居民参加义诊的血糖检测,协助家庭医生团队对社区内糖尿病患者的体检结果进行分层、分类管理及指导。

6. **医信融合** 不断提升医院信息系统的服务功能,如电子健康档案升级、开通互联互通互认功能,使糖尿病患者外院检查结果、诊疗方案等信息可通过系统平台查询。采用"厦门i健康"APP,为签约的糖尿病患者提供健康教育、咨询、预约、血糖血压监测记录等服务,也便于家庭医生实时掌握患者病情,实现高效便捷健康管理。

三、成效

杏滨街道社区卫生服务中心于2016年开始运用"5+6"模式进行糖尿病精细化片区化综合管理。在家庭医生团队日积月累的努力中,在各级部门的配合下,多级联动,糖尿病知晓率、糖尿病患者的规范化管理率及控制率均有显著提升。截至2023年6月,辖区居民糖尿病知晓率由之前的48%提升至89%,糖尿病规范管理率由之前的68.3%上升至98.9%。

另外,在医联体专家"师徒结对"的带教下,通过糖尿病防治知识培训、疑难病例讨论等方式,中心家庭医生糖尿病的临床诊疗水平大大提升,此外,"以点带面"的方式也提升了社区其他内分泌系统常见疾病,如高脂血症、肥胖、甲状腺疾病等的诊疗和管理能力,让居民在家门口就能享受到优质、便捷、高效的诊疗服务。杏滨街道社区卫生服务中心先后获得厦门市"三师共管"示范单位、福建省全科医学临床培训基地、全国优质服务基层行达标单位等荣誉称号,通过"全国社区医院"评定。多年来,辖区居民的认可度、满意率均明显提升。2023年,在集美区其他社区卫生服务中心门诊量下降的情况下,杏滨街道社区卫生服务中心的门诊量仍较 2022 年增加了 22.26%。

四、推广情况

杏滨街道社区卫生服务中心开展的糖尿病精细化管理,得到集美区卫生健康局、厦门市卫生健康委的认可和嘉奖。2019 年底,在厦门市慢病工作分享会上,杏滨街道社区卫生服务中心进行了案例分享,得到了兄弟单位们的认可和推广。

五、思考及建议

1. **乡村医生"动态筛查"**　能早预防、早发现糖尿病,减少糖尿病并发症的发生,非常适合辖区面积较大、村居较多的社区卫生服务机构,值得推广。

2. **个性化家庭病床诊疗**　随着人口老龄化进程的加快,面对大量老龄人群和慢性病患者的诊疗需求,开设个性化家庭病床,能够满足居民实际医疗需求并缓解住院难的问题,未来将是社区卫生服务中心工作发展的重点。

3. **体卫融合**　在人群老龄化形势下,通过加强体卫融合,通过运动促进老年人群体质改善,对于降低慢性病发生概率、减少并发症的发生,显得尤为重要。

4. **"5+6"模式精细化片区化管理**　涉及社区、村居卫生服务站、社区卫生服务中心、上级医院等多级卫生人员的管理。目前杏滨街道社区卫生服务中心将各级卫生人员纳入家庭医生签约团队,对辖区内糖尿病随访任务未完成、质控不佳的家庭医生团队进行绩效奖惩。未来计划还需要通过进一步完善家庭医生签约考核、增量绩效评价体系、公共卫生考核评价等机制调动大家的工作积极性,以体现奖优罚劣、多劳多得的分配原则。

（黄惠　荀山英　周阳超）

积极探索糖尿病链条化管理之路

汉中市城固县沙河营镇中心卫生院

一、背景

2009 年,国家将 2 型糖尿病患者健康管理作为乡镇卫生院的一项基本职能,纳入基本公共卫生服务项目。但项目实施多年来,成效并不显著,糖尿病的患病率依然在增长,控制率也没有明显提升。自 2021 年开始,城固县沙河营镇中心卫生院开始思考:基层医疗卫生机构在糖尿病管理中到底能够发挥哪些作用? 有效提升糖尿病患者规范化管理的方式方法到底有哪些? 如何培养与提升糖尿病患者自我管理能力和依从性? 在解决这些疑问的过程中,经过不断探索,城固县沙河营镇中心卫生院实践出了一条糖尿病链条化管理之路。

二、主要做法

(一)分析原因,找寻突破口

2021 年 6 月至 2021 年 8 月,城固县沙河营镇中心卫生院通过查阅资料、与患者交流、召开专题讨论会等方式,探讨分析糖尿病管理工作效果不佳的原因,最终发现制约这项工作的原因主要包括以下几点:①公众对糖尿病的知晓率低;②部分患者,尤其农村居民对糖尿病的病因及发病因素、危害认识有偏差;③患者的依从性差,一方面不能很好地控制或者无法长期坚持饮食控制,另一方面不能规范治疗或不能坚持进行血糖监测;④大部分村医的管理水平和乡镇卫生院医生的专科服务能力没有跟上;⑤镇村医疗机构糖尿病用药单一,药品目录不全。

(二)成立糖尿病精细化管理小组

2021 年 8 月,沙河营卫生院成立了由院长任组长,副院长为副组长,临床大夫和护士及公卫慢病项目管理人员(镇村两级)为成员的糖尿病精细化管理小组,开始探索糖尿病的精细化管理。其中,公卫人员主要负责人员档案建立、数据统计分析、活动组织动员及宣传教育等工作,临床医生主要负责病情评估、体格检查、用药指导、个体化干预等工作。公卫、临床协同工作,有效地避免了医防割裂问题,还便于相互配合发挥各自特长。

（三）提高医务人员糖尿病诊治能力

1. 充分利用医共体资源,采用"送出去、请进来"的方式,分批分次派送临床大夫及护士到医共体核心医院城固县医院内分泌科进行为期 1 个月的短期轮训,同时邀请专家老师来沙河营镇中心卫生院开展培训授课、查房示教、病例点评等教学活动,使医护人员对糖尿病的诊治、护理能力得到快速且有效的提升。

2. 组织临床科室每周开展一次集中学习。对《中国 2 型糖尿病防治指南(2017 版)》《中国 2 型糖尿病防治指南(2020 版)》以及国内知名期刊杂志上有关基层糖尿病管理的内容进行集中学习和讨论,以促进医护人员提高理论知识水平并指导临床工作。

3. 积极组织参与糖尿病病例分享交流会。通过分享交流的方式,一方面听取其他医院医生在诊治管理糖尿病方面的经验,另一方面挑选特殊病例分享自己管理的心得,同时听取专家老师对病例的多角度分析和点评指导。

（四）创建"糖友俱乐部",多样化促进健康

1. **组建"糖友俱乐部"并定期开展沙龙活动**　筛选随访过程中发现的一些健康需求度高、依从性好、愿意参加活动的糖尿病患者,优先纳入"糖友俱乐部"。由公卫慢病专干及医护人员互相配合,定期开展健康沙龙活动,围绕高危人群预防、糖尿病危害、血糖监测方法、药物治疗注意事项、低血糖紧急处理、胰岛素注射日常护理等方面,每期一个主题,开展沙龙活动,强化实用性和可操作性,以不断提升群众对疾病的知晓度以及对治疗的依从性。

2. **储备健康会员并建立奖励制度**　动员乡镇卫生院登记管理的糖尿病患者加入"糖友俱乐部",并为他们发放"沙河营镇糖友俱乐部"健康会员卡。每次举办活动的同时开展健康义诊,将每次随访及血糖监测情况记录在卡上,方便后期评估及治疗时参考。同时,根据患者参加活动次数的多少、治疗依从性、血糖及病情控制情况分门别类进行奖励。奖励措施主要包括赠送免费的脏器功能检测、实验室检查项目以及血糖血压检测设备耗材等。

3. **邀请临床专家参与俱乐部活动**　邀请二、三级医院专家老师加入"沙河营镇糖友俱乐部",开展医务人员培训、患者大讲堂、义诊及查房等活动,在助力镇村医务人员糖尿病防治水平提高的同时,也让百姓在家门口就能享受到专家的诊疗服务。

4. **成立糖尿病自我管理小组**　每个村选取 1 名依从性好、威望高的患者担任糖尿病自我管理小组长,现身说法指导督促本村患者做好自我血糖监测及遵医嘱按时服药。

（五）强化糖尿病综合诊治及管理能力

1. **加大筛查,提前预警**　在镇卫生院门诊开展 40 岁以上患者末梢血糖免费检测工作,为每个门诊医生配置快速检测血糖工作盒。对门诊患者特别是疑似糖尿病症状的患者,立即开

展初筛,指标异常者建议次日空腹静脉采血复查,对复查确诊高血糖患者展开健康教育、生活方式干预指导,必要时用药,同时登记在册,并将信息转报公卫科慢病专干,纳入系统管理。

2. 按村建档,循环随访　由公卫科慢病管理专干将沙河营镇在管的 566 名糖尿病患者分村建档成册,每天通知 5~10 名患者带上所服用的药物到镇卫生院接受免费的随访及年度体检服务,每季度全覆盖循环一次。

3. 强化随访,提升质量　要求村医按期随访并做好健康宣教及用药指导,对 2 次随访血糖控制不满意者,动员转诊到沙河营镇卫生院,同时由镇卫生院公卫专干定期将各村转诊情况反馈给村医,并由村医做好追踪跟进。对村卫生室配合开展的转诊服务,由镇卫生院进行统计考核,纳入公卫慢病绩效考核,奖优罚劣。

4. 开设门诊,专病专防　镇卫生院安排业务能力强、极具责任心的医生坐诊慢病门诊,一方面完成随访及年度体检服务,另一方面对各村卫生室血糖控制不满意,转诊而来的患者,根据随访结果进行系统的查体、问诊及个体化用药指导等,必要时进行血脂、尿酸、糖化血红蛋白、肝肾功能等实验室检测。

5. 配齐药物,夯实基础　健全糖尿病治疗药物目录,包括口服降糖药及胰岛素。添置胰岛素泵,拓宽传统治疗手段,以提升治疗效果、提高患者生活质量和减轻病痛。

三、成效

镇村医务人员慢病综合防治能力得到了快速和全面的提高,逐步形成了医防融合协同,以镇卫生院医生为慢病防管的主力军、村医作为补充、二三级医院专家作为技术支撑的良好防治局面。群众对慢病的认识,特别是疾病危害、防控方法、治疗依从度及自我管理能力都有明显的提高。此外,通过活动的开展,医患关系得到拉近,患者对医护的信任度增加。据统计,2020—2022 年沙河营镇中心卫生院因糖尿病入院治疗(糖尿病为第一诊断)的患者人数占比,分别为 1.6%、3.5%、8.5%,群众健康获得感和满意度不断提升,更深层次地诠释了乡镇卫生院作为“健康守门人”的含义。

四、思考和建议

1. 丰富的健教模式切实提升全社会的参与度。打破《国家基本公共卫生服务规范(第三版)》中要求的常规健教方式,因人而异,丰富宣传载体。对于年轻群体,多利用现代媒体模式,采用线上宣传;对于年老群体,可利用面对面知识讲座、宣教视频(如用本地方言拍摄类似“百家碎戏”样的健康戏)、喜闻乐见接地气的健康文艺节目(快板、情景剧)等线下宣传。有条件的地区可在基层卫生院建设“慢病体验馆”,将慢病的发生、演变、危害用简洁的图片、文字、音影、脏器模型等进行展示,特别对于糖尿病所引发的眼底(视网膜病变分期眼镜)、肾脏(萎缩退化的肾脏模型)、末梢神经(神经病变感应手套、鞋套)、足部(不同时期糖尿病足病变图片)等病变进行预先体验。通过对住院患者、门诊及来院群众的开放体验,让其提前感受疾病所带来的痛苦与恐惧,从而警醒,争取疾病防治的主动权。

2. 继续加强基层防管人员的培训。重点要加强对镇村两级医生的培训,用好医共体资源,让二三级医院成为基层卫生院防治慢病的技术靠山,通过发挥各自的优势和职能,让慢病的管理形成闭环。

3. 糖尿病的管理必须从综合性管理角度出发,政府重视,社会参与,及早介入,从患者的早期筛查发现、运动饮食干预、药物治疗方案、随访自我监测、个体化健康教育等方面,做实做细。

(张耿华　左磊　潘洁　穆涛　李辛)

"五措施"打造糖尿病专病门诊
助力糖尿病管理提质升级

重庆市沙坪坝区新桥社区卫生服务中心

一、背景

多年来,新桥社区卫生服务中心在糖尿病管理方面一直面临着基本公共卫生服务管理糖尿病患者多(截至 2020 年底共管理 2 032 人)、糖尿病患者门诊就诊少[2020 年糖尿病诊疗共 3 592 人次(含复诊)]、享受特病医保报销人数少(截至 2021 年 3 月,定点糖尿病特病患者 58 人)、"两病"药物品种少(降压药 17 种、降糖药 9 种、他汀类、贝特类降脂药,降尿酸药、抗血小板聚集药、营养神经药物等 8 种)、医疗公卫服务两分离(患者门诊和基本公卫随访工作未有效衔接)等问题。为改善这一现状,受《创新"八化"工作机制 推进"两病"特色服务》《基层医疗卫生机构"两病"全周期管理现状与对策》等文献的启发,2021 年 7 月,沙坪坝区新桥社区卫生服务中心成立了包含筛查认证、风险评估、规范诊疗、随访体检、健康教育、双向转诊、远程会诊等功能于一体的糖尿病专病门诊,以糖尿病为切入点,通过五大措施推进医防融合发展。

二、主要做法

(一)"用"政策

利用医疗、医保、医药"三医"联动为患者提供保障。

1. **医疗方面** 2021 年 8 月,沙坪坝区卫生健康委员会印发《沙坪坝区医疗卫生共同体实施方案》,提出构建紧密型医共体,构建良好就医格局,以"医通"为抓手,全面提升基层服务能力。以此为契机,新桥社区卫生服务中心着力提升糖尿病服务能力,促进糖尿病服务惠及居民。

2. **医保方面** 2021 年,重庆市医疗保障局、重庆市卫生健康委员会联合下发《关于做好城乡居民、城镇职工高血压糖尿病门诊用药保障和健康管理的通知》,其中诊断机构、适用人群较特病扩大。以此为契机,新桥社区卫生服务中心加快糖尿病患者备案管理,促使糖尿病患者充分享受保障待遇。

3. **医药方面**　结合沙坪坝区医共体内上下级医疗机构用药衔接工作实施方案,中心与医共体牵头单位共同配备 15 种慢性病药品,实现上下级用药衔接率不低于 95%。结合药品集中带量采购政策,优化调整糖尿病药品目录,全面保证糖尿病门诊用药需求。

(二)"融"团队

1. **职能融合建团队**　打造糖尿病专病诊室,由 2 名临床医生、8 名公卫人员组成糖尿病专病团队。围绕"一切以病人为中心"的服务理念,落实一站式服务,临床医生和公卫护士同时坐诊,由医生负责制定诊疗方案,公卫护士通过专业化评估,为患者制定筛查及健康教育处方,并随访管理糖尿病患者。通过职能融合形成医疗与公卫"齐抓共管"的良好局面,为糖尿病患者提供更专业化、个体化和科学化的健康管理服务。

2. **流程融合优服务**　在新流程中,医疗融入公卫,由临床医生对患者进行个性化健康指导;公卫融入医疗,诊前医助对患者进行血糖评估,查看糖尿病备案情况,诊后开展随访、预约复诊。服务流程的优化打造了医防融合的闭环管理。

3. **上下联动引外援**　发挥医联体专家的优势和专业力量,让优质医疗资源下到基层,新桥医院、区人民医院糖尿病专家每周定期到新桥社区卫生服务中心坐诊,悉心指导中心医务人员在接诊、心理疏导、疾病识别、疑难病例处置等方面的技能,增强了团队的医疗服务能力,人才梯队逐步建立。

(三)"强"宣传

以糖尿病为主线,通过形式多样的宣传活动,全面提升辖区居民的糖尿病政策、服务、知识知晓率。

1. **政策宣传**　一是设置健康知识展架,为患者提供政策咨询、办理糖尿病备案。二是通过公众号、微信群、视频播放、展板等形式宣传糖尿病医保待遇及用药保障政策。

2. **服务宣传**　一是通过视频号生动展示糖尿病诊疗及健康管理服务流程。二是通过印发宣传单、宣传画册,将糖尿病服务内容、随访管理、精准转诊等相关信息宣传到社区、到户。

3. **知识宣传**　一是以"健康夜话"品牌为引领,通过社区随访、健康义诊、健康课堂、慢病自我管理小组活动等,以面对面方式引导居民关注自身健康。二是通过网络课堂引导居民科学开展血糖自我监测,当好健康管理第一责任人。

(四)"精"管理

中心着力规范化管理,增强糖尿病服务能力。

1. **内容标准化**　一是根据糖尿病相关防治、诊疗指南及专家共识,以及建议定期关注的检查指标,统一服务内容。二是定期组织糖尿病防治知识培训,在各临床医生处统一诊疗建议,增强患者信任度。

2. **服务同质化** 一是借助医联体平台,与上级医院内分泌科结对帮扶,选派团队骨干到上级医院进修学习,以定期培训、带教的形式帮助提升中心诊疗服务水平,同时对发现的各类并发症及控制不稳定的糖尿病患者进行协同诊治,提升疾病诊疗能力。二是开展远程放射、远程心电彩超平台协作,通过医共体绿色通道及时转诊,切实落实分级诊疗服务,为居民带去实实在在的便利和实惠。三是添置眼底照相机、肌电图,增添动态血压、动态心电图、经颅多普勒超声(TCD)等设备,提升病情监测能力。2023年,添置肌电图、体脂秤等设施设备,打造功能检查区、健康咨询区、就诊候诊区、健康宣教区,为百姓就医提供越来越大的便利。

(五)"促"绩效

1. **用好指标导向,推进医防融合** 以基本公共卫生服务在管糖尿病患者就医转换率$\left(\dfrac{在管糖尿病患者门诊就诊人数}{在管糖尿病患者人数}\times100\%\right)$为引导,促进在管糖尿病患者融入医疗服务,提高门诊诊疗人次数。以在管糖尿病患者连续就诊率$\left(\dfrac{在管糖尿病患者连续就诊人数}{在管糖尿病患者人数}\times100\%\right)$为引导,促进医疗服务融入公卫管理,提高公卫随访及门诊复诊依从性。

2. **细化评分标准,强化目标考核** 将医疗、院感、医保、公共卫生、综合管理等指标纳入糖尿病专病团队日常目标考核,在病历处方、特病报销、糖尿病健康管理、服务知晓率方面加大权重,促进医疗质量和公共卫生服务双提升。

三、成效

1. **提升了基层服务能力** 一是通过进修学习、技能培训、结对帮扶等方式,使中心糖尿病专病团队人才队伍建设初步成形。二是应用眼底照相、肌电图、颈动脉超声等新技术,拓展了基层服务的内涵和外延,从而多方位促进基层服务技术和服务能力提升。三是整合中心内部医疗、公卫资源,做实了医防融合工作,糖尿病专病门诊、家庭医生签约服务架起医防深融合的桥梁,提高重点人群健康管理率。截至2023年3月,中心建成名医工作室2个、区级一等特色科室1个、家庭医生工作室6个。专病门诊惠民案例荣获健康报社"优秀案例";糖尿病专病门诊获基层慢病防控管理专项能力建设工程"二星"规范化门诊。

2. **减轻了患者经济负担** 加强糖尿病特病政策宣传覆盖面,享受医保报销人数增加。截至2023年10月,新桥社区卫生服务中心累计办理糖尿病医保待遇1 171人,较原定点58人基础上增加1 113人;中心配备糖尿病集采药品约30种,六大类降糖药20种;同时配备有他汀类、贝特类降脂药,降尿酸药、抗血小板聚集药物等11种,其中,使用集中带量采购占比33.3%,为糖尿病患者减轻经济负担近40万元。

3. **增强了居民健康意识** 截至2023年10月,新桥社区卫生服务中心在管糖尿病患者为 2 390 人,其中家庭医生签约人数为 2 026 人,签约率达到 84.76%,糖尿病门诊量 2022 年达 10 367 人次,2023 年上半年达 7 003 人次,较 2022 年同期有显著增长,糖尿病患者血糖控制率达 89.3%。便捷舒适的就诊体验、分层分级的健康管理、形式多样的健康教育,促使居民健康意识发生积极转变,提高了患者的依从性。糖尿病自我管理小组活动调动了患者自身的积极性,激励患者主动参与自我管理的意识,提高自我管理能力。

四、复制推广情况

新桥社区卫生服务中心糖尿病专病门诊作为沙坪坝区首家专病门诊,实施措施及成效得到市、区两级的认可,专病门诊工作多次在"健康服务在身边·健康中国 预防先行——基本公共卫生服务质量提升项目经验交流会川渝站""'基'动中国,'共'铸健康——赋能全科医生医防融合论坛"等市级平台进行交流分享。

糖尿病专病门诊开设以来,重庆市巫溪县、渝北区、江北区等 5 个区县至新桥社区卫生服务中心交流学习。2023 年,巫溪县选派 7 人至新桥社区卫生服务中心进行专项工作学习。

五、思考及建议

一是用好政策红利,把握大政方针,顺势而为。二是建强团队,凝聚合力,提升服务能力。三是落实精细管理,优化流程,提升效能。

下一步,新桥社区卫生服务中心将以糖尿病专病团队建设为重点,坚持糖尿病教育与管理为先,防治并举,积极推行标准化代谢性疾病慢病管理、精细化生活方式干预逆转糖尿病、短期胰岛素强化治疗缓解急性高血糖状态、规范的糖尿病慢病并发症筛查、探索糖尿病"同伴支持"教育等创新项目,争取将糖尿病专病门诊建设成为高质量基层内分泌特色科室,为更多的代谢病患者提供更快捷、高效、全面的疾病管理服务。

（黄顺荣）

数字赋能，智慧管控

——全周期糖尿病防控模式

石狮市湖滨社区卫生服务中心（石狮市总医院湖滨分院）

一、背景

石狮市湖滨街道下辖 10 个居委会，常住居民 10.38 万人，其中户籍人口 4.28 万人，常住外来人口 6.10 万人。湖滨社区卫生服务中心延伸管理 3 家社区卫生服务站，承担湖滨街道辖区的基本医疗和基本公共卫生服务。2018 年起，石狮市作为全国县域紧密型医共体建设试点县，湖滨社区卫生服务中心加入石狮市总医院医共体，成为石狮市总医院湖滨分院。作为基本公共卫生服务工作的重要组成部分，如何防控糖尿病的发生、降低糖尿病患者并发症的风险，是湖滨社区卫生服务中心制定慢性病防控策略围绕的关键核心之一。多年来，经过不断探索，湖滨社区卫生服务中心紧抓社区定位，借助"一站式"（空间）、"大融合"（功能、专业）、"全周期"（疾病全周期）的管理，建立了系统化的糖尿病防控模式。

二、主要做法

（一）以科研项目为抓手，通过糖尿病前期门诊和训练营开展糖尿病前期干预，并建立糖前门诊系统

2019 年，石狮市湖滨社区卫生服务中心对接科技部项目进行糖尿病前期相关课题研究，创新在社区设置"糖尿病前期门诊"，将大庆研究及芬兰研究的研究成果转化落地社区，实现糖尿病管理的节点前置，将慢病预防融入社区常规工作。糖尿病前期门诊的人员组成和分工：糖尿病前期门诊由高年资内分泌专科医师、高年资家庭医生及健康管理师组成，其中内分泌专科医师根据指南制定糖尿病前期筛查及干预策略，家庭医生负责具体的筛查、诊断及干预，健康管理师负责进行资料整理及执行健康教育工作。

与福建省中医药大学合作，开办降糖训练营，引导筛查过程中发现的糖尿病前期对象参加为期 14 天的训练营。第一批降糖减脂训练营共 19 人参加。训练营中每个入营队员建立专属微信指导群，进行饮食管理及每日运动打卡监督等。鼓励所有队员每天上午 6:30 到步行街中庭晨练广场参加六步降糖操等功法训练，由社区医护人员进行一对一指导，并为有需要的队员预留内分泌专家门诊号，以便进行现场指导。此外，还对营员进行中医体质分析及中医保健指导，如穴位保健、功法训练指导、食疗药膳方等，并免费提供相应的中药茶饮方（包括四神汤、四物汤、祛湿茶等），同时开具个性化生活处方，给予详细的饮食、运动、睡眠建议。

湖滨社区卫生服务中心自主设计"数字糖前"管理系统，有效地指导患者进行规范化筛查，并实现随访管理智能化。

（二）依托医共体平台，建立"1/3~2/4"全疾病周期分诊模式

2023 年，根据糖尿病发展的四个阶段（糖尿病前期、糖尿病患者、糖尿病稳定期、糖尿病波动期或并发症期），湖滨社区卫生服务中心借助总医院医共体平台，探索建立了"1/3~2/4"的区域血糖全程分级管理模式。

第一阶段，在社区筛查糖尿病前期人群。

第二阶段，发现初诊糖尿病患者转入专科进行明确分型、制定降糖方案。

第三阶段，转回社区继续降糖治疗和管理并监控并发症。

第四阶段，一旦出现血糖较大幅度波动或严重并发症则转回总医院相关专科进一步治疗。

社区卫生服务中心（负责第一阶段和第三阶段）和总院专科（负责第二阶段和第四阶段）根据不同的职责定位担负糖尿病管理工作的不同使命，并据此制定医共体双向转诊方案。

（三）慢性病医防融合一站式治理模式

1. **物理空间一站式** 在中心一楼与社区进行"党建＋邻里"共建，服务辖区群众。在中心门口建设 $22m^2$ 的一站式慢病管理服务站。

2. **慢病管理功能一站式** 包括智慧血糖血压管理系统的配置、慢病家庭医生签约、医保慢病特殊病种办理、慢病双向转诊、慢病专家坐诊、糖尿病前期筛查、健康教育等功能一站式融合。

3. **慢病医防专业大融合** 慢病管理需要多个学科共同管理，健康管理师、家庭医师、专科医师、家庭药师在一站式服务站内进行专业共管，无缝衔接。

（四）建设智慧血糖管理系统，建立危急值管理制度

2020 年，中心引入智慧血糖管理系统，数字赋能，实现居家智慧血糖管理。系统由总控平台、家庭医生手机端和患者家庭手机端构成。居民通过家庭版电子血糖仪监测血糖情况，数据以异常血糖短信报警和普通信息推送的方式交互至医生端，系统终端根据血糖情况绘制血糖图谱，实时监测血糖并推送相关信息。

智慧血糖管理系统，将血糖管理延伸到患者家庭情景。中心的智慧血糖管理系统实现功

能:①在社区总控平台可以监测到湖滨街道辖区及各个社区家庭医生团队的血糖管理情况、管理对象的血糖情况、危急值管理等数据;②家庭医生手机端实时监测签约患者居家检测血糖情况,在出现危急值时可以同时在 APP、微信及短信对家庭医生予以提醒,家庭医生第一时间进行处置;③患者家庭手机端采用家庭式管理,患者、家庭成员、家庭医生可同步阅读血糖,实现血糖家 - 院共管。通过信息技术的应用,不仅提升湖滨辖区居民糖尿病管理的真实性和便捷性,而且能够对罹患糖尿病的患者进行更加科学、精准和动态的分级管理。

通过智慧血糖管理系统,中心总控平台可以实时发现居民的居家血糖危急值。中心建立社区血糖危急值管理制度,由健康管理师团队进行总控平台的动态监护,由"健康管理师 - 患者家属 - 家庭医师 - 专科医师"共同参与危急值处置。

试行管理流程如下:当发现血糖低于 3.9mmol/L 或者高于 22.2mmol/L,健康管理师第一时间联系患者。如患者意识清晰,进行初步指导后将情况汇报至家庭医生,由家庭医生询问具体情况并指导进行进一步处理。如患者已经进入昏迷或不能自行纠正,与患者家属联系并指导拨打 120 急救电话送诊并联系总医院内分泌科进行接诊。15 分钟后健康管理师电话随访,建议患者进行复测,如血糖纠正,危急值警报解除。15 分钟后复测如未纠正,建议拨打 120 或由家属护送至总医院内分泌科进行诊疗。

(五)科研临床互哺

湖滨社区卫生服务中心在糖尿病管理工作中,定期开展工作推进会,并鼓励员工进行文献检索,了解国内外相关领域的发展情况,鼓励员工进行科研思考和总结,积极参加各级科研项目的申报以及新技术的申请。通过科研也反过来完善中心当前的慢病管理模式。

三、工作成效

(一)关口前移,节约医保费用

截至 2023 年 3 月 31 日,湖滨社区卫生服务中心"糖尿病前期门诊"共筛查高危对象 338 人,其中筛查出糖尿病前期对象 154 人,可确诊糖尿病患者 120 人。按照石狮市医保数据,对这部分糖代谢异常对象进行精细管理后,每年将节约家庭医疗支出近 131.3 万元,节约医保基金约 59.1 万元。

(二)带动公卫和医疗

项目的综合服务效应对重点人群管理起到促进和提升作用,历年的体检人数和慢性病的规范化管理率等显著提高,见表 3-1。在医疗方面,技术团队的建立和储备,提升医疗质量控制水平,完善慢性病门诊规范化诊疗建设,推进同质化健康教育处方,形成闭环的慢性病管理链条,以点带面,模式辐射到康复科、儿保科,对早期疾病的筛查和管理起到了示范作用,强化社区医院内在医疗驱动力,为医疗业务的沉淀和发展奠定扎实基础。

表 3-1   2020—2022 年基本公共卫生服务工作相关指标变化情况

年份	老年人体检人数 / 人	糖尿病规范管理率 /%	糖尿病控制率 /%	重点人群签约数量 / 人
2020	1 969	71.90	54.81	7 835
2021	3 678	78.30	61.90	12 209
2022	4 170	89.78	65.03	12 926

（三）居民获益

智慧血糖管理系统管理改变了慢病诊疗模式，从慢病居民求诊医生，变成家庭医生主动管理居家血糖。目前中心智慧血糖管理系统管理糖尿病居民 254 名，处理危急值 197 人次。

（四）取得学术成果

项目的运行不仅促进糖尿病相关课题研究和发展，在糖尿病管理的探索路上，中心也取得一些科研学术成果。2020 年"糖尿病前期门诊"项目在石狮市总医院立项；《石狮市医共体框架内社区卫生服务中心糖尿病管理新模式探索》在中华医学会糖尿病学分会第 24 次全国年会上进行学术交流；2023 年"糖尿病前期门诊在社区医防融合中的作用"获得中国社区卫生协会"社区卫生科研基金"项目立项。

四、复制推广情况

2021 年 4 月，石狮市卫生健康局向全市所有九家基层卫生机构推广湖滨社区卫生服务中心"糖尿病前期门诊"模式，由卫生健康局、石狮市总医院进行统一授牌，并要求定期在湖滨社区卫生服务中心开展"糖尿病前期门诊"质控会议，由石狮市总医院分管院领导负责主持。

2022 年，石狮市委市政府将糖尿病、高血压前期管理纳入政府重要工作任务，并将湖滨社区卫生服务中心的慢病管理模式向全市推广。

2023 年，石狮市卫生健康局将湖滨社区卫生服务中心"数字糖前"系统向全市推广，实现了对九家基层卫生机构"糖尿病前期门诊"的数字化管理。

五、思考和建议

（一）提高居民主动健康意识，建立医务人员绩效激励机制

当前以湖滨社区卫生服务中心牵头，创新打造"糖尿病前期门诊"，并定期总结数据，由点及面，带动 9 家医疗机构全面开展糖尿病前期门诊，实现"有服务"，但群众知晓率较低、参与数量有限、工作人员暂无额外补贴，糖尿病前期门诊开展受限，早期筛查及随访数量仍与预期

有很大差距。需要借助课题经费及社会慈善力量,提供免费筛查,加强全市各医疗机构宣传普及,推广慢病防治新理念,提升早筛主动性,实现"群众来"。同时,以14天降糖训练营或集体六步降糖操等形式,对筛查出来的糖尿病前期人群进行干预,最终实现"早干预"。

(二)进一步推进信息系统数据连通,提高工作效率

"数字糖前"实现了糖尿病前期门诊的标准化、规范化,"智慧血糖"系统弥补了医院以外的血糖监测盲区,改变了糖尿病传统诊疗习惯与模式。但此类管理模式仍需要较大人力成本投入,需要全程追踪糖尿病患者健康管理情况,因此需要进一步推进信息系统数据连通,关联基本公共卫生服务糖尿病患者管理项目,进一步融合"未病""已病"的健康管理,最终实现数字赋能、医患互动、高效管理。

(吴晖南 苏雪云 陈展峰 曾程浩 卢锦双)

全周期"数智"管理
引领糖尿病健康服务新模式

杭州市上城区凯旋街道社区卫生服务中心
上城区疾病预防控制中心

一、背景

多年来,基层医疗机构作为慢性病防治的"主战场",始终面临"三大难题",即居民健康自我管理缺乏引导,医生开展健康管理缺乏工具使得效率不高,卫生健康数据壁垒下的多口径统计难以辅助管理层精准决策。为突破以上问题,上城区率先引入"数字化"思维,自 2021 年 11 月起,以杭州市卫健大数据中心为支撑,凯旋街道社区卫生服务中心试点探索通过建设"数智管理平台",以"居民端、医生端、管理端"三大应用为抓手,打造"全域集成、个性指导、社区联动、闭环管理"的糖尿病和高血压全周期数智健康管理新模式,为糖尿病患者的管理打开了新思路。

二、主要做法

(一) 政府牵头打破数据壁垒

在杭州市卫生健康委顶层设计和总体部署下,对现有的四大平台六大系统即杭州市社区卫生服务平台、杭州市双向转诊平台、浙里办平台、区健康大脑、浙江省慢病系统、杭州市医保系统、杭州市电子健康档案系统、医院信息系统(HIS)、实验室信息管理系统(LIS)、健康体检系统进行打通,实现数据的多方采集,为后期数据处理打下根基。

(二) 阿里云支持完成数据的整合融合

多样的数据平台和庞大的数据来源,造成原始数据存在"多、脏、乱"现象,地址不完整、主诉缺失等情况普遍存在。为加强数据利用,实现精准化健康推送、决策支持等功能,阿里云对数据进行深层次的治理。通过大数据中心收集的海量数据,针对需求字段进行逐一分析,从200 多个数据集、10 000 多个字段中将同一字段的不同数据集、同一数据集的不同字段采集完整,随后系统化整理出糖尿病和高血压的医疗信息,共处理约14亿条数据、处理后约3万条相关的检查检验项目,将其归一到标准术语表,最终完成多方数据整合,形成"虚拟健康数据池"。

(三)以工作规范为方向找出五大破题手段,优化管理流程

根据《国家基本公共卫生服务规范(第三版)》《浙江省基本公共卫生服务规范(第四版)》等国家、省级指导性文件,优化糖尿病"诊前—诊中—诊后"医防融合管理流程:**诊前**通过电子终端设备采集患者基础数据,智能传输至医生工作站,提高医生诊间效率;**诊间**通过筛查项目智能推送、诊间数据自动采集等功能,复杂病情实现上下机构双向转诊,初步形成智慧化健康评估、个性化健康指导和预警分析,提升医生诊疗规范、提高随访管理水平;**诊后**系统智能开具"日常健康处方",推送检查检验提醒及个性化健康生活方式指导,引导患者知行合一。结合人工智能技术,经过标化归一、构建模型、确认参数等环节,反复测试,使业务流与数据流互相融合,相辅相成,最终形成"五大破题手段"。

1. **"待办式"检验检查清单** 根据权威临床指南和服务规范,为每位糖尿病患者创建一份"个性化指导清单",以"既往90天内检查异常项目"和"未来90天内需要检查项目"的方式,呈现于每次就诊结束后的健康处方上。同时,用诊中AI助手"待办式"提醒形式,时刻提醒患者按时检查、检验,提高患者自我管理意识,从而尽可能"早筛查、早发现、早干预",最大程度避免合并症、并发症的发生。

2. **"个性化"健康指导方案** 利用后台云计算能力,为不同年龄、性别、身高、体重、生活方式、身体活动情况、疾病史、家族史人群,制定出"一人一方案"的个性化健康指导,涵盖用药、饮食、体重控制、运动、心理等内容,明确目标值,同时避免使用晦涩医学术语,让健康管理能有计划、有目标。年度健康评估报告则会制定出下一年度长期健康管理计划和目标。整个健康指导方案提供线性管理、综合分析和智能评估,让受管理的居民更有获得感。

3. **"移动端"健康处方补充** 针对健康处方版面有限的问题,居民可以通过扫描健康处方左下角"二维码",一键跳转到"浙里办"健康档案页面,查看个人既往各类历史诊疗数据,了解各项检验检查项目的临床意义、正常标准,同时查阅更加详细的健康指导方案。

4. **"标准化"医生糖尿病管理路径** 根据国家糖尿病诊疗指南和基层管理规范,整合临床诊疗指标和诊间随访指标,合并同类项并借助检验检查辅助支撑体系,实现与国家规范相匹配的两路径诊间融合,以清单形式固化诊间糖尿病诊疗路径和管理路径,拉平全科医生和专科医生之间的诊疗水平差距,实现全科医生诊疗和责任医生管理一体化,糖尿病患者诊疗和随访管理一步到位,切实解决基层慢病诊疗管理的规范化、同质化、效率性和真实性等慢性病管理的难点、痛点、堵点问题。

5. **"可视化"管理后台驾驶舱** 借鉴杭州城市大脑数字驾驶舱思路,以糖尿病管理为核心,构建一个"两慢病全周期健康管理数智驾驶舱",统一数据统计口径,通过图表、动图等多

种形式展现数据间的联动关系，实时更新数据。通过动态、多维的评估和数智分析，提供科学和有针对性的数据支撑，提高政府决策效率和科学性。

（四）构建全周期数智管理服务模式

将数智管理平台建设与"浙江省慢性病一体化门诊建设"相结合，以"居民端、医生端、管理端"三大应用为抓手，打造"全域集成、个性指导、社区联动、闭环管理"的全周期数智健康管理新模式。**居民端**通过大数据人工智能技术，为每一位管理居民描绘健康 AI 画像，健康画像分为日常健康处方与年度健康评估两部分。通过以上两种"数智"报告，改变传统慢性病患者就医模式，引导居民逐步树立"自己是健康第一责任人"的意识。**医生端**通过异常、筛查项目智能推送功能，帮助医生规范诊疗、提高工作效率，用更少的时间操作电脑，把更多的时间留给患者；根据病情复杂情况，点对点转诊至慢病联合门诊或上级医院专家，实现精准转诊；自动采集诊间数据，让随访管理更加真实。**管理端**集成现有数据，形成后台"数智驾驶舱"，内容包括糖尿病患者数、患者管理率、规范管理率、控制率、生活习惯、危险分级等。最小颗粒度可到医生团队，帮助签约团队精准管理；最大颗粒度可到杭州市级层面，为政府层面提供决策支撑。

三、成效

1. **打破信息孤岛，整合健康数据**　通过"标化归一""确认参数""构建模型""反复测试"等步骤，将浙江省、杭州市、上城区级各平台数据融合。自 2021 年 1 月起共接入四大平台六大系统数据 1 728 249 854 条，梳理慢性病数智处方相关数据 16 457 377 条，完成数据条目归集 43 964 个，实现以"人"为单位智能抓取、集成和分析数据，最终实现杭州市约 110 万"两慢病"人群全部接入系统，其中上城区接入 14 万余人，糖尿病患者 3 500 余人。

2. **构建慢性病全周期数智健康管理系统，优化管理流程初见成效**　通过慢性病全周期数智健康管理系统与"浙江省慢性病一体化门诊建设"相结合，优化糖尿病"诊前—诊中—诊后"管理流程，进一步强化医防融合，上城区凯旋街道糖尿病患者管理初见成效。2022 年凯旋街道社区卫生服务中心将 20 名全科医生应用数智处方管理前后的相关数据进行对比发现，糖尿病并发症、合并症筛查率明显得到提升，糖尿病患者筛查率为 35.37%，其中最高单项指标筛查率从数智管理应用前的 8.6% 提升到 42.4%。客服中心回访数据显示，签约的慢性病患者对于签约医生的知晓率、满意度均有提升。

3. **市级揭榜挂帅，取得科研立项**　2021 年 8 月，在《浙江省居民健康评估报告功能指引（实行）》文件中，上城区两慢病全周期"数智"管理的先行先试经验被引用推广，该项目也成为杭州市发改委数字社会首批"揭榜挂帅"项目。自上线以来，两慢病全周期"数智"健康管理应用不断完善提升，取得杭州市医药卫生科技立项重点项目（在杭州市 24 个立项重点项目中，这是唯一一个来自基层医疗机构的项目)、浙江省医药卫生科技一般项目、中国社区卫生协会科技基金项目等 3 个科研立项。

四、复制推广情况

2022 年 1 月,经一年反复对接测试,起源于凯旋街道社区卫生服务中心的两慢病"数智"管理应用正式向上城区全区推广,全区 14 个社区卫生服务中心全面开展两慢病智能健康处方和年度健康评估报告的使用。同时,项目列入 2022 年市基层卫生工作要点予以全市推广,纳入 2022 年浙江省首批基层创新储备项目,2023 年 1—7 月,两慢病全周期"数智"管理应用在杭州市 190 多个基层医疗机构正式推广上线,极大惠及杭州市老年慢性病人群,助推杭州市共同富裕示范区健康场景打造。

五、思考及建议

(一)医防融合需要"数"智化建设的持续推进

糖尿病患者持续增加和基层医护人员不足的矛盾,以及医防脱节是目前糖尿病管理的关键痛点。持续推进"数"智化,尤其是在市级基础上接入省级医疗机构卫生数据,让各级医疗机构诊疗信息能够自动运用到患者管理工作中是解决这一痛点的良方。通过"专业+数字化"手段,以两慢病全周期"数智"健康管理应用为抓手,提升慢性病服务效率和管理效率,最终将会实现"四升一降",即慢性病的知晓率、服务满意度、控制率、合并症及并发症筛查率显著提升,并发症发病率明显下降。

(二)纵向深化,横向扩面,着力推进三高共管

在医生端智能提醒模块的基础上,进一步高度集成为诊间智能辅助诊疗系统,优化功能性,提高便捷性,提升工作效率。补齐诊间随访短板,依托数智化开展标签化分类管理,利用"客服回访中心"诊后加强随访,实施个性化健康指导。进一步优化慢性病一体化门诊流程,在已有糖尿病和高血压健康管理的基础上,增加高脂血症患者健康管理,形成"高血压、高血糖、高血脂"三高共管。

(三)丰富"未来社区"内涵建设

上城区作为老龄化城区,各社区均存在如何高效精准开展糖尿病等慢性病患者管理难题,可借助老旧社区提升改造来建设未来社区,以慢病管理为切入口,依托未来社区整体规划,探索多部门联合的慢病地图社区端应用场景。

（詹芬颖　朱虹玮　章炜颖　沈海英　胡锦峰）

足尖上的关爱

——关口前移，糖尿病足的社区早期综合防治

宁波市江北区外滩街道社区卫生服务中心
宁波市第九医院
宁波市江北区疾病预防控制中心

一、背景

糖尿病足是由于糖尿病患者血糖长期控制不佳，导致糖尿病血管病变、糖尿病神经病变（患者保护性感觉丧失或减弱），在外伤等诱因下所形成的一种严重糖尿病并发症。其治疗环节复杂，往往需要多学科联合会诊，医疗花费巨大，治疗效果不佳，预期差，致残率高，患者的家庭和社会负担均较重。而糖尿病足致残或失能者往往对自己的健康状况不够重视，等发现糖尿病足时再就诊往往为时已晚，错失治疗良机，因此早期预防及识别糖尿病足，尽早进行专业干预非常重要。

近年来，宁波市江北区以医共体建设为路径，加强市第九医院（即医共体总院）各慢性病临床防治指导中心建设，推进社区卫生服务中心（中心卫生院）慢病一体化门诊建设，实现社区常见慢性病双向转诊和全程管理，推进慢性病并发症防治，目前全区 8 家社区卫生服务中心（卫生院）已有 6 家设立慢病一体化门诊。在糖尿病防治方面，创新性提出"三进、三早"的糖尿病足防治模式，并在外滩街道社区卫生服务中心（外滩院区）试点开展。外滩院区以糖尿病一体化门诊服务为基础，通过"三进"，即进社区、进养老院、进康复医院主动筛查糖尿病人群中潜在糖尿病足患者，通过"三早"，即早教育、早发现、早管理糖尿病足患者，实现糖尿病足的早防早治。"三进、三早"防治模式的有益探索为以点带面推进全区慢性病并发症早期预防、发现、干预提供依据。

二、主要做法

糖尿病足的社区早期综合防治旨在通过糖尿病足患者的筛查、早期防治和后期康复等方面的工作，最终实现降低致残发生率，为糖尿病足后期良好康复奠定基础。2023 年 3 月起，防

治工作通过目标人群"三进"的筛查、"三早"的健康干预和系统管理等措施逐步落实。

(一) 开展目标人群筛查

通过定期进社区、进养老院、进康复医院等"三进"活动,对受检者足部神经、血管、皮肤等情况进行检查,评估受检者糖尿病足的风险等级并筛查出高危人群,在现场提供防治指导的基础上进行登记造册,建立家庭档案,由签约家庭医生进行分级管理,必要时建立家庭病床。2023年上半年先后2次进入江北洪塘优加养老院和宁波市南山疗养院进行筛查活动,筛查468人。先后5次进社区,以健康大讲堂、义诊等形式开展糖尿病足筛查活动,服务300余人次。进老年康复医院1次,联合医院康复团队筛查57人次。累计筛查1 000余人,其中80人被诊断为糖尿病足高危者,列入高危人群管理,由家庭医生为他们提供相应的专业建议和技术指导。

同时,对外滩街道社区卫生服务中心登记管理的糖尿病患者,由慢病一体化门诊进行规范诊疗和定期检查,及早发现潜在糖尿病足患者,对其高危因素等关键性问题进行甄别,以便及时采取有针对性的干预措施。

(二) 推进健康干预措施

以宁波市第九医院糖尿病临床指导中心技术力量为核心,组建健康讲师团队,通过团体性健康教育活动、健康讲座、科普视频等形式,宣教糖尿病及糖尿病足防治知识,强化居民疾病发现意识,提高自我健康管理能力。2023年上半年开展专题讲座12次,组织社区健康活动8次,通过新媒体开展宣教4次。

以外滩街道社区卫生服务中心全科团队为主力,加强糖尿病患者定期开展自我足部的检查和保养的健康教育,由家庭医生尽可能言简意赅地说明糖尿病足预防筛查目的和可及方法、治疗的预期效果、糖尿病用药注意事项等。引入普适性糖尿病足早期预防干预措施,让患者主动参与糖尿病并发症管理过程,并为其制定综合性的糖尿病足预防管理目标和个性化的护理指导措施。同时,在糖尿病足专题教育中除了传授必要的疾病基本知识和健康生活方式,还提供趾甲钳、尼龙丝等糖尿病足干预工具,吸引糖尿病患者积极参与,使其能更加主动配合筛查和治疗。

(三) 加强有针对性的系统化管理

外滩街道社区卫生服务中心设2个家庭医生团队,共签约1 023名糖尿病患者,慢病一体化门诊每周四天都有上级医院的糖尿病足专家团队驻诊,实施分级分层的糖尿病足管理模式。

(1) 对初次诊断糖尿病的人群,以提高足部保护意识和技能为重点,强化足部保护的健康教育,让每一位糖尿病患者都了解糖尿病足的由来,提醒患者注意保持足部清洁卫生、穿合适的鞋袜可防止足部受到外部伤害等,通过指导患者做精做细足部皮肤护理,有效防止糖尿病足的发生。

（2）针对初筛确认糖尿病足高危者，由家庭医生实施系统的糖尿病健康教育和教授糖尿病足部护理知识，引导其强化自我管理，促进患者建立健康的足部护理行为，使患者养成每日正确洗足、检查足部、足部按摩、正确修剪趾甲、选择合适鞋袜及下肢运动的良好习惯，并能及时发现糖尿病足的诱因及潜在危险，减少糖尿病足溃疡的发生。

（3）对初筛确诊糖尿病足者，由宁波市第九医院专科医疗团队联合外滩街道社区卫生服务中心全科医生实施全程专科化管理，由专科医疗团队制定诊疗计划，病情严重者则转诊到上级医院，必要时进行手术治疗。

（4）针对糖尿病足病基本康复或已进入康复阶段患者，由外滩街道社区卫生服务中心全科医生联合专科康复团队（由糖尿病足创面修复专家、专科医生、专科护士、康复师等组成）对患者开展康复训练和指导，帮助患者快速恢复健康。

三、成效

（一）目标人群发现早

进社区、进养老院、进康复医院的主动筛查活动为糖尿病足的早发现提供了有力保障。通过筛查活动，患者对自身糖尿病足患病风险有所了解，并掌握了相应的日常防治措施。

（二）服务对象获得感强

2023年以来组织的糖尿病足防控宣传活动覆盖2 000余人，目标人群的糖尿病足预防意识得到显著提高。在管糖尿病患者对糖尿病足相关知识知晓率从原来不到10%提高到62%。糖尿病足高危患者在健康生活方式和日常足部护理等方面有了不同程度改进和提高，80例患者干预前后的足部护理和保护的依从性从5%提高到85%。

（三）基层服务水平提升快

糖尿病足"三进、三早"模式自启动以来，共培训了50名基层医护人员，其中包括基层医疗机构的全科医生、社区护士，还有康复医院的医护人员和养老机构的工作人员。全科团队医疗骨干糖尿病及糖尿病足防治水平得到较大提高，全科团队糖尿病足护理技能得到明显提升，糖尿病足的血管多普勒检查和神经阈值等设备操作团队成员掌握率100%。

四、复制推广情况

1. **机构层面**　针对糖尿病足早期筛查工作在基层慢病管理延伸服务中存在的不足，尤其是在开展高危人群筛查、干预管理流程上还有待规范等方面，外滩街道社区卫生服务中心梳理出适合基层医疗卫生机构实际情况的慢病管理、糖尿病足早期筛查流程和重点检查内容、糖尿病足高危人群干预方案和规范管理要点，并通过开展继教班、培训班的形式，在基层医疗卫生机构以及养老康复机构的工作人员当中进行传授、培训。同时,外滩街道社区卫生服务中心还被设为宁波市糖尿病足早期干预基层培训基地,为全市基层医护人员交流学习提供实践机会。

2. **医共体层面**　糖尿病足"三进、三早"防治模式得到医共体总院高度重视,宁波市第九医院在对外滩街道社区卫生服务中心试点工作进行总结提炼后,也在其他院区进行了宣传和推进。

3. **区域层面**　2023 年 7 月,江北区卫生健康局组织了第一期宁波市基层医务人员的糖尿病足及创面门诊诊治与管理继续教育培训班,全市共有 150 名学员参加,通过专家的授课以及专业团队的工作坊的实操观摩,使学员从理论到实践,对糖尿病足创面修复有了直观的感受。同时,区卫生健康局以国家慢性病综合防控示范区建设为契机,以糖尿病足"三进、三早"防治模式为创新点,推进医共体内上下联动的慢性病防治工作,并举行专题工作会议,使该防治模式在辖区更大范围内推广实施。

五、思考与建议

(一) 多途径筛查是早发现重点

通过社区健康讲堂等传统宣教与个体化指导结合,提高重点人群的糖尿病足防治知晓率。通过抖音等新媒体促进不同人群对糖尿病足的认识。同时,通过进重点场所等多种筛查方式,尽早发现糖尿病足高危人群,并提供相应的专科化服务,使服务更加具有针对性和便捷性。

(二) 尽早综合干预是防治核心

通过筛查、教育、治疗和后期康复等方面的综合干预,提高目标人群的糖尿病足认知水平,在降低并发症发生率方面有良好效果。

(三) 基层技术服务是干预关键

基层医务人员慢性病并发症的防治水平是慢性病全程管理质量的重要考量。因此,需要加强社区医护人员的培训,提高其健康科普水平、筛查服务能力以及糖尿病足护理技能水平,进而全面提高慢病管理服务的质量。

(陈洪杰　靳重方　周娓)

健康俱乐部模式下的糖尿病自我管理实践

厦门市海沧区海沧街道石塘社区卫生服务中心

一、背景

多项研究表明,开展患者自我管理,由医务人员提供专业支持,充分调动患者自我管理的主观能动性,组织患者进行有效的自我管理是防治糖尿病的有效途径。相较于传统健教模式,参与俱乐部模式下的糖尿病患者是从被动接受指导转变为主动参与管理,有利于控制糖尿病病情,延缓并发症的发生。鉴于这一干预方式的有效性,厦门市海沧区海沧街道石塘社区卫生服务中心自 2014 年开始组建健康俱乐部开展慢病自我管理活动。十年来,该项工作得到了糖尿病患者的一致好评,也极大地促进了糖尿病管理工作的开展和质量提升。

二、主要做法

(一)组建健康俱乐部

石塘社区卫生服务中心健康俱乐部成立以分管领导为组长,慢病负责人为副组长,各家庭医生签约团队医护及各村(居)卫健联系人为组员的领导小组,主要负责活动方案制定、组织开展、实施监督、效果评价等。领导小组下设若干糖尿病患者自我管理小组,每个村居至少1组,每组 10~20 人。小组长由具有一定文化水平、热心负责的人员担任,原则上为慢病患者,负责组织组员开展活动。家庭医生签约团队(以下简称"家签团队")分工协作,负责为成员提供技能培训、活动指导等专业支持;各村(居)负责卫生健康工作的联系人负责提供村居活动场地支持。石塘社区卫生服务中心设置有"健康小屋""俱乐部活动室""健康书吧"等作为俱乐部活动固定场所,供成员免费使用。

(二)按照标准路径开展自我管理小组活动

面向辖区居民招募符合下列条件的糖尿病自我管理小组成员:①石塘辖区常住居民,家庭医生签约服务对象优先;②糖尿病患者;③自愿加入;④年龄 ≤ 75 周岁。符合上述条件的居民入组后,按照属地管理原则,分入相应片区小组,遵循以下路径实施管理。

1. 评估　患者入组当天,由家庭医生立即实施:①预约健康体检时间;②采用糖尿病患者自我管理行为量表(SDSCA)进行自我管理情况评估,采用抑郁筛查量表(PHQ-9)进行心理状况评估;③邀请绑定"厦门 i 健康"居民端,指导线上功能模块,包括咨询回复、血糖数据上传、运动步数查看、糖尿病患教查看、健康积分查看及兑换使用等;④绑定成功后,手机端立即推送常规糖尿病患教系列内容,包括认识糖尿病、饮食指导、运动指导、服药指导、血糖监测、胰岛素使用、糖尿病足护理等内容。

2. 体检　患者入组一周内,按照预约时间完成体检,项目包括:血尿便常规、血糖、肝肾功、糖化血红蛋白、心电图、胸片、腹部彩超。患病 5 年以上的糖尿病患者,加做眼底筛查、糖尿病足筛查和颈动脉彩超。

3. 面访　患者入组两周内,由家庭医生根据其认知、心理、身体状况,出具一份评估报告,制订个性化行动计划,预约组员面访并为其安排健管师门诊指导饮食、运动、血糖监测等内容。

(1) 饮食计划:根据成员的理想体重、每日活动情况和身体状况为其制定糖尿病饮食指导,并将数据录入到"厦门 i 健康"手机端。指导成员利用食物交换份法学会食物之间的等价交换,发放限盐勺、油壶量化每日油盐摄入量,指导成员记录每日饮食,并将三餐拍照上传到小组微信群内参加打卡活动,群内由健管师及时指导纠错并答疑解惑。

(2) 运动管理:通过情景体验式教学,即成员在运动前统一测末梢血糖,快步走 30 分钟后,再测一次末梢血糖,通过对比直观感受运动对血糖的影响,提高成员依从性。同时,在"厦门 i 健康"平台上组织每日运动任务,设置每天快步走 6 000~10 000 步,其中早中晚三餐后各走 30 分钟的任务目标,鼓励成员打卡。

(3) 血糖监测:健管师现场指导成员血糖监测正确方法。提供一年最少 4 次,最多 2 周一次的末梢血糖测定。鼓励成员按频次监测血糖并上传"厦门 i 健康",生成个人血糖控制曲线图,家庭医生据此开展跟踪管理。

(4) 用药指导:开设"糖尿病用药""胰岛素注射"实操课程,通过"健管师演示—成员现场操作—健管师纠错"的方式,确保成员熟练掌握,操作过关。

为提高成员依从性,健康俱乐部以"奖励健康"理念设置了"健康银行积分奖励机制"。成员在完成如"上传血糖数据、听取健康讲座、完成每日步数、血糖控制达标"等健康促进任务后,可累计积分,一分即一元,用于兑换石塘社区卫生服务中心付费检查项目。同时,健康俱乐部每周安排健管师教学课堂,针对成员血糖监测、胰岛素注射、饮食调配等内容进行互动教学。

4. 日常管理　按照家签团队"红黄绿"分级分标随访管理。血糖控制长期稳定(空腹血糖<7.0mmol/L,非空腹<10.0mmol/L),无药物不良反应,无新发并发症或原有并发症无加重,按绿标管理,即健管师随访每年2次,全科每年4次,专科每年1次;血糖控制相对稳定,或经综合评估判定控制情况一般,按黄标管理,即健管师每4周1次,全科每2月1次,专科每4月1次;血糖长期控制不良,空腹血糖≥7.0mmol/L,餐后或随机血糖≥11.1mmol/L,或其他经综合评估判定控制不满意者,按红标管理,即健管师每2周1次,全科每月1次,专科每2月1次。"红黄绿"分级分标管理模式使得医务人员有限的时间和精力得到优化分配,红标、黄标患者可以得到较多关注和支持,也有助于提升这部分患者的依从性和控制达标率。

5. 小组活动　围绕"我的健康、我做主"理念,以"病友互助、共同参与、自我管理"为原则,开展经验交流、故事分享、技能提升、户外运动、健康厨房等团体活动,年底组织开展"健康达人"表彰。成员之间通过互学互助树立战胜疾病的自信心,学会如何找出自己的问题、制订实施改变行为的计划以及处理常见健康问题的技能,达到提高疾病自我管理能力和生活质量的目的。活动由小组长负责召集,一年至少举办6次。石塘社区卫生服务中心定期组织小组长会议,对活动复盘,做到有总结、有分析、有改进,确保小组活动可持续性开展,形成良性循环。

6. 半年或年终评估　成员入组分别满6个月、12个月时,由签约的家庭医生团队就其糖尿病认知水平、心理状态、血糖控制情况进行再次评估,结合评估结果调整行动计划或出具一份结案报告。

三、成效

1. 患者依从性提升,血糖控制达标率提升　在健康银行积分制的激励下,成员树立了明确的防治目标,完成健康任务的过程中也体验到自我管理带来的好处,不仅自我管理能力得到提升,而且健康意识也逐步转变。同时,通过情景化教学模式,成员对疾病的认识从茫然到清晰,对居家监测血糖、注射胰岛素等操作技术从"不会"到"熟练",一步步树立自信心,提升了依从性。对参加糖尿病自我管理小组满一年的患者血糖控制情况进行前后对比发现,成员对糖尿病认知水平提升,血糖监测、服用药物、运动疗法、饮食控制的依从性更高,糖尿病规范管理率从75.6%提升到82.05%,空腹血糖控制达标率从70.98%提升到81.01%。

2. 居民健康意识树立,健康生活圈初见雏形　在参与项目过程中,许多"健康达人"成为糖尿病防治志愿者,他们参与到下点义诊、讲座等工作中,传播正确的健康理念、传授正确的自我管理技能,有的成长为新的小组长,带领更多的患者加入自我管理的队伍中,健康生活圈逐步建立。

3. 医务人员职业认同感增强　在参与项目管理过程中,医患交流得到加强,患者对医务人员的信任度和认可度提升,医务人员的职业获得感增强。

四、复制推广情况

健康俱乐部最早由海沧区卫生健康局组织牵头，海沧区疾控中心提供指导，历经十来年的发展，石塘社区卫生服务中心逐步摸索出具有自身特色的管理模式，并推广到全区范围。截至 2023 年 5 月，厦门市海沧区共组建了健康俱乐部 105 个，会员数达 2 690 人。一大批患者实现了从患者到"健康达人"的转变。全区现有 45 个自我管理小组，组长 45 人，组员 1 011 人，累计开展活动 60 余场次。区疾控定期举办健康俱乐部技能培训班，推进全区健康俱乐部工作有序开展。

五、思考及建议

1. 糖尿病自我管理可能会经历失败，而负面经验的累加会打击患者的积极性和自信心。因此，十分需要对糖尿病患者进行心理上的支持和鼓励。建议要加强医务人员心理学和沟通艺术方面培训，以帮助其找到问题根源，对症下药。

2. 糖尿病患者自我管理过程中要坚持完成血糖监测、运动控糖、饮食调整等多项内容，需要一定的毅力和良好的心理素质。设置任务打卡、积分兑换奖励、技能比拼、健步行、年终表彰等活动，可增强趣味性，使成员更容易坚持。

3. 俱乐部模式下的糖尿病患者自我管理项目，既可以向其他慢性病种拓展，又可以向下设置延伸站点。建议由政府主导，联合卫健、街道、文体多部门，相互协作、资源共享，培养一批慢病防治志愿者，在村居选择合适的站点建设"健康驿站"，传播正确的疾病防治理念和自我管理技术，营造一个"人人要健康、健康人人享"的健康社区良好氛围。

（周静）